Chinesische Medizin

Der Münchner Internist Dr. med. Carl-Hermann Hempen hat sich über Jahre hindurch mit Theorie und Praxis der chinesischen Medizin beschäftigt. Er bereiste China, besuchte die dortigen Ausbildungsstätten für die überlieferte Medizin, diskutierte mit chinesischen Kollegen und veröffentlichte eigene wissenschaftliche Publikationen.

Während inzwischen einige tausend Ärzte in der Bundesrepublik neben den im Westen üblichen Heilverfahren gelegentlich Therapiemethoden aus dem Bereich der chinesischen Medizin anwenden, behandelt Dr. Hempen seine Patienten, beginnend mit der Diagnose, überwiegend nach Methoden der traditionellen chinesischen Heilkunst.

Im Gegensatz zu anderen Veröffentlichungen über die chinesische Medizin ist dieses auch für den Laien lesbare Buch die Arbeit eines Praktikers, der nur selten von Fällen berichtet, die er der Fachliteratur entnahm. Die Grundlage des Buches bildet die eigene Erfahrung.

Dr. med. Carl-Hermann Hempen, Jahrgang 1948, war nach seiner Promotion zwei Jahre wissenschaftlicher Mitarbeiter am Institut für Statistik und Biomathematik des Universitätsklinikums Großhadern in München. 1982 beendete er seine Facharzt-Ausbildung als Internist. Seit 1975 ist er Mitarbeiter von Prof. M. Porkert (Extraordinarius für Theorie der chinesischen Medizin an der Universität München). 1984 wurde Dr. Hempen zum Präsidenten der Internationalen Gesellschaft für chinesische Medizin (SMS) gewählt. Seit 1984 besitzt er eine eigene Praxis in München.

Carl-Hermann Hempen

Chinesische Medizin

Die traditionelle fernöstliche Heilkunst

Seehamer Verlag

Genehmigte Lizenzausgabe 1997
für Seehamer Verlag GmbH, Weyarn
© 1988 C. Bertelsmann Verlag GmbH, München
Umschlaggestaltung: Bine Cordes, Weyarn
Printed in Austria
ISBN 3-932131-21-5

Inhalt

Fritjof Capra:
Von der Notwendigkeit eines Paradigmenwechsels 9

1
Um Wunder geht es nicht 17

2
Medizin in China 25

3
Der Aufbau und die innere Schlüssigkeit der chinesischen Medizin 43

Sprachliche und philosophische Voraussetzungen
Das Wertepaar Yin und Yang 43
Die Entsprechungen 45
Die fünf Wandlungsphasen 51
Die Funktionskreise – Entsprechungen des Lebendigen 55
Der Energiebegriff 58
Die Funktionsbereiche im einzelnen und die Bewegung des *qi*
Das aufnehmende »junge Yin« 59
Die »Erd-Phase« als »Mitte des Menschen« 62
Ausgelebte Aktivitäten als »großes Yang« 66
Das Widerlager, das »große Yin« 67
Das »junge Yang« entfaltet 69

4
Der Weg zu einer individuellen chinesischen Diagnose 79

Krankheit und Gesundheit 82
Die Entstehung einer Schrägläufigkeit –
die bedingenden Faktoren 83
Beispiele: »Wind« – »Feuchtigkeit«
Zwei Beispiele für innere Faktoren 85

Die vier diagnostischen Schritte 87
Die Wertung der Befunde 96
Das Erstellen einer chinesischen Diagnose 100

5
Der Therapieentwurf 103

6
Das Schatzhaus der chinesischen Arzneimitteltherapie 113
Chinesische Medikamente in Einzeldarstellungen 124

Knoblauch, Mandel, Spargel, Zimt, Chrysantheme, Meerträubel, Ginseng, Süßholz, Alant, Walnuß, Leinsamen, Minze, Pfingstrose, Rhabarber, Löwenzahn, Huflattich, Ingwer

7
Die Erstellung eines individuellen Rezeptes 157

8
Das Phänomen der Akupunkturwirkung 165

9
Die systematische Akupunktur 171
Das Leitbahnsystem 172
Die Bezeichnung der einzelnen Leitbahnen 174
Die Ordnung der Reizpunkte 179
Beispielhafte Akupunkturpunkte und ihre Leitbahnen 187

*Leitbahn des Fkt.kr. »Lunge« 188 · »Dickdarm« 190 · »Magen« 193
»Milz« 196 · »Herz« 198 · »Dünndarm« 200
»Blase« 202 · »Niere« 204 · »Herzbeutel« 206
»Drei Wärmebereiche« 208 · »Gallenblase« 210
»Leber« 213
Leitbahn der Steuerung 216
Aufnehmende Leitbahn 218*

10
Praktizierte chinesische Medizin 223
Grippe und Erkältungskrankheiten 225
Erkrankung der Atemwege: Schnupfen, Heuschnupfen,
verstopfte Nase 230
Entzündungen der Nasen-Nebenhöhlen (*Sinusitis*) 235
Husten 236
Asthma 240
Hauterkrankungen 244
Erkrankungen des Magen- und des Darmbereiches 246
Leber-Galle-Erkrankungen 254
Nierenerkrankungen 260
Erkrankungen des Urogenitalsystems 261
Gynäkologische Erkrankungen 265
Stoffwechselerkrankungen 268
Fettsucht 271
Störungen des Bewegungsapparates 273
Rheumatische Erkrankungen 277
Neurologische Erkrankungen 282
Schlafstörungen 294
Krebs 297
Herz-Kreislauf-Erkrankungen 306
Notfallmedizin, die Behandlung mit Akupunktur bei Koma,
Schock und Bewußtlosigkeit 310

11
Das Komplement 315

Bibliographie 343

Register 345

Fritjof Capra:

Von der Notwendigkeit eines Paradigmenwechsels

In den letzten Jahren ist es immer klarer geworden, daß wir uns am Beginn eines tiefgreifenden Wandels der Weltbilder in Wissenschaft und Gesellschaft befinden, eines Paradigmenwechsels, der für die Gestaltung unserer Zukunft von zentraler Bedeutung ist. Das Paradigma, das jetzt langsam zurücktritt, hat unsere Kultur mehrere hundert Jahre lang beherrscht und hat während dieser Zeit die ganze Welt wesentlich beeinflußt. Zu seinen Ideen und Wertvorstellungen gehört auch die Vorstellung, das Universum sei ein mechanisches System, das aus materiellen Grundbausteinen besteht, und die damit in Verbindung stehende Überzeugung, der menschliche Körper entspreche einer Maschine.

Die Grenzen des mechanistischen Paradigmas treten heute nirgends klarer zu Tage als in der Medizin, wo ein neues Denken ganz dringend nötig ist. Trotz der großen Fortschritte der medizinischen Wissenschaft in unserem Jahrhundert sind wir augenblicklich Zeugen einer weitverbreiteten Unzufriedenheit mit medizinischen Institutionen. Viele Gründe werden dafür genannt – schwieriger Zugang zu den Dienstleistungen, Mangel an Mitgefühl und echter Fürsorge, verantwortungsloses Verhalten der Ärzte usw. Zentrales Thema aller Kritik ist jedoch das auffallende Mißverhältnis zwischen Kosten und Nutzen der modernen Medizin. Trotz des alarmierenden Anstiegs der Kosten für das Gesundheitswesen in den vergangenen Jahrzehnten und der von der Ärzteschaft ständig betonten wissenschaftlichen und technologischen Errungenschaften scheint sich die Gesundheit der Bevölkerung nicht wesentlich gebessert zu haben.

Die Ursachen der Krise unseres Gesundheitswesens sind mannigfaltig. Sie liegen innerhalb wie außerhalb der medizinischen Wissenschaft und lassen sich von der umfassenderen gesellschaftlichen und kulturellen Krise nicht trennen. Dennoch wächst die Zahl der Fachleute wie der Laien, welche die Mängel unseres gegenwärtigen Gesundheitswesens auf den engen theoretischen Rahmen zurückführen, auf den sich die medizinische Theorie und Praxis beruft. Diese Beobachter meinen, die Krise werde solange andauern, bis dieser Rahmen erweitert wird.

Während die moderne Medizin die letzten Entdeckungen der Elektronik, Computertechnik, Molekularbiologie, Biochemie und anderer Grenzgebiete der Naturwissenschaft benutzt, bleibt ihre grundlegende Vorstellung vom menschlichen Körper, der Gesundheit und der Krankheit nach wie vor fest im mechanistischen Denken des 17. Jahrhunderts verankert. Descartes, eine Schlüsselfigur in der Entwicklung des mechanistischen Paradigmas, gründete seine Naturanschauung auf die fundamentale Unterscheidung zwischen zwei unabhängigen und getrennten Bereichen: dem des Geistes und dem der Materie. Das materielle Universum, einschließlich des menschlichen Körpers, war für ihn eine Maschine. Ganz konkret schrieb er: »Für mich ist der menschliche Körper eine Maschine.« Oder: »In Gedanken vergleiche ich einen kranken Menschen und eine schlecht gemachte Uhr mit meiner Idee von einem gesunden Menschen und einer gut gemachten Uhr.«

Dieses Bild des menschlichen Körpers als Uhrwerk ist heute noch die Grundlage für die Theorie und Praxis unserer Schulmedizin, die den menschlichen Organismus von seiner natürlichen und sozialen Umwelt trennt und wie eine Maschine behandelt, die durch Zerlegen in ihre kleinsten Teile verstanden werden kann. Krankheit wird als Fehlfunktion von biologischen Mechanismen gesehen, und die Rolle des Arztes besteht darin, physikalisch oder chemisch einzugreifen, um die Fehlfunktion eines bestimmten Mechanismus zu korrigieren, wobei verschiedene Teile von verschiedenen Spezialisten behandelt werden. Dieser mechanistische Ansatz macht es Ärzten oft unmöglich, Krankheit als Störung des gesamten Organismus zu sehen. Durch Konzentration auf immer kleinere Teile des Körpers verliert die moderne Medizin oft aus den Augen, daß der Patient ein menschliches Wesen ist; und da sie Gesundheit auf mechanische Funktionen reduziert, ist sie nicht mehr imstande, sich mit dem Phänomen des Heilens zu befassen.

Diese schwerwiegenden Beschränkungen haben eine wachsende Zahl von Forschern, Klinikern, sozialen Bewegungen und alternativen Netzwerken dazu veranlaßt, ein breiter angelegtes, ganzheitliches und ökologisches Bild der Welt, des menschlichen Organismus und der Gesundheit zu entwickeln. In diesem neuen Paradigma wird die Welt nicht mehr als Maschine gesehen, sondern als lebendes System. Es ist ein Weltbild, das die wechselseitige Verknüpfung und Abhängigkeit aller Phänomene betont und versucht, die Natur nicht durch fundamentale Strukturen, sondern vielmehr durch Organisationsmuster und dynamische Prozesse zu verstehen. Der menschliche Organismus wird als sich selbstorganisierendes System gesehen, das sich durch vielfältige, wechselseitige verknüpfte Fluktuationen auszeichnet. Gesundheit ist ein Gefühl des Wohlbefindens als Ergebnis dynamischer Ausgeglichenheit der physischen und psychischen Aspekte des Organismus. Darüber hinaus ist das ökologische Verstehen, das alle Lebewesen und alle Gesellschaften in die zyklischen Vorgänge der Natur eingebettet sieht, ein wesentliches Merkmal des neuen Weltbildes.

Das jetzt im Entstehen begriffene neue Paradigma hat schon begonnen, eine wahre Revolution im Gesundheitswesen in Bewegung zu setzen, in der die Vertreter der neuen Auffassungen von Gesundheit und Heilen sowohl innerhalb wie außerhalb des medizinischen Systems tätig sind. Ärzte schließen sich zu Vereinigungen zusammen und diskutieren die Vorteile der ganzheitlichen Medizin auf internationalen Kongressen. Als Ergebnis dieser Diskussionen versuchen diese Ärzte, unnötige Operationen, diagnostische Tests und Verordnungen zu vermeiden. In der organisierten öffentlichen Gesundheitsfürsorge gibt es eine starke Tendenz zur Dezentralisierung und zurück zur Praxis des Arztes mit einer wahren Renaissance der hausärztlichen Betreuung. An den medizinischen Fakultäten mißt man der Familienmedizin wieder größere Bedeutung bei, während eine neue Generation von Medizinstudenten und -studentinnen erkannt hat, daß primäre Gesundheitsfürsorge, motiviert durch das Streben nach Vorbeugung von Erkrankungen und ein Bewußtsein für umweltbedingte und soziale Ursachen, nicht nur menschliche Befriedigung bringt, sondern auch intellektuell herausfordernd und lohnend ist. Gleichzeitig erleben wir eine Wiederbelebung der psychosomatischen Medizin, und zahlreiche Forschungsprojekte konzentrieren sich auf das Zusammenspiel von Geist und Körper bei Gesundheit und Erkrankung.

Die wichtigste Kraft in dieser Revolution der Gesundheitsfürsorge ist eine starke Basisbewegung aus einzelnen und aus neugebildeten Organisationen, die mit dem jetzigen Gesundheitssystem unzufrieden sind. Sie suchen intensiv nach alternativen Wegen, zu denen auch die Propagierung gesunder Lebensgewohnheiten und der persönlichen Verantwortung für die eigene Gesundheit sowie der jedem Individuum innewohnenden Kraft zur Selbstheilung gehören. Ferner bezeugen sie ein starkes Interesse für traditionelle Heilkünste aus anderen Kulturen, die physische und psychische Wege zur Gesundheit integrieren.

Unter den medizinischen Systemen der kulturellen »Hochtraditionen«, die in den großen Zivilisationen der Welt entwickelt und seit Hunderten und Tausenden von Jahren schriftlich überliefert wurden, scheint das System der klassischen chinesischen Medizin für unser neues Paradigma der Gesundheit besonders relevant zu sein. Die wesentlichen Themen der neuen ganzheitlichen Sicht – Gesundheit als ein Zustand dynamischer Ausgeglichenheit, die Bedeutung von Umwelteinflüssen, die wechselseitige Abhängigkeit von Geist und Körper, die Bedeutung der vorbeugenden Fürsorge, die dem Organismus innewohnenden Heilkräfte – all das wurde in China vor mehreren tausend Jahren in ein hochentwickeltes theoretisches System verarbeitet.

Das Studium und die Anwendung der traditionellen chinesischen Medizin sind jedoch mit großen Schwierigkeiten verbunden, da wir es hier mit einem Gedankensystem zu tun haben, das in einer vollkommen anderen Kultur und geschichtlichen Ära entwickelt wurde. Es gibt fast keine westlichen Gelehrten, die imstande sind, die klassischen chinesischen Texte in der Originalsprache zu lesen, und den meisten Studenten ist die wesentlich verschiedene Denkart, die den Begriffen und Praktiken dieser uralten medizinischen Tradition zugrunde liegt, fast vollkommen fremd.

Das vorliegende Buch kann uns sehr helfen, diese beträchtlichen Hindernisse zu überwinden. Der Autor, ein praktizierender Arzt, ist Schüler und Mitarbeiter von Professor Manfred Porkert, einem der bedeutendsten Fachmänner auf den Gebieten der Sinologie und der chinesischen Medizin und einem der ganz wenigen Europäer, die die chinesischen Klassiker im Original lesen können. Dr. Hempen stützt sein Buch auf Porkerts Forschungsarbeit, wobei es ihm jedoch gelingt, die von Porkert in oft schwer zugänglicher Fachsprache formulierten Analysen und Interpretationen in bildhafter, gut verständlicher Sprache zu vermitteln und sie durch eigene Erkenntnisse aus langjähriger ärztlicher Praxis zu bereichern.

Das Ergebnis ist eine spannende Einführung in das medizinische Denken des alten China, wonach der gesunde Mensch und die gesunde Gesellschaft integrale Teile einer großen strukturierten Ordnung sind. Dr. Hempens anschauliche Beschreibung dieser Ordnung befaßt sich mit der archetypischen Polarität von Yin und Yang, den zyklischen Abläufen der fünf »Wandlungsphasen« und den ordnenden Strukturen der »Funktionskreise«, die für die chinesische Auffassung des Menschen als eines unteilbaren Systems von wechselseitig verknüpften Komponenten beispielhaft sind.

Diese wesentlichen Elemente der chinesischen Konzeption des menschlichen Organismus werden vom Autor bildhaft und einprägsam erläutert, so daß die Leser und Leserinnen verstehen, wie unsere Lebensphänomene in einer anderen Denkweise geordnet werden können. Nicht nach Meßbarkeit wird gefragt, sondern nach qualitativer Bewertung. Für Dr. Hempen beweisen nicht quantitative Daten die Wirksamkeit dieser Medizin, sondern die Erfahrung der alten Ärzte und die von ihm durch viele Jahre hindurch nachvollzogenen eigenen Erfahrungen.

Das Verständnis chinesischer Therapie wird durch eine anschauliche und eindringliche Darstellung der »therapeutischen Bereiche« vermittelt. Akupunktur wird als Einwirken auf ein energetisches Geschehen verstanden, dessen fließende, schwingende Muster mit Hilfe des Begriffs der Lebensenergie »*qi*« beschrieben werden. Dazu kommt eine überraschend umfangreiche und reich bebilderte Darstellung der chinesischen Arzneimitteltherapie. Die eindrucksvolle Gegenüberstellung zur westlichen Handhabung von Heilpflanzen läßt das andere Denken, das der chinesischen Heilkunde zugrunde liegt, wiederum deutlich erkennen. Als behandelnder Arzt, der seit vielen Jahren die chinesische Medizin praktiziert, weiß Dr. Hempen, daß nicht die Theorie, sondern die Klinik, das Erleben am Patienten, entscheidend ist. Das umfangreichste Kapitel ist deshalb den klinischen Beispielen, einer Demonstration theoretischer wie auch praktischer Schlüssigkeit, gewidmet.

Das in diesem sorgfältig geschriebenen und doch lebhaften Buch vermittelte Bild der traditionellen chinesischen Medizin unterscheidet sich radikal von der westlichen Schulmedizin. In der westlichen Medizin ist der Arzt mit dem höchsten Ansehen ein Spezialist, der eine ins einzelne gehende Kenntnis eines spezifischen Körperteils besitzt. In der chinesischen Medizin ist der ideale Arzt ein Weiser, der das Zusammenwirken aller Strukturen des Universums erkennt, der jeden Patienten und jede Patientin ganz individuell behandelt. Seine Diagnose stuft den Patienten nicht nach Krankheitskategorien ein, sondern erfaßt so vollständig wie möglich den gesamten körperlichen und geistigen Zustand des einzelnen und seine Beziehung zur natürlichen und gesellschaftlichen Umwelt.

Es scheint, daß wir die gegenwärtige Krise unseres Gesundheitswesens nur dann überwinden werden, wenn wir als

Gesellschaft dazu in der Lage sind, uns in die Richtung dieses chinesischen Ideals von Gesundheit und Heilen zu bewegen. Das bedeutet keineswegs, daß wir die westliche Medizin aufgeben müssen. Im Gegenteil, wir sollen sie durch Aneignung chinesischer Weisheit, die zu den Errungenschaften der westlichen Naturwissenschaften komplementär ist, erweitern und bereichern. Dr. Hempens Buch ist ideal dazu geeignet, uns den Weg zu diesem Ziel zu zeigen.

Berkeley, Dezember 1988 *Fritjof Capra*

1

Um Wunder geht es nicht

Vor vielen Jahren läutete mitten in der Nacht mein Telefon. Als ich abnahm, hörte ich die Stimme einer Nachbarin, die vor Schmerzen kaum sprechen konnte und mich eindringlich um Hilfe bat. Mit einem kleinen Notfallkoffer eilte ich hinüber in das nachbarliche Haus und fand die Patientin zusammengekrümmt, bleich und kaltschweißig im Bett liegend. Ich diagnostizierte eine Gallenkolik und entschloß mich zu einer entsprechenden Therapie. Aus dem Klinikalltag waren mir die Symptome ein geläufiges Bild, und ich injizierte der Patientin entsprechende krampflösende, schmerzstillende Medikamente. Doch zu meinem Erstaunen zeigte sich keinerlei Wirkung. Die Patientin stöhnte weiterhin, lag schmerzgekrümmt und völlig ermattet vor mir. Auch eine erneute Verabreichung, eine wiederholte intravenöse Injektion des Mittels führte zu keiner Erleichterung. Kaltschweißigkeit, Bleiche, der schmerzverzerrte Gesichtsausdruck blieben bestehen.

Während ich auf der Bettkante saß und den Puls der Patientin tastete, kamen mir andere Gedanken: Ich hatte mich schon seit Jahren mit der chinesischen Medizin beschäftigt. Auch die wichtige Therapie-Methode der Akupunktur hatte ich schon längere Zeit studiert und, unabhängig von meiner Arbeit in der Klinik, immer wieder angewendet. In diesem Augenblick, in dem ich die Patientin betrachtete, entwickelten sich Bilder und Empfindungen in mir. Ich sah den energetischen Stau, die Blockade vor mir, wußte, wie sie nach chinesischem Denken lösbar sein mußten und sagte der Patientin schließlich, daß ich noch einmal in meine Wohnung hinübergehen und Nadeln holen würde, um anschließend eine vorsichtige Akupunktur-

Behandlung zu versuchen. Als ich zurückkam, war der Zustand der Patientin unverändert. Vorsichtig setzte ich eine Nadel an, stach sie leicht drehend durch die Haut und behandelte die Patientin, indem ich über die dünne Stahlnadel einen Reizpunkt manipulierte. Ich staunte über die Wirkung: Nach einigen Sekunden löste sich die krampfartige Haltung der Patientin, sie streckte sich aus, die Gesichtszüge glätteten sich, wenig später konnte sie entspannt reden. Endlich hatte der krampfartige Schmerz nachgelassen. Während ich die stimulierende Behandlung noch einige Minuten fortsetzte, schlief die Patientin ein.

Für mich war dieses Erlebnis eines jener Vorgänge, die mir zeigten, daß man bei jedem Patienten und auch bei jeder Krankheit durch verschiedene Ansätze, durch unterschiedliches Einordnen des Krankheitsgeschehens zu anderen, jeweils in sich klaren und begründeten Entscheidungen kommen kann. So war die Entscheidung zu einer Behandlung mit krampf- und schmerzlösenden Arzneimitteln durchaus gerechtfertigt und korrekt; aber nachdem ich das Krankheitsbild anders auffaßte, sozusagen durch eine andere Brille sah, ergaben sich auch andere Handlungsanweisungen, in diesem Fall auf dem Gebiet der Akupunktur-Therapie, die in sich ebenso schlüssig und korrekt waren. Jeder Arzt freut sich, wenn eine Behandlungsmethode erfolgreich ist, und so war ich natürlich erleichtert, daß die Patientin auf diese Weise von ihren Schmerzen befreit werden konnte.

An vielen anderen Beispielen, die später noch erwähnt werden, läßt sich ein solches zweigleisiges Vorgehen beim Betrachten des menschlichen Organismus, der Anschauung des ganzen Individuums aus verschiedenen Perspektiven mit einer daraus resultierenden erfolgreichen Behandlung aufzeigen. Entscheidend wird bei alledem sein, daß man genauso, wie man für eine korrekte Behandlung mit Methoden der westlichen Medizin auch in jedem anderen Medizinsystem vorher eine klare und eindeutige Diagnose erstellt. Nicht im Probierverfahren kann der Arzt vorgehen, seine Behandlung muß sich vielmehr an einer systemgerechten Diagnose orientieren.

Trotz einiger Einschränkungen gibt es keinen Grund, die großen Erfolge unserer im Westen entwickelten Medizin geringzuschätzen. Die naturwissenschaftliche Medizin mit ihrer vorrangig mechanistischen Vorstellung hatte und hat bis heute zu aufsehenerregenden und den Menschen helfenden Erfolgen geführt. Als Vesalius im 16. Jahrhundert seine ersten konsequenten anatomischen Studien machte und William Harvey im 17. Jahrhundert das mechanistische Modell auf das Phänomen des Blutkreislaufes anwandte, wurden wesentliche Grundlagen für ein bereichsweise sehr funktionstüchtiges, mechanisches Modell des Körpers geschaffen. Und nachdem Theophrastus von Hohenheim, der sich Paracelsus nannte, Krankheit als das Ergebnis eines Ungleichgewichtes innerhalb der »Chemie des Körpers« bezeichnete, war es fast zwangsläufig, daß seine Schüler daraufhin ihr Hauptaugenmerk auf die chemischen Prozesse im Körper richteten. Konsequenterweise nannte man sie Iatrochemiker (griech.: *iatros* = Arzt), hinzu kamen die Iatromechaniker und die Iatromathematiker, Ärzte, welche die mechanistischen Prinzipien auf die Phänomene des menschlichen Körpers anwandten. Aufgrund ihrer eindrucksvollen Ergebnisse setzten sich so die Mechanisten durch. Das Kernstück des mechanistischen Denkens, die kartesianische Idee von einer reduktionistischen Interpretation, wurde über weite Strecken erfolgreich auf den Menschen angewandt, der menschliche Körper wurde mit einer Maschine gleichgesetzt. Die Rückführung von Phänomenen auf meßbare, materielle Gegebenheiten ist das zentrale Anliegen des kausal-analytischen, des mechanistischen Weltbildes.

Die Erfindung des Mikroskops im 17. Jahrhundert eröffnete Biologen und Medizinern eine neue Dimension. Louis Pasteur erkannte als einer der ersten den Zusammenhang zwischen Keimen und Mikroben und bestimmten Krankheiten. Noch heute sehen wir in seinen Erkenntnissen einen Schlüsselbeweis für die vermeintliche Richtigkeit des mechanistischen Bildes vom Menschen. Bakterien wurden als Krankheitserreger gesehen, Mikroben, die man abtöten und vernichten konnte, weil sie in den menschlichen Körper von außen eindrangen und damit Krankheiten erzeugten. Die Fortschritte der Naturwissenschaften führten im 19. Jahrhundert in der Medizin zur Herausbildung von zwei Richtungen, die jedoch beide dem mechanistischen Weltbild verhaftet blieben: Rudolf Virchow stellte die Behauptung auf, jede Krankheit sei mit Veränderungen auf der Zellebene verbunden, womit die Zellbiologie als eine der Grundlagen der medizinischen Wissenschaft gegründet war. Die andere Richtung folgte den Ansätzen von Louis Pasteur und entwickelte die Fachrichtung der Mikrobiologie. Die anschließenden Forschungen in diesen beiden Wissenschaftsbereichen brachten spürbare Fortschritte in der Medizin. Impfstoffe wurden entwickelt, Infektionskrankheiten konnten auf breiter Ebene bekämpft werden, Epidemien verloren ihren Schrecken. Einen vorläufigen Höhepunkt erreichte diese Ära 1928 mit der Entdeckung des Penicillins und einer Vielzahl ähnlicher antibiotischer Substanzen. Die Antibiotika – und wohl noch entscheidender die Hygiene – führten dazu, daß infektiöse Erkrankungen oder gar das seuchenartige Auftreten von Epidemien immer seltener wurden und ihren Schrecken weitgehend verloren. Während man zur Jahrhundertwende noch mit hoher Wahrscheinlichkeit an einer Lungenentzündung starb, sank nach Einführung dieser Medikamente die Bedrohung auf ein Minimum herab. In den letzten Jahrzehnten erfuhr das mechanistische, reduktionistische Bild vom Menschen durch spektakuläre Transplantationen eine weitere Rechtfertigung. Ein erster Höhepunkt war dabei die 1960 von Christian Banard vorgenommene erste Herzverpflanzung, und in der Folgezeit sorgten bis in unsere Tage eine hochtechnisierte »Ersatzteilchirurgie« für eindrucksvolle chirurgische Leistungen. Die Vorstellung vom menschlichen Körper als einer Maschine, wobei Krankheiten überwiegend als Ausdruck mechanischer Pannen verstanden werden, ist in der Medizin auch weiterhin üblich. Daß solche Pannen teilweise erkennbar sind, garantiert eine sich immer noch weiter entwickelnde Hochtechnologie.

Noch keine 100 Jahre sind vergangen, seit Konrad Röntgen die nach ihm benannten Strahlen entdeckte und erkannte, daß sie Knochen und andere Gewebe sichtbar machen können. Inzwischen hat sich der Bereich der bildgebenden Verfahren in einer beispiellosen Weise entwickelt: Ultraschallgeräte, Computertomographen oder Kernspintomographen sind die neuesten Entwicklungen, die es erlauben, auch den verstecktesten Bereich des menschlichen Körpers im wahrsten Sinne des Wortes »aufzuhellen«.

Differenzierte, mehrdimensionale Bilder im nahezu mikroskopischen Bereich lassen sich heute problemlos herstellen.

In allen Fächern der Medizin, in der Diagnostik wie in der Therapie, dominiert die Technologie, bestimmen die Erkenntnisse von Naturwissenschaftlern und Technikern, von Pharmakologen und Biochemikern weitgehend das Geschehen. Kein Organ, keine Zelle, kein Zellkern und nahezu kein Molekül des Menschen scheint unerreichbar und nicht meßbar zu sein, die moderne Medizin verfügt über Möglichkeiten, wie es sie nie zuvor in der Geschichte der Menschheit gab. Eigentlich ein Paradies für Patienten!

Aber der Gesundheitszustand eines großen Teiles der Bevölkerung läßt dennoch zu wünschen übrig. Statistische Untersuchungen der letzten Jahre zeigen, daß jeder 7. Bürger, also 16 Prozent der Bevölkerung in der Bundesrepublik, nachweislich krank sind. Bezogen auf die derzeitige Einwohnerzahl der Bundesrepublik sind dies etwa zehn Millionen Mitbürger. Zwei Drittel dieser Patienten, also über zehn Prozent der Bevölkerung, leiden an einer chronischen Krankheit. Das heißt, daß jeder 10. Bürger ohne Aussicht auf vollständige Genesung erkrankt ist. Asthma, Rheuma oder Zuckerkrankheit (Diabetes) sind derartige typische Krankheitsbilder, die ein lebenslanges Schicksal bedeuten. Diese Erkrankungen sind nicht nur für die Patienten eine schwere Bürde, sondern bilden auch gesundheits- und sozialpolitisch ein großes Problem. Hierzu zählen beispielsweise auch die Allergiker, insbesondere solche, die an Neurodermitis, an einem permanent juckenden, trockenen Hautleiden erkrankt sind. Über eine Million Bundesbürger leiden an dieser quälenden Krankheit, wobei alle Altersstufen betroffen sind. Der Vorsitzende des »Bundesverbandes Neurodermitiskranker« beziffert die jährliche Zuwachsrate auf erschreckende sieben bis acht Prozent.

Sehr viel größer ist die Zahl der an anderen Allergien Leidenden. Neben der Pollenallergie, dem Heuschnupfen, klagen viele Patienten aufgrund von Nahrungs- oder Umweltreizen über asthmatische Zustände; Ekzeme oder Magen-Darm-Symptome treten verstärkt auf. Viele Formen der »leichten Allergien« sind in der Zahl der chronisch Kranken noch nicht einmal enthalten. Man schätzt, daß inzwischen bei uns nahezu jeder Dritte allergisch ist.

Neben dem gesundheitspolitischen Problem der chronisch kranken Patienten, das auch die Stagnation des medizinischen Fortschritts widerspiegelt, bedrückt uns ein mindestens ebenso gravierendes zweites Problem: Bei dem größten Teil der Patienten, die einen Arzt konsultieren, läßt sich auch mit Hilfe der modernen Technik keine nachweisbare krankhafte Veränderung feststellen. Über 60 Prozent der Bevölkerung *fühlen* sich krank. Sie klagen über Beschwerden, mit denen sie häufig den Arzt erst gar nicht aufsuchen oder ihn schon nicht mehr aufsuchen. Oft haben sie es aufgegeben, zum wiederholten Male einen Arzt zu konsultieren, jahrelanges Herumsitzen in den Wartezimmern hat sie resignieren lassen. Häufig leiden diese Patienten an sogenannten »funktionellen« Störungen oder auch »banalen Erkrankungen«. Zu diesen banalen Erkrankungen zählen beispielsweise Erkältungskrankheiten und Schnupfen, die bei uns mehr als Belästigungen, denn als Erkrankungen verstanden werden, da sie sich ja bekanntlich auch einer gezielten Therapie entziehen. Viel breiter ist dagegen das Spektrum der funktionellen Beschwerden. Kopfschmerzen, Nervosität, Schlafstörungen und Wetterfühligkeit gehören beispielsweise dazu. Andere Symptome, wie Kreuz- und Rückenschmerzen, innere Unruhe, Gereiztheit, Schwindelgefühl, Völlegefühl, Brechreiz, Verstopfung, Leistungsabfall, Schlaflosigkeit und depressive Verstimmungen zählen ebenfalls zu diesen funktionellen Störungen. Oft handelt es sich um Krankheitssymptome, die das Leben der Patienten erheblich beeinträchtigen. Über zwei Drittel der Bürger, in der Bundesrepublik also über 40 Millionen Menschen, klagen über mindestens vier solcher Einzelbeschwerden. Kombinationen von vier oder mehreren solcher Einzelbeschwerden werden von diesem großen Teil der Bevölkerung beklagt.

Wenn über zehn Prozent der Bevölkerung chronisch krank sind, wenn jeder 10. Bürger nur mit einer Linderung, aber nie mehr mit einer Heilung seiner Beschwerden rechnen kann, dann führt allein dieser Sachverhalt angesichts der großen Aufwendungen für unser Gesundheitssystem zu einer großen Ernüchterung. Die höchste Arztdichte, ein Kostenaufwand von inzwischen über 120 Milliarden DM pro Jahr im Gesundheitswesen der Bundesrepublik Deutschland, eine bisher einmalige medizinische Hochtechnologie haben an diesem Zustand nur wenig geändert. Zwar konnten all die genannten Faktoren das Los dieser Patienten wesentlich lindern, aber ihre Erwartungen an die Medizin sind nicht erfüllt worden.

Noch schlimmer sieht es bei jenen Patienten aus, die noch keine sind, weil ihr Beschwerdebild noch zu leicht, zu wenig ausgeprägt, zu alltäglich ist, oder die schon keine mehr sein wollen, weil sie sich jahrzehntelang mit ihren Beschwerden herumgeschlagen haben, mit ständig wiederkehrenden Kopfschmerzen, der Depressionsneigung, den immer wiederkehrenden Infekten oder der kräftemäßigen Erschöpfung. Diese Patienten haben es deshalb häufig noch schwerer, weil sie mit ihren Beschwerden noch nicht einmal ernst genommen werden, sie noch nicht einmal »etwas Richtiges« haben, weil der meßbare Befund fehlt und sie ebenfalls nur wenig Hoffnung auf Heilung haben. Deshalb nehmen auch über 40 Prozent der Bundesbürger Arzneimittel nach eigenem Gutdünken ein. Der ärztliche Ratschlag, so haben sie erfahren müssen, geht über die Verschreibung von Schlaftabletten, Beruhigungspillen, Rheuma- oder Schmerzmitteln oft kaum hinaus.

Zu diesen zwei Herausforderungen, zu den chronischen Krankheiten, die ein lebenslanges Leid bedeuten, und genauso zu den funktionellen Beschwerden, die trotz ihrer vermeintlichen Erträglichkeit den Alltag unerträglich machen können, gilt es, einen neuen Zugang zu finden, gilt es, einen andersartigen Ansatz zu formulieren, um neue Möglichkeiten in der Therapie zu gewinnen. Wenn ein Patient mit Schlafstörungen oder Abgeschlagenheit, wenn er wegen innerer Unruhe oder depressiver Verstimmung in die Praxis kommt, wenn er wegen Schweißausbrüchen oder häufigen Hautausschlägen den Arzt konsultiert, endet die Diagnose häufig mit Begriffen wie »vegetative Dystonie« oder »psycho-vegetative Dysregulation«. Einen Zugang von seiten der westlichen Medizin zu diesen Beschwerdebildern besitzen wir nicht, und folglich kann für die Mehrzahl aller Patienten beim niedergelassenen Arzt auch keine heilende Therapie verordnet werden.

Ernüchterung hat sich breitgemacht, nicht nur bei den Patienten, sondern auch bei vielen Ärzten. Bei allen Beteiligten gibt es ein Bedürfnis, nach neuen Wegen zu suchen, ohne deshalb die Errungenschaften der westlichen Medizin zu verwerfen oder zu verleugnen. Dieser Zustand allein mag Grund genug sein, sich mit der Medizin anderer Kulturen auseinanderzusetzen und der Frage nachzugehen, ob wir der Lösung unserer spezifischen Gesundheitsprobleme hier im Westen dadurch näherkommen können. Indem man neben der westlichen Medizin das System der traditionellen chinesischen Medizin, ihre Wege und Möglichkeiten ausschöpft, erweitert man die Möglichkeiten des Heilens beträchtlich und erschließt sich einen zusätzlichen großen Raum ärztlichen Verstehens und Handelns.

2

Medizin in China

Bei der Darstellung der traditionellen chinesischen Medizin geht es natürlich in erster Linie um eine Beschreibung der Inhalte dieser Medizin. Um aber die Inhalte, die ja gewachsenes kulturelles Gut sind, zu verstehen, ist es notwendig, in einem kurzen Abriß die historische Entwicklung aufzuzeigen. Dabei wird erkennbar, daß diese Medizin in einem jahrhundertelangen Reifungsprozeß einen hohen wissenschaftlichen Rang erreichte, aber Jahrhunderte später aufgrund veränderter sozialer und politischer Bedingungen einen Niedergang erlebte, der einem Zusammenbruch des gesamten Denkgebäudes nahekam.

Im heutigen China wird die traditionelle chinesische Medizin infolge der gesellschaftlichen Veränderungen natürlich wesentlich anders praktiziert als vor der Revolution. Aber nach wie vor ist die traditionelle chinesische Medizin in ihrem Ursprungsland ein wesentlicher Pfeiler der flächendeckenden medizinischen Versorgung. Dabei wird sie nicht als obsolete Behandlungsmethode oder undifferenzierte Volksmedizin, sondern als ein funktionstüchtiges Heilverfahren angesehen.

Bei uns dagegen wird die traditionelle chinesische Medizin immer Ergänzung und Komplement zu unserer westlichen Medizin bleiben.

Wir werden sie für jene Bereiche nutzen, in denen die westlichen medizinischen Heilmethoden versagen, wo weiße Flecken auf der Landkarte vorhanden sind. Für uns kann sie aber auch zu einem neuen wissenschaftlichen Weg werden, der uns aus unserer paradigmatischen Enge herausführt.

Jede akademische Ausbildung beinhaltet, daß sich der Student mit den theoretischen Grundlagen seines jeweiligen Faches auseinanderzusetzen hat. Im vorklinischen Abschnitt des Medizinstudiums, also in den Semestern bis zum Physikum, beschäftigt sich der Medizinstudent bei uns nahezu ausschließlich mit den naturwissenschaftlichen Voraussetzungen unserer Medizin. Die klinische Ausbildung, das Arbeiten am Patienten, ist sinnvollerweise den späteren Studienabschnitten vorbehalten.

In China ist es nicht anders. An den Hochschulen für traditionelle chinesische Medizin hat sich der Student innerhalb der ersten Semester ebenfalls mit den theoretischen Voraussetzungen seines Wissensgebietes zu befassen, und das heißt nichts anderes als ein Studium der klassischen Texte. Diese Werke werden von Lehrern und Schülern, aber auch von den praktizierenden Ärzten immer wieder respektvoll genannt und als Rechtfertigung für ärztliches Handeln zitiert. Sie genießen in China auch heute noch eine unantastbare Autorität.

Nach heutigem Stand unseres Wissens ist das wichtigste Werk, der »Innere Klassiker des gelben Fürsten« (*Huangdi Neijing*), etwa im 3. Jahrhundert vor unserer Zeitrechnung zusammengestellt worden. Es handelt sich offenbar um eine Kompilation von Texten mehrerer Autoren. Um den Texten mehr Autorität und wissenschaftliches Gewicht zu verleihen, wurde das Gesamtwerk dem legendären Fürsten Huangdi zugeschrieben. Dieser Fürst soll der Legende nach bereits im 3. Jahrtausend vor unserer Zeitrechnung gelebt haben. Das erwähnte Werk ist jedoch erst seit dem 2. Jahrhundert vor unserer Zeitrechnung im amtlichen Literaturverzeichnis katalogisiert worden. Heute gliedert sich dieses Kompendium in zwei Hälften zu je 81 Kapiteln, wobei sich der erste Teil unter der Bezeichnung *Suwen* (»Elementare Fragen«) überwiegend mit der Physiologie, Pathologie und der inneren Therapie beschäftigt. Mit »innerer Therapie« ist hier in erster Linie die Arzneimittelbehandlung gemeint.

Der zweite Teil mit der Bezeichnung *Lingshu* (»Angelpunkt der Struktivkraft«) wird auch als »Äußerer Klassiker« bezeichnet. Als »Äußerer Klassiker des gelben Fürsten« wird er jedenfalls im Literaturverzeichnis der Han-Dynastie geführt. Nach neueren Erkenntnissen ist dieser »Äußere Klassiker« erst seit dem 11. Jahrhundert unserer Zeitrechnung sicher nachweisbar. Die beiden Teile des *Huangdi Neijing* sind also offensichtlich zu verschiedenen Zeiten entstanden und erst nachträglich zu einem Werk vereinigt worden. Das »Äußere« bezieht sich beim *Lingshu* in erster Linie auf die äußeren Therapiemethoden, also auf die Akupunktur.

Das monumentale Werk, der »Innere Klassiker des gelben Fürsten« gilt bis auf den heutigen Tag als die verbindliche Grundlage der traditionellen chinesischen Medizin, die auf jeden Fall als kompetente Quelle herangezogen wird.

Im Laufe der folgenden Jahrhunderte wurde die Literatur durch berühmte Ärzte und Historiker erweitert. So entstand im 3. Jahrhundert nach Beginn unserer Zeitrechnung ein systematischer »Klassiker der Akupunktur und Moxibustionsbehandlung«. Andere wichtige Werke wurden zur Pulsdiagnostik verfaßt, außerdem als Erweiterung des »Inneren Klassikers« ein »Klassiker der Einwände«, oder wie er auch heißt, der »Klassiker der schwierigen Probleme«, in dem eine Vielzahl physiologischer und pathologischer Probleme theoretisch erörtert werden, und der ähnlich aufgebaut ist wie der »Innere Klassiker des gelben Fürsten«. Weiterhin gehört noch zur Pflichtlektüre eines jeden angehenden Arztes für traditionelle chinesische Medizin das *Shanhanlun*, sinngemäß etwa mit »Abhandlungen über schädigende Kälte« zu übersetzen, das im zweiten Jahrhundert unserer Zeitrechnung von Zhang Zhongjing verfaßt wurde. Dieses Werk beschäftigt sich in 22 Einzelaufsätzen mit fast 400 Regeln für die Behandlung von Krankheiten und erläutert 113 Rezepte. Der Begriff der »schädigenden Kälte« deutet darauf hin, daß es sich in erster Linie mit Erkrankungen beschäftigt, die äußerlich durch »Kälte« ausgelöst werden, angefangen vom banalen Schnupfen bis hin zu ernsten Infektionskrankheiten. Daß der Begriff in dieser Übersetzung jedoch außerordentlich unzureichend ist und eine falsche Assoziation erzeugt, wird in einem späteren Kapitel ausführlich erörtert.

Wichtig ist, daß das *Shanhanlun* bis heute als Grundlagentext für die traditionelle Heilkunde in Japan, die sogenannte Kampo-Medizin, gilt, die als Ausläufer der traditionellen chinesischen Medizin in Japan eine eigene Entwicklung genommen hat. Noch heute liegt bei japanischen Ärzten, die diese Kampo-Medizin ausüben, das *Shanhanlun* auf dem Schreibtisch und dient als Richtschnur für die tägliche Praxis.

In den darauffolgenden Jahrhunderten entstanden umfangreiche systematisierende Werke verschiedener Wissenschaftler und Ärzte, so die »Abhandlung über den Ursprung und Verlauf aller Krankheiten«, ein enzyklopädisches Werk, das die Differentialdiagnose und die Prognose für 1720 Krankheitsbilder zusammenfaßt. In der Zeit unter den ersten Tang-Kaisern im 7. und 8. Jahrhundert, als die chinesische Kultur ihrem Höhepunkt zustrebte, setzte sich Sun Simo das ehrgeizige Ziel, eine vollständige Synthese allen damaligen medizinischen Wissens zu verfassen. Sein Werk beschäftigt sich mit sämtlichen Bereichen, die den Arzt betreffen, von der »ethischen Einstellung des Arztes«, einem »Traktat über die Lauterkeit«, bis hin zu den »Grundregeln der Therapie und Diagnostik«. Dabei wurde die Medizin in einzelne, uns erst heute geläufige Bereiche, wie Augenheilkunde, Zahnheilkunde usw. aufgegliedert. Vielleicht schrieb man Sun Simo auch nur deshalb alle diese Schriften zu, um sie für den Leser der damaligen Zeit aufzuwerten. In dieser Zeit wurde am kaiserlichen Hof ein Medizinamt eingerichtet, das solche Arbeiten förderte. Diese Institution war jedoch sehr bescheiden und diente offenbar nur dem unmittelbaren medizinischen Bedarf bei Hofe. Eine systematische Ausweitung erfuhr dieses Amt erst einige Jahrhunderte später, als das große Medizinamt im Jahre 1078 als eigenständige Behörde gegründet wurde. Ihm wurde zusätzlich eine Ärzteschule mit 300 Studienplätzen angeschlossen und eine entsprechende personelle Ausstattung geschaffen.

Im Spannungsfeld der beiden dominierenden philosophischen Richtungen, des Daoismus und des Konfuzianismus, hat die chinesische Medizin in über 1000 Jahren ein in sich geschlossenes System der Diagnose und der Therapie entwikkelt. Der Daoismus setzt ein enges Verhältnis zur Natur voraus und fordert das Primat des Empirischen, die Orientierung an den Beobachtungen, intuitive Vernetzung von Beobachtungsdaten, das Herstellen kosmischer und symbolischer Zusammenhänge. Der »Innere Klassiker« liefert für die Symbolik des Daoismus, die stets durch genaue Beobachtung abgesichert wird, einige gute Beispiele. So lesen wir im Text der »Unbefangenen Fragen« das Gespräch zwischen dem Fürsten und dem Grafen Qi:

»Der Fürst: Wenn der Mensch im Alter keine Kinder mehr haben kann, liegt dies an der Erschöpfung seiner konstitutionellen Kraft oder an der Wirkung natürlicher Zahlenverhältnisse? Darauf antwortet der Graf Qi: Bei der Frau ist mit 7 Jahren die Energie des funktionellen Bereiches der Niere angefüllt, der Zahnwechsel tritt ein, die Haare wachsen. Mit 2×7 Jahren setzt der natürliche Zyklus ein, der Energiefluß in der mittleren Leitbahn auf der Bauchseite wird durchgängig, der in der Leitbahn der ›großen Heerstraße‹ wird füllig, die Monatsregel beginnt zu fließen, die Empfängnisfähigkeit ist gegeben. Mit 3×7 Jahren entfaltet sich die aktive Energie des funktionellen Bereiches der ›Niere‹ ausgeglichen, deshalb treten die Weisheitszähne hervor und das Längenwachstum der Knochen erreicht seinen Höhepunkt. Mit 4×7 Jahren haben die Muskeln und Sehnen sowie die Knochen sich gefestigt, das Haarwachstum erreicht seinen Höhepunkt, der Körper erscheint füllig und kraftvoll. Mit 5×7 Jahren verfällt die Energiefülle der Leitbahn des ›überstrahlenden Yang‹, das Gesicht beginnt zu welken, die Haare beginnen auszufallen. Mit 6×7 Jahren ist die Energiefülle aller drei Yang-Leitbahnen im oberen Teil des Körpers verfallen: Das Gesicht ist verwelkt und die Haare beginnen zu ergrauen. Mit 7×7 Jahren ist die Energie der Leitbahn im mittleren Bereich des Bauches erschöpft, die Energie der Leitbahn der ›großen Heerstraße‹ verfällt und wird vermindert, der himmlische Zyklus ist erschöpft, die irdischen Wege sind nicht mehr durchgängig. Darum verfällt die Gestalt, und die Fähigkeit Kinder zu zeugen ist dahin.«

Solche Textstellen zeigen sehr deutlich den Einfluß des Daoismus, in dem die Bedeutung natürlicher Zahlenverhältnisse einerseits von einer lang anhaltenden, immer wiederkehrenden Beobachtung abgeleitet wird, die qualifizierende Anwendung von Zahlen andererseits eine mehr symbolische Bedeutung erfährt. So wie wir an anderen Stellen die Ordnungszahlen »1« für Einheit, »2« für Paariges, »3« für Ganzheit, für die drei Wesenheiten, »5« für die fünf Wandlungsphasen und für die rhythmische Einheit, vorfinden, und später noch einige Zahlen mehr, so hat auch hier die Zahl »7« neben ihrer konkreten Bedeutung für den siebenjährigen Zyklus eine ordnende, rhythmische und qualifizierende Bedeutung. Tiefere Zusammenhänge hierüber erfahren wir aus dem *I-Ging*, dem einzig erhaltenen Orakel-Buch der alten chinesischen Kultur.

Der andere der beiden Pole, zwischen denen sich die chinesische Medizin entwickelte, wurde durch den Konfuzianismus geprägt, eine philosophische Lehre, die Beobachtungen in ein System brachte, die Spekulationen und theoretische Gedankengebäude förderte und in der systematischen Reflexion ihre Stärke sah. Die Konfuzianer sind Meister der rationalen Spekulation. Aber ihr Interesse gilt in erster Linie den zwischenmenschlichen Beziehungen und somit sämtlichen Strukturen, die zwischen den Menschen relevant sind. Dies macht ihre Lehre auch zu einem hervorragenden Instrument der Politik und der sozialen Ethik. Im »Inneren Klassiker« wird der konfuzianische Einfluß etwa in einer Textstelle erkennbar, in der es heißt: »Die Weisen behandeln nicht diejenigen, die bereits erkrankt sind, sondern diejenigen, die noch nicht erkrankt sind. Sie ordnen (ihren Staat) nicht erst während des Aufruhrs, sondern bereits bevor ein Aufruhr entstanden ist.«

Der Daoismus lieferte den philosophischen Hintergrund für die elementaren, naturnahen, nicht formalisierten Erfahrungen des Menschen, wobei die sozialen Aspekte keine Bedeutung erlangten und er sich in jedem Fall antiformalistisch verhielt. Der Konfuzianismus unterstützte dagegen die Kräfte, die eine gedanklich formalistische Lösung anstrebten, Strukturen aufzeichneten und somit ein rationales System schufen. Historisch gesehen gewann über anderthalb Jahrtausende hindurch keine der philosophischen Strömungen die Oberhand, das Gesamtsystem der Medizin wurde vielmehr von beiden Richtungen befruchtet und mit neuen Impulsen versehen, wobei beide Denkschulen auch ihrerseits einem beträchtlichen Wandel unterworfen waren. Da die Macht in diesen Jahrhunderten überwiegend bei den Beamten lag, die häufig – bis zu Beginn des 20. Jahrhunderts – Konfuzianer waren, blieb das Ansehen und die Stellung der Ärzte im alten China relativ gering, denn die Konfuzianer sahen im Arzt eher einen mehr oder minder geschickten Handwerker, und nur wenige konfuzianische Gelehrte hatten ein Interesse an der Medizin. Sicher ist dies auch einer der Gründe, weshalb eine staatlich gelenkte und überwachte Ausbildung für Ärzte jahrhundertelang nicht in Erwägung gezogen wurde und sich schließlich in einem engen Rahmen hielt, als um die Jahrtausendwende eine erste Ausbildungsstätte geschaffen wurde. In der Politik spielte die ärztliche Versorgung keine wesentliche Rolle, das Wissen um die Gesunderhaltung des Körpers und die zur Heilung von Krankheiten erforderlichen Maßnahmen blieben auch danach eine Angelegenheit der Familien; es wurde als Geheimwissen vom Vater auf den Sohn oder vom Meister auf die Schüler vererbt und kaum der Öffentlichkeit zugänglich gemacht.

So wird von dem Arzt Bian Que berichtet, daß er seine ungewöhnlichen Kenntnisse von einem alten Mann empfangen habe, der ihm sagte: »Ich habe Geheimrezepte; ich bin alt und will dir die Rezepte übergeben, aber du darfst nichts davon verraten.« Typisch an dieser Überlieferung ist das Geheimnisvolle des medizinischen Wissens, über das nur im kleinsten Kreis gesprochen wurde, wobei ein berühmter Lehrer sein Wissen traditionsgemäß nur an zwei oder drei Schüler weitergab. Aber dadurch, daß Bian Que wortbrüchig wurde und das sorgsam gehütete Wissen unerlaubt verbreitete, entstanden erste Brüche in der Tradition. Ein weiterer Schritt der Erosion wurde durch den Buchdruck eingeleitet. Dadurch kam es zur Verbreitung von Wissen und zur Offenlegung von bisher Geheimem, allerdings auch zu einer Verflachung des Wissens. Die

Erfindung des Buchdrucks in China, circa 500 Jahre früher als in Europa, führte offenbar, so paradox dies klingt, zum Niedergang der sich bis dahin, wenn auch langsam, so doch unaufhaltsam und kontinuierlich entwickelnden chinesischen Medizin. Durch die Verbreitung des Gedruckten kam es in der Geschichte der Medizin erstmals dazu, daß eine reine Büchergelehrsamkeit entstand, daß Ärzte ihr Wissen nicht mehr praktisch überprüften, ihre Erfahrungen nicht mehr am Patienten erwarben und ihre Beobachtungen mit Überliefertem kombinierten. Aus einer Vielzahl bereits vorhandener Bücher wurden ohne praktische eigene Erfahrungen des Autors neue Bücher extrahiert. Der kaiserliche Beamtenstaat förderte diese Entwicklung noch. Hinzu kam, daß jetzt auch fragwürdige Praktiken in die geschriebenen Bücher aufgenommen wurden. So gab es schließlich Traktate zur Dämonenmedizin, Schriften über die Heilung mit Talismanen und Amuletten sowie kleine Hefte mit Bannsprüchen, mit denen man Geister bezwingen konnte, aber auch Traktate über das Reinigungsritual. Magische Praktiken, wie sie im Bodensatz jeder Volksmedizin zu finden sind, vom Ahnenkult bis zur Orakelmedizin, wurden auch in China praktiziert und teilweise schriftlich festgehalten. All dies führte um 1000 n. Chr. zum Niedergang der traditionellen chinesischen Medizin. Einige Philologen und Historiker in der westlichen Welt leiteten aus der Entdeckung solcher obskuren Texte die Annahme ab, daß es nie ein festes Gebäude der traditionellen chinesischen Medizin gegeben habe, daß das, was wir als wissenschaftlichen Teil ansehen, nur der kleine Teil einer großen schillernden, vielfältigen Volksmedizin sei. Diese Feststellung ist natürlich mehr oder weniger auf jede Medizin anwendbar. Auch in der westlichen Welt gibt es neben unserer wissenschaftlichen Medizin, neben der Medizin, die sich auf eine naturwissenschaftliche Grundlage stützt, Praktiken, die damit unvereinbar sind, die wir dieser Medizin auch nicht zurechnen, und die dennoch, selbst heute noch existieren. Immerhin reicht der Bogen auch bei uns von exorzistischen Handlungen bis zum Auspendeln von Medikamenten. Als traditionelle chinesische Medizin wird jedoch, wie in damaliger Zeit, so auch heute, an den Hochschulen eindeutig jener Teil der Medizin verstanden, der in der Tradition der erwähnten Klassiker steht und der die Grundlagen berücksichtigt, die wir uns in den nächsten Kapiteln noch genauer ansehen wollen.

Der Verfall der traditionellen chinesischen Medizin nahm in den darauffolgenden Jahrhunderten rapide zu. Die Gründe hierfür sind nur unvollständig zu erkennen, zumal die Beschreibung kultureller Wandlungen stets viel Spekulatives enthält. Eine Medizin, die nur von einigen wenigen wirklich beherrscht und angewandt wurde, eine Medizin, die nur für Auserwählte zur Verfügung stand, wurde den Anforderungen in einem der volkreichsten Länder schon vor einigen hundert Jahren nicht mehr gerecht. Seuchenhaftes Auftreten von Infektionskrankheiten, große Epidemien belasteten das chinesische Reich, der Gesundheitszustand der Bevölkerung verschlechterte sich zunehmend, die chinesische Medizin befand sich in einem erbärmlichen Zustand. Als aus dem Westen schließlich die Kunde über erfolgreiche Maßnahmen gegen Seuchen und Epidemien mit Hilfe einer wissenschaftlichen Hygiene nach China gelangte, wurde dies als spektakulärer Erfolg gefeiert und als Indiz für die offensichtliche Überlegenheit der westlichen Medizin gedeutet. Auch auf der politischen Bühne war der Niedergang der traditionellen chinesischen Medizin nicht mehr aufzuhalten. Anfang dieses Jahrhunderts wurde das Medizinamt in Peking aufgelöst, und als schließlich im Jahre 1914 Anhänger der traditionellen Medizin eine eigene Ärztevereinigung gründen wollten, lehnte der Unterrichtsminister dieses Ansinnen mit der Bemerkung ab: »Ich habe beschlossen, die alte einheimische Medizin zu verbieten und die rohe Kräuterwirtschaft abzuschaffen.« Ein formeller Antrag auf Abschaffung der einheimischen Heilpraxis wurde jedoch erst 15 Jahre später gestellt, und zwar auf der ersten Sitzung des nationalen Hygieneausschusses in Nanking vom 23.–26. Februar 1929. Inzwischen war die westliche Medizin längst anerkannt und als neue Medizin proklamiert worden.

Ausbildungsstätten waren eingerichtet worden, und die Studenten wurden nach westlichem Standard geprüft. Daß es zu keinem vollständigen Verbot der traditionellen Medizin kam, lag lediglich daran, daß sich aufgrund der Ankündigung eines endgültigen Verbots im Lande eine derartige Protestbewegung formierte, daß die öffentlichen Stellen in Anbetracht der massiven Demonstrationen nachgaben. Mehr als 2000 Kliniken der traditionellen Richtung schlossen für einen halben Tag ihre Pforten, und eine Ärztedelegation übergab dem Hygieneministerium in Nanking eine Bittschrift gegen den Verbotsantrag. Am 17. März 1929 schließlich wurde der Antrag auf Abschaffung der traditionellen chinesischen Medizin zurückgewiesen. Der Tiefpunkt in der Geschichte dieser Heilkunde war erreicht. Von jetzt ab galt es, neue Perspektiven zu finden. Obwohl das endgültige Verbot nicht ausgesprochen wurde, änderte sich an der offiziellen Geringschätzung der traditionellen chinesischen Medizin nichts. Die Staatsorgane waren sich darin einig, daß die dringlichen medizinischen, sozial-medizinischen und hygienischen Probleme nur mit Hilfe der westlichen Medizin bewältigt werden konnten. Da die verfügbare westliche Medizin jedoch nicht ausreichte, um die Versorgung der Bevölkerung sicherzustellen, war eine dürftige traditionelle chinesische Medizin immer noch besser als überhaupt keine Versorgung. Dies mag auch einer der Gründe gewesen sein, weshalb die traditionelle Medizin doch nicht verboten wurde.

Der große Umbruch in China begann in der Mitte dieses Jahrhunderts. Mit der Einführung neuer gesellschaftspolitischer Vorstellungen und dem Eindringen westlicher Ideologien wie dem Marxismus begann die Auseinandersetzung sowohl mit der westlichen Medizin als auch mit der traditionellen chinesischen Medizin auf einer neuen Ebene. Schon 1919 hatte Chen Duxin in seinem weithin beachteten Aufruf an die Jugend mit der traditionellen chinesischen Medizin abgerechnet: »Unsere Gelehrten verstehen nichts von Wissenschaft; daher bedienen sie sich der Yin-Yang-Zeichen und auch des Glaubens an die fünf Wandlungsphasen, um die Welt zu verwirren. Unsere Ärzte verstehen nichts von der menschlichen Anatomie und haben auch keinerlei Ahnung, wie man Heilmittel analysiert. Von bakteriellen Vergiftungen und von Infektionen haben sie noch nicht einmal gehört. Die Spitze ihrer wunderlichen Illusionen bildet die Theorie des *qi*, die in Wirklichkeit in das Metier von berufsmäßigen Gauklern und daoistischen Priestern gehört. Wir werden niemals erfahren, was dieses *qi* eigentlich ist, selbst wenn wir überall im Universum danach suchten. Alle diese phantasievollen Vorstellungen und irrationalen Annahmen können mit Hilfe der Wissenschaft von Grund auf korrigiert werden, denn die Wissenschaft vermag die Wahrheit über den Tatsachenbeweis offenzulegen.«

Eine derartige Grundeinstellung förderte die Entwicklungsmöglichkeit der westlichen Medizin in den 20er Jahren. 1920 gab es in China bereits 900 Ärzte mit einer westlichen Ausbildung. 1927 praktizierten bereits 3000, und weitere zehn Jahre später besaßen 9000 chinesische Ärzte eine Ausbildung in westlicher Medizin.

1940 schrieb Mao Zedong: »Die neue demokratische Kultur ist wissenschaftlich. Sie richtet sich gegen alle feudalen und abergläubischen Anschauungen, will die Wahrheit in den Tatsachen suchen, tritt für die objektive Wahrheit, für die Einheit von Theorie und Praxis ein.«

Diese Aussage besagt, daß unter Wissenschaft allein die im Westen entstandene Art des Denkens zu verstehen war, die jetzt uneingeschränkte Wertschätzung genoß, weil sie als Garant für die objektive Wahrheit galt. Obwohl das schon erwähnte traditionelle Desinteresse des Staates eine Institutionalisierung der Medizin auch weiterhin nicht zuließ, beeindruckte die sozialistischen Reformer an der westlichen Medizin besonders ihre Überlegenheit bei der Realisierung einer praktischen Gesundheitspolitik und öffentlichen Hygiene. Nur mit dem Instrumentarium der westlichen Medizin glaubte man, Volksgesundheitsprogramme durchführen zu können. Hinzu kam die dem Kommunismus jener Jahre eigene Fortschrittsgläubigkeit. So wie die westliche Technologie der Medizin jetzt schon vordem ungeahnte Möglichkeiten eröffnet hatte, mußte ein konsequentes Weitergehen auf dem einmal beschrittenen Weg zu immer neuen Erfolgen führen. Was bot dagegen schon die traditionelle Medizin der Klassiker an Perspektiven; war sie nicht, wie ein hoher Parteifunktionär noch 1941 sagen konnte, nur ein »jahrtausendealter Misthaufen«?

Erst im Jahr 1954 deutete sich eine Revision in der politischen Einschätzung der westlichen Medizin an. Im Zusammenhang mit einer Kampagne gegen bourgeoises Gedankengut wurde nun erstmals auch die westliche Medizin als Teil solcher bourgeoisen Vorstellungen attackiert, und Skepsis wurde laut, ob diese Medizin für den Aufbau einer sozialistischen Gesellschaft vertretbar sei. So wie man die traditionelle chinesische Medizin bis dahin mit dem Feudalsystem der Vergangenheit in Verbindung gebracht hatte und sich schon aus ideologischen Gründen von ihr lossagen mußte, so verlor die westliche Medizin plötzlich an Wertschätzung und wurde mit Kapitalismus, Imperialismus und Kolonialismus assoziiert. Man erinnerte sich wieder daran, daß die westliche Medizin noch im vorigen Jahrhundert den Missionaren dazu gedient hatte, die Chinesen für das Christentum zu gewinnen. In der Gegenwart befürchtete man, daß mit der westlichen Medizin auch kapitalistisches Gedankengut eindringen könne, zumal medizinische Innovationen nicht selten von finanzkräftigen Unternehmen finanziert wurden.

Gefordert wurde nun eine neue demokratische Medizin. Und es begann eine sehr lange anhaltende Diskussion darüber, wie diese neue Medizin auszusehen habe. Bald war jedoch offenkundig, daß die traditionelle chinesische Medizin mehr oder weniger wieder Berücksichtigung finden sollte, das Ausmaß ihrer Anerkennung, die Vollständigkeit ihrer Rehabilitierung waren jedoch zunächst noch ungewiß. Schließlich stellte Mao Zedong 1958 in seinem berühmten Diktum fest: »Die chinesische Medizin ist ein großes Schatzhaus! Anstrengungen sollten unternommen werden, es freizulegen und in seinem Standard zu erhöhen!«

Wie dieser Standard zu erhöhen sei, welche Anstrengungen man unternehmen solle, um »das Schatzhaus« freizulegen, darüber gingen die Meinungen jedoch weit auseinander. Daß die marxistischen Naturwissenschaftler ihre theoretischen Ansätze nicht völlig aufgeben konnten, ist wenig verwunderlich, deshalb setzten sich am ehesten jene Kräfte durch, die für eine Synthese zwischen der traditionellen und der modernen westlichen Medizin eintraten. Sie forderten jedoch, die traditionelle chinesische Medizin nach westlichen Kriterien auf ihre Tauglichkeit zu überprüfen. Mit dieser Forderung muß sich die traditionelle chinesische Medizin noch heute auseinandersetzen, wobei allerdings die Traditionalisten mehr und mehr an Einfluß, Macht und Ausbreitung gewinnen. Seit 1954 wurden, als eine wesentliche Grundlage zur Vermittlung der traditionellen Medizin, sämtliche Standardwerke der Klassiker in sorgfältigen Ausgaben neu herausgegeben und somit als Studienwerke zugänglich gemacht. Einige dieser Werke waren seit etwa 800 Jahren nicht mehr gedruckt worden. Das Zentralkomitee der Kommunistischen Partei faßte einen weiteren folgenreichen Beschluß, als es am 18. November 1958 feststellte, daß die westliche und die traditionelle chinesische Medizin künftig Seite an Seite den Menschen dienen sollten. Damit waren beide Richtungen rechtlich und institutionell als gleichberechtigt anerkannt. Die erneute Hinwendung zur traditionellen Medizin wurde vom Maoismus nicht nur ideologisch gerechtfertigt, auch die pragmatische Forderung nach der Versorgung der breiten Bevölkerung, insbesondere in den ländlichen Regionen, verlangte die Anwendung der traditionellen Heilverfahren, da westlich ausgebildete Ärzte in der notwendigen Anzahl gar nicht zur Verfügung standen. Weil es auch nicht genügend traditionelle Ärzte gab, wurden zur ersten Versorgung unseren Rettungssanitätern vergleichbare Heilgehilfen ausgebildet, die im Westen als »Barfußärzte« bekannt wurden.

Auf der politischen Bühne ging die Kritik an den nach westlichen Maßstäben ausgebildeten Ärzten weiter, beschränkte sich aber großenteils auf Äußerlichkeiten bzw. auf moralisches Fehlverhalten wie elitäres Bewußtsein. Vor allem die linksradikalen Gruppen in der Partei legten jedoch mehrere Arbeiten vor, in denen sie sich auch mit dem heilkundlichen Konzept beschäftigten und die westliche Medizin einer wissenssoziologischen Kritik aus marxistisch-maoistischer Perspektive unterzogen. Selbst Mao Zedong beteiligte sich an diesen sozial- und medizintheoretischen Gedanken. So wurde das kausalanalytische und unikausale Denken, Krankheiten auf einzelne Erreger zurückzuführen, die den Patienten unvorbereitet und heimtückisch überfallen, als bourgeois und metaphysisch verurteilt, weil dieses unikausale Denken eine aktive Zusammenarbeit mit dem Patienten und ein aktives Handeln des Patienten völlig ausschloß. Damit setzten sich alte Einsichten des chinesischen Denkens auch bei kommunistischen Kadern durch, die sich, wenn schon nicht rational, so doch emotional der Tradition ihres Landes verbunden fühlten. Zumindest erkannten diese Vertreter der Kommunistischen Partei Chinas, daß sich die Eindimensionalität westlich kausal-analytischen Denkens nicht linear auf die chinesischen Verhältnisse übertragen ließ, so wenig wie sich die ideologischen Vorstellungen des europäischen Kommunismus unkorrigiert in China anwenden ließen.

Die Situation im heutigen China ist durch eine Koexistenz beider Medizinformen gekennzeichnet, die sowohl im Bereich der Ausbildung an Hochschulen und Seminaren als auch in der praktischen Anwendung in den Kliniken weitgehend getrennt voneinander existieren. Natürlich werden immer wieder Bemühungen unternommen, die Aussagen der traditionellen chinesischen Medizin mit Hilfe westlicher Forschungsvorhaben und Untersuchungsmethoden zu verifizieren. Dennoch hat sich vor allem im Laufe der letzten Jahre eine deutliche, wenn auch nicht polarisierende Trennung beider Medizinformen ergeben. Daraus ergibt sich auch, daß der westliche Besucher überwiegend das zu sehen bekommt, was er sehen möchte. Wenn westliche Ärzte chinesische Krankenhäuser besuchen und hier in erster Linie zu Kollegen Kontakt suchen, die auf dem gleichen Gebiet arbeiten, so werden sie nahezu ausnahmslos westliche Medizin zu sehen bekommen. Dieses veranlaßte sie immer wieder dazu, im Westen die Behauptung aufzustellen, das ganze medizinische System Chinas schwenke auf die westliche Behandlungsweise um. Das ist ein Irrtum, denn auf der anderen Seite, und so erging es mir persönlich nach meinem Besuch im Frühjahr 1984, kann man genauso den Eindruck mit nach Hause nehmen, die einzig existierende Medizin in China sei die traditionelle chinesische Medizin. Die Wahrheit liegt in der Mitte und läßt sich anhand einiger Zahlen verdeutlichen.

Für die Kommunistische Partei Chinas war die Gesundheitsfürsorge ein hochrangiges politisches Ziel. Deshalb wurde erstmals in der Geschichte Chinas auch mit großen Anstrengungen daran gearbeitet, die Ausbildungsstätten und die Versorgungsmöglichkeiten für die Bevölkerung massiv zu erweitern. Gab es 1949 im Jahr der Machtübernahme durch Mao Zedong ganze 80 000 Krankenhausbetten in ganz China, wurde deren Zahl innerhalb von 25 Jahren auf über zwei Millionen erhöht. Die Lebenserwartung lag 1949 noch bei 35 Jahren, was natürlich erheblich durch die große Säuglingssterblichkeit bedingt war. Die kindliche Mortalität lag in dieser Zeit bei 20 Prozent, eine für uns erschreckend hohe Zahl. Inzwischen liegt die Lebenserwartung in China bei knapp 70 Jahren und ist mit europäischen Verhältnissen durchaus vergleichbar. Bis Anfang der 80er Jahre konnte die Kindersterblichkeit auf ungefähr drei Prozent gesenkt werden, was allerdings für unsere Begriffe immer noch untragbar hoch ist. Große Anstrengungen wurden auch beim Aufbau der Ausbildungsstätten unternommen. Die Zahl der Studenten, die nach den Maßstäben der westlichen Medizin ausgebildet wurden, lag bei der Machtübernahme bei 15 000, erhöhte sich in den darauffolgenden 25 Jahren aber auf das Zehnfache. Konnten die Studenten 1949 erst 22 Hochschulen besuchen, waren es in den 80er Jahren bereits 111. Aber die ärztliche Versorgung konnte weiterhin noch nicht sichergestellt werden, da die Ausbildung zu langwierig war, die Studentenzahl noch nicht groß genug, die Ausbildungsplätze begrenzt blieben. Deshalb wurde in China, vor allem in der Mitte der 60er Jahre und während der Kulturrevolution der Beruf des »Barfußarztes« eingeführt, der bei uns seit dieser Zeit immer wieder in den Schlagzeilen erscheint und als vorbildliche Einrichtung für ein breitangelegtes Gesundheitswesen erwähnt wird. In China hat man inzwischen eine andere Einstellung zu dieser Berufsgruppe. Es waren Heilgehilfen, die in einer sechs- bis zwölfmonatigen Ausbildung, die bei uns in etwa mit der eines Krankenpflegers vergleichbar ist, herangebildet wurden, um in ländlichen Gebieten eingesetzt zu werden. Der Begriff des »Barfußarztes« geht darauf zurück, daß diese medizinischen Helfer stunden- oder halbtagsweise Erste-Hilfe-Medizin leisteten, sogar kleine Operationen durchführten oder auch medikamentöse Ratschläge gaben, in der übrigen Zeit jedoch »barfuß« in den Reisfeldern arbeiteten und ihrer ursprünglichen bäuerlichen Tätigkeit nachgingen. Die Angaben über die Anzahl der in den 60er Jahren tätigen Barfußärzte sind sehr unterschiedlich, teilweise werden über drei Millionen genannt, wahrscheinlich waren damals maximal zwei Millionen Heilgehilfen tätig. Heute versucht man mehr und mehr, von diesem Hilfspersonal unabhängig zu werden und es durch qualifizierte Ärzte zu ersetzen. Es gibt für die Barfußärzte inzwischen die Möglichkeit, Zwischenprüfungen abzulegen und später sogar ein ärztliches Examen zu absolvieren. Für die verbleibenden Barfußärzte ist der Beruf zunehmend uninteressant geworden, da die Bezahlung außerordentlich gering ist, schließlich war ihre Tätigkeit ursprünglich nur als Teilzeitberuf gedacht gewesen. Deshalb ist in den letzten Jahren die Zahl der Barfußärzte zurückgegangen, so daß jetzt in China noch etwa eine Million Menschen diesen Beruf ausüben. In Chengdu erklärte man mir, daß man zum Leidwesen des Gesundheitsministeriums immer noch nicht auf diese medizinischen Hilfskräfte verzichten könne, da vor allem in den ländlichen Regionen noch Ärztemangel herrsche.

Nachdem Mao Zedong in den 50er Jahren die traditionelle chinesische Medizin rehabilitiert hatte, begann man im ganzen Land mit dem zügigen Ausbau von entsprechenden Ausbildungsstätten. 1956 wurden zunächst in vier Orten – in Chengdu, Peking, Nanking und Kanton – die ersten »Colleges« für traditionelle chinesische Medizin eröffnet. Dabei griff die Regierung auf Leute ihres Vertrauens wie den alten Militärkader Zhang Hua zurück, einen Mann, der den Langen Marsch mitgemacht und der seine Sympathie für die traditionelle chinesische Medizin nie verborgen hatte. Ich lernte Dr. Zhang Hua 1984 in Chengdu kennen, wo er noch heute als Gründungspräsident eines der ersten Colleges großes Ansehen genießt.

Bis heute wurden in der Volksrepublik 26 solcher Colleges ausschließlich für traditionelle chinesische Medizin gegründet, wobei als wissenschaftliches Dach über all diesen Colleges die Akademie in Peking fungiert, die ebenfalls ausschließlich auf die traditionelle Medizin ausgerichtet ist. An all diesen Hochschulen kann jetzt ein vollständiges Studium der traditionellen chinesischen Medizin absolviert werden. Zwar lernen die Studenten auch einen Teil der Grundbegriffe der westlichen Medizin, insbesondere der Anatomie, Physiologie und Biochemie, jedoch sind über zwei Drittel der gesamten Zeit für die Unterrichtung in traditioneller chinesischer Medizin vorgesehen. Das Studium dauert, ähnlich wie das westliche, vier bis sechs Jahre, wobei die Dauer je nach Ort unterschiedlich ist. In Peking, der wissenschaftlichen Hochburg, dauert das Studium mit sechs Jahren am längsten. Gegliedert ist es in einen vorklinischen und in einen klinischen Abschnitt. Im vorklinischen Teil werden die philosophischen Grundlagen gelehrt wie das eingangs erwähnte *Huangdi Neijing* und die anderen relevanten Werke. Dazu kommen ein ausführlicher politischer Unterricht und Unterweisungen in Sozialkunde. Anschließend geht die Ausbildung im klinischen Abschnitt weiter, wobei die Unterweisung am Krankenbett erfolgt.

Die zunehmende Ausbildung von traditionellen Ärzten hat zu einem veränderten Angebot der medizinischen Leistungen an die Bevölkerung geführt. In der Provinz Sichuan zum Beispiel, deren 100 Millionen Einwohner in einem Gebiet leben, das etwa doppelt so groß ist wie die Bundesrepublik Deutschland, gibt es zur Zeit ca. 50 000 Ärzte der traditionellen Richtung gegenüber 120 000 westlich ausgebildeten Ärzten. Dieses Verhältnis spiegelt sich auch in den Studentenzahlen wider: Etwa dreimal soviel Medizinstudenten geben der westlichen Medizin den Vorzug vor der traditionellen. Zu diesen Ärzten kommen noch einmal etwa 120 000 an der westlichen Medizin orientierten Betriebs- und Anstaltsärzte hinzu, die die Bevölkerung an den Arbeitsstätten zusätzlich betreuen. Die Gesamtzahl der berufstätigen Ärzte in Relation zur Einwohnerzahl ergibt dadurch einen relativ günstigen Schlüssel, der sich durchaus mit europäischen oder deutschen Verhältnissen vergleichen läßt. In Deutschland ging man 1985 von einem Arzt auf etwa 390 Einwohner aus, von dieser Zahl scheint man in China nicht einmal weit entfernt zu sein. Eine lineare Übertragung ist jedoch kaum möglich, da der Ausbildungsstand sehr inhomogen ist, und man nicht alle Ärzte in gleicher Weise heranziehen kann.

Zunächst hatten die chinesischen Machthaber gehofft, mit der Einführung der westlichen Medizin alle Probleme der Volksgesundheit lösen zu können. Für die Bewältigung der Hygieneprobleme, der Beherrschung von Epidemien und Infektionskrankheiten war dieser Ansatz sicher richtig. Doch die Probleme haben sich auch in China gewandelt. Auch hier stehen die kardiologischen Erkrankungen bei den Todesursachen inzwischen an erster Stelle, gefolgt von Gehirnschlägen (apoplektischer Insult) sowie Krebs und »Rheuma«. Nicht zuletzt die andersartigen Herausforderungen, aber auch ein geändertes ideologisches Bild haben dazu geführt, daß man sich auf die eigene Tradition besann. Inzwischen hat die traditionelle chinesische Medizin wieder zunehmend Raum gewonnen und wird im übrigen von den Patienten in immer stärkerem Maße akzeptiert. Wo früher noch auf das »Penicillin-Wunder« gesetzt wurde, ist diese Erwartung jetzt einer ernüchterten Realität gewichen. Anfangs waren es nur die Alten und die Bauern, die wieder Rat bei einem traditionellen chinesischen Arzt suchten, inzwischen gehen jedoch Patienten aus allen Bevölkerungsschichten in die traditionellen Ambulatorien und kehren der westlichen Medizin den Rücken. Denn eine freie Wahl sorgt dafür, daß hier sozusagen eine Abstimmung durch die Bevölkerung stattfindet, und diese verweist eindeutig auch in China auf eine Rückkehr zu den natürlichen Heilverfahren. Der Andrang in den Ambulatorien und Kliniken ist groß, und kaum ein anderer Bereich in China hat eine derartige Wachstumsrate wie die traditionelle chinesische Medizin.

3

Der Aufbau und die innere Schlüssigkeit der chinesischen Medizin
Sprachliche und philosophische Voraussetzungen

Es ist nicht die Aufgabe dieses Buches, theoretische Erörterungen über die chinesische Medizin anzustellen. Dennoch ist es notwendig, zu Beginn der Darstellung einige Begriffe zu klären.
Denn diese sprachlichen Begriffe erhellen nicht nur die Entstehungsgeschichte und die kulturhistorische Einbindung dieses naturwissenschaftlichen Erfahrungsraumes, sie bilden auch das unentbehrliche Vokabular, um die Inhalte dieses medizinischen Gedankengebäudes verständlich mitzuteilen. Die Einführung in diese sprachlichen Voraussetzungen ist also kein unnützer Ballast, sondern eine Hilfe zum Verständnis der Inhalte.

Das Werte-Paar Yin und Yang

Die Begriffe Yin und Yang werden schon seit über 2000 Jahren in der chinesischen Literatur erwähnt. Zum ersten Mal kommen diese beiden Begriffe im 5. Jahrhundert vor unserer Zeitrechnung im »Buch der Lieder« vor, wobei eine ganze Palette von Sachverhalten mit ihnen erfaßt wird. So erscheint das Wort Yin als Synonym für kaltes, trübes Wetter, für einen wolkenbedeckten Himmel, aber auch für das Innere, für eine dunkle und kühle Kammer. Im Gegensatz dazu verbindet sich das Wort Yang mit der Vorstellung eines Sonneneinfalls und der Wärme; es wird zur Charakterisierung der männlichen Erscheinung oder auch eines sich heftig bewegenden Tänzers verwendet. In einem anderen Klassiker dient die Bezeichnung Yin für die beschatteten Hänge eines Berges, die Bezeichnung Yang für die sonnenbeschienene Seite.

Im *I-Ging*, dem einzig noch erhaltenen Orakel-Handbuch, findet sich der Aphorismus »I-Yin, I-Yang, das ist das Dao«. Dieser kurze Satz läßt sich auf vielerlei Weise mit den unterschiedlichsten Schattierungen und Bedeutungshinweisen übersetzen, wie z. B. »einerseits Yin, andererseits Yang – das ist das Dao«, wobei das Dao als Begriff für die Ganzheit, die Einheit, den Weg, das Sein schlechthin steht. Die Metapher läßt sich aber auch mit einer wesentlich stärkeren Betonung auf dem zeitlichen Ablauf übertragen, nämlich als »eine Zeit des Yin, eine Zeit des Yang« oder »erst das Yin, dann das Yang«, also mit dem Hinweis auf eine dynamisch-rhythmische Struktur. Andererseits läßt sich auch die Polarität hervorkehren, indem man übersetzt, »auf der einen Seite das Yin, auf der anderen Seite das Yang«, was die Vermutung sich bekämpfender Substanzen oder Kräfte, also einer Polarität nahelegt.

Schon aus dem bisher Gesagten erkennt man, daß dieses Wertepaar für ganz unterschiedliche, wechselweise wirksame Aspekte gebraucht wurde, sowohl für Polaritäten des Räumlichen als auch für rhythmische Veränderungen im Zeitlichen.

Es wird deutlich, daß mit dem Begriffspaar Yin und Yang Gegensätze, Polaritäten beliebiger Natur beschrieben werden können. Dabei kann es sich um Kräfte, um Substanzen, um räumliche oder um zeitliche Prozesse handeln. Das Werte-Paar ist in zahlreichen Fällen anwendbar und läßt Raum für vielfältige Assoziationen. Aber wie der klassische Satz »I-Yin, I-Yang, das ist das Dao« erkennen läßt, verweist dieses Begriffs-Paar nicht nur auf Polarität, sondern immer wieder auch auf die harmonische Verbindung beider Begriffe zu einer Einheit. Das »*Fushi*-Zeichen«, das als Symbol auch im Westen große Verbreitung gefunden hat, gibt diesen Eindruck der Ganzheit bei gleichzeitiger Betonung zweier komplementärer, sich wechselseitig ablösender Erscheinungsformen eindrucksvoll wider. Dieser zyklische Prozeß des Zusammenwirkens findet sowohl im zeitlichen als auch im räumlichen Bereich statt.

Das Gegensatz-Paar Yin und Yang deutet nicht, und dies ist zu betonen, auf grundsätzlich unvereinbare oder unvergleichbare Aspekte hin wie unsere metaphysischen Begriffe »Sein

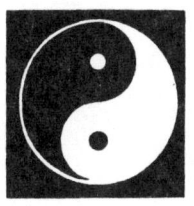

Abb. 1
Symbolische Darstellung
von Yin und Yang

und Nichtsein« oder »Gut und Böse«. Es handelt sich hierbei vielmehr um einen relativen Gegensatz rhythmischer Art zwischen zwei rivalisierenden Aspekten, die jedoch zusammengehören. Historisch ist interessant, daß das Werte-Paar von Yin und Yang als Begriff entstand, als die soziale Ordnung noch nicht auf einem autoritären Ideal, sondern auf dem Grundsatz der Ablösung basierte. Dabei kennzeichnet der Yin-Aspekt die weibliche Rolle, während der Yang-Aspekt dem männlichen Charakter entspricht; und so wie in der Zeit des Yang, im Frühjahr und Sommer, die Männer draußen auf dem Feld arbeiten und ihre Aktivität dominiert, so dominieren in der Herbst- und Winterzeit die Frauen, die das Haus verwalten und im Winter die Familie versorgen.

Die Entsprechungen

Im Laufe der Zeit wurden Yin und Yang immer mehr Phänomenen aus allen Lebensbereichen zugeordnet. So wurde zum Beispiel der Himmel, also das Obenliegende, als Yang qualifiziert, während die Erde, das Stoffliche, das Untenliegende, dem Yin zugehörig galt. Alles, was männlich, hell, warm, aktiv, expandierend, nach oben gerichtet ist, entspricht dem Yang, die entgegengesetzte Polarität, das Weibliche, das Dunkle, das In-sich-Gekehrte, das Eingeschlossene, das Ruhende, das Kühle gehört dem Yin-Aspekt an. Der Tag wird natürlich dem Yang, die Nacht dem Yin zugeordnet.

Wenn man versucht, diese Zuordnungen auf den Bereich der Medizin anzuwenden, dann ist der Yang-Aspekt als »Aktivität«, Dynamisches, Bewegtes und damit als Nicht-Stoffliches zu

Beispiele für die Qualifikation von Yin und Yang

Yang-Phänomene	Yin-Phänomene
Himmel	Erde
Sonne	Mond
Tag	Nacht
Sommer	Winter
männlich	weiblich
warm	kalt
außen	innen
hell	dunkel
bewegt	ruhend
hart	weich
ungradzahlig	geradzahlig
expandierend	aufnehmend
Aktives	Stoffliches

Abb. 2

verstehen. Im Gegensatz dazu bezeichnet Yin einen stofflichen Aspekt, etwas Ruhendes, Festes, in der Medizin können wir sogar sagen, das Organische. Daß dieses Zusammenspiel von Aktivem und Stofflichem in der Medizin besondere Bedeutung hat, ist unmittelbar einzusehen. Die aktiven Körperfunktionen, all das, was man als Lebendiges bezeichnet, von der Mobilität des Bewegungsapparates bis hin zu den aktiven psychischen Regungen, den Emotionen und den physiologischen Funktionen wie Schlafen, Schwitzen, Aufrechterhalten der Verdauung, Stabilität des Wärmehaushaltes, stehen auf der einen Seite. Demgegenüber existiert, quasi als ruhender Pol, der Körper mit seinen einzelnen Organen und Geweben, die im wesentlichen stabil und verharrend sind. Während sich die aktiven Funktionen im Laufe eines Tages ständig ändern, in Bewegung sind, das Yang also dynamisch ist, ist im Gegensatz dazu der körperliche Zustand eines Menschen, das was wir als Organstrukturen messen und betrachten können, am Abend nicht wesentlich verschieden von dem Zustand am Morgen. Aktive Aspekte, die Yang-Kräfte sind es, die auf den Körper einwirken, eventuelle Veränderungen, wenn auch nur langsam sichtbare herbeiführen. Ob diese aktiven Kräfte Positives bewirken, ob beispielsweise nach der Nahrungsaufnahme und einer anschließenden Verdauung der Körper gestärkt und gekräftigt wird oder ob durch fehlerhafte schädliche aktive Kräfte, etwa bei einer Krankheit, Organisches zerstört und zersetzt wird, darüber ist damit noch nichts ausgesagt. Diese »moralische« Komponente, ob aktive Energie »Gutes« oder »Schlechtes« bewirkt, läßt sich mit dem polaren Begriffspaar von Yin und Yang nicht erfassen. Deshalb ist auch eine Übersetzung von »positiv« und »negativ« mit diesem Werte-Paar sinnlos.

Ob die aktiven Sonnenstrahlen als Yang-Aspekt eine positive Wirkung haben, indem sie eine Pflanze erblühen lassen oder ob durch eine übermäßige Sonneneinstrahlung ein Brand entsteht und die Vegetation zerstört wird, läßt sich mit der Polarisierung von Yin und Yang nicht ausdrücken. Entsprechend weiß man nicht, ob ein Bildhauer den Stein, den er bearbeitet, schließlich zu einem Kunstwerk formt, oder ob er nur Steinsplitter und Schutt erzeugt. In jedem Fall verändert die aktive Energie, verändert das Yang das Ruhende, das Stoffliche, den Widerstand, es verändert das Yin.

Im 17. und 18. Jahrhundert entwickelte der Philosoph und Mathematiker Gottfried Wilhelm Leibniz das duale Zahlensystem. Dieses besagt, daß man mit den Ziffern »0« und »1« oder mit den elektrischen Symbolen »+« und »–« jede beliebige Zahl und schließlich auch jede beliebige Operation darstellen kann. Dieses Zahlensystem wird auch binäres (lat.: *bi* = 2) Zahlensystem genannt und ermöglichte den Bau von Rechenmaschinen bis zur Entwicklung der heutigen Computer. Leibniz wußte, daß die Chinesen dieses duale System bereits vor Jahrtausenden benutzt hatten, und in seinen Schriften verweist er auch darauf. Gemeint war damit die Dualität von Yin und Yang. Bisher war nur von einer einfachen Polarität die Rede, wie sie zwischen dem Nordpol und Südpol oder bei der elektrischen

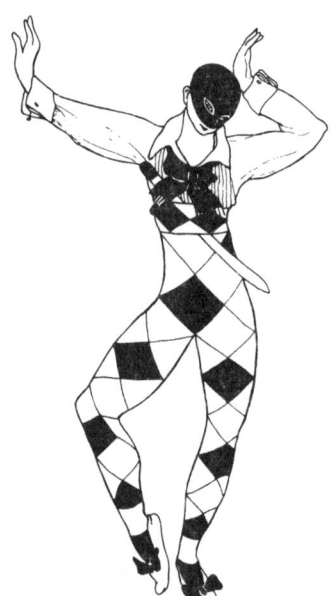

Abb. 3
Eine in Bewegung befindliche Figur, Yang = Dynamisches. Die Bewegung, Veränderung, die im Augenblick beobachtet wird, fesselt den Blick und die Aufmerksamkeit.

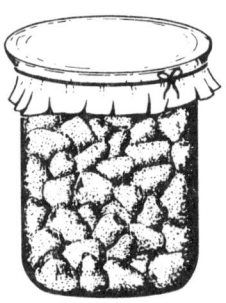

Abb. 4
Yin = Struktives, d.h. Konkretes, in der Vergangenheit Angenäuftes, Materielles, Stoffliches, Konzentriertes.

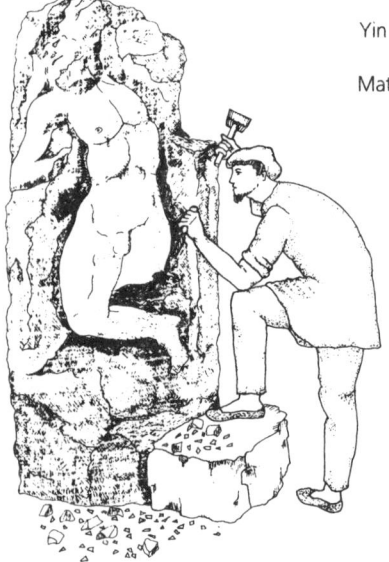

Abb. 5
Die Wechselbeziehung zwischen Yang (Aktion, Aktivität) und Yin, dem Struktiven, das Widerstand entgegensetzt und zugleich die als Aktion auftretende Wirkung struiert, d.h. konkret bindet, fixiert. Der Widerstand des Steins gegen die Tätigkeit des Bildhauers fixiert gleichzeitig dessen Leistung.

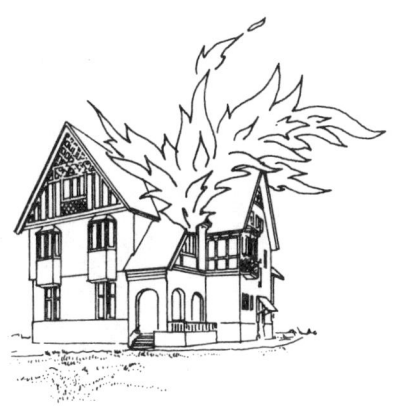

Abb. 6
Das Feuer ist Dynamik, ist aktuelle, gegenwärtige Wirkung, die auf Materiellem, der Stofflichkeit des Hauses beruht, diese verwandelt, vernichtet, negiert.

Ladung zwischen dem positiven und negativen Spannungsfeld besteht. So wie jedoch im dualen Zahlensystem die Polarität von »0« und »1« (in der Computersprache würde man sagen, die Bits mit der Ladung »0« oder »1«) beliebig aneinandergereiht werden können, so läßt sich dies auch mit den Begriffen Yin und Yang praktizieren.

Das läßt sich an einem ganz einfachen Beispiel klarmachen. Wie schon erwähnt, qualifiziert man den Tag als Yang, die Nacht als Yin, die Zeit von morgens 6 bis abends 18 Uhr also als Yang, die Zeit von 18 Uhr bis morgens um 6 Uhr als Yin. Andererseits läßt sich jedoch auch die Zeit von Mitternacht bis zum Mittag als Zeit der zunehmenden Sonne, der aufsteigenden Sonne, die dann morgens über dem Horizont erscheint, als Yang qualifizieren. Sodann beginnt das Absinken der Sonne nach ihrem Höchststand mittags um 12 und erreicht um Mitternacht den tiefsten Punkt, so daß wir diese 12 Stunden auch als Yin qualifizieren dürfen. Es ergeben sich also hier zwei Überschneidungen, die wir anhand der Skizze graphisch dargestellt haben. Wenn man die einzelnen Quadranten, die sich durch diese Überschneidungen ergeben, jetzt ihrerseits qualifizieren möchte, kommt man offensichtlich mit der einfachen Verwendung der Begriffe von Yin und Yang nicht mehr aus. Aus diesem

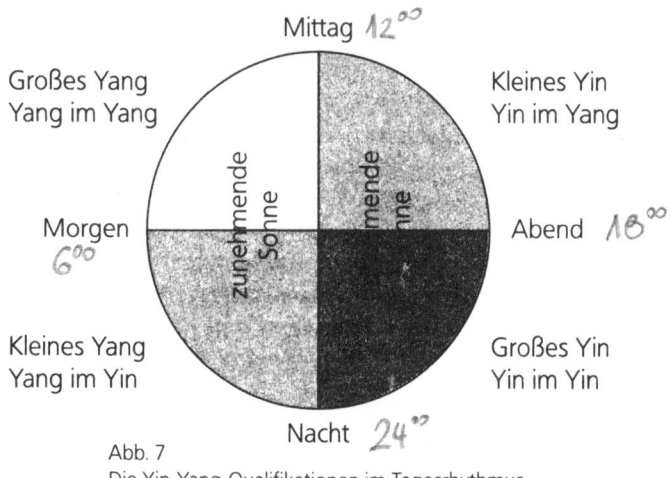

Abb. 7
Die Yin-Yang-Qualifikationen im Tagesrhythmus

Grunde ist die Aneinanderreihung nicht nur gestattet, sondern auch notwendig, und wir bezeichnen beispielsweise den Zeitraum von morgens um 6 bis mittags um 12 Uhr als die Zeit des »großen Yang«, weil beide Yang-Aspekte in diesen Quadranten fallen, oder wir nennen die Zeit auch das »Yang im Yang«. Es ist schon Tag (Yang) und die Sonne steigt immer noch (Yang). Die anschließende Zeit, in der die Sonne schon wieder sinkt, bezeichnen wir als »Yin im Yang« oder auch »kleines Yin«. Entsprechend gilt jetzt der dritte Quadrant vom Abend bis Mitternacht als »Yin im Yin« oder »großes Yin« und der frühmorgendliche Quadrant als »junges Yang« oder »Yang im Yin«: Es ist noch Nacht, aber die Sonne steigt schon wieder.

Diese Kopplung von Qualifikationen ist zwar von einer begrenzten Bedeutung, wesentlich ist jedoch, daß man von ihrer Möglichkeit weiß, da sonst der Eindruck entstehen könnte, daß eine einfache Darstellung von polaren Gegebenheiten ein sehr vergröbertes Bild der Wirklichkeit wiedergäbe. In der Medizin werden wir später an einigen Beispielen solche Kombinationen wiederfinden, wenn zum Beispiel der Rücken als Yang qualifiziert wird, weil er außen liegt, die Bauchseite dagegen als Yin, weil sie innen liegt, andererseits wird der Körperabschnitt, der oberhalb des Zwerchfells liegt, als Yang bewertet, weil er sich oben befindet, der unterhalb des Zwerchfells liegende Körperabschnitt gilt dementsprechend als Yin. Auch hieraus ergeben sich natürlich entsprechende Kombinationen.

Die fünf Wandlungsphasen

Neben dem Paar Yin und Yang haben sich gleichzeitig die Normkonventionen der Fünf Wandlungsphasen entwickelt. Und wie sich schon die Begriffe Yin und Yang nicht durch westliche Vokabeln übersetzen lassen, so bedürfen auch die »Fünf Wandlungsphasen« zumindest einer Erläuterung, wenn sie auch rein formal in Worte der westlichen Sprache übersetzt werden.

Das Werte-Paar Yin und Yang eignet sich besonders dazu, polare Darstellungen zu benennen, der Schwerpunkt der »Fünf Wandlungsphasen« liegt dagegen auf der Qualifizierung von zeitlichen Abläufen, von rhythmischen Strukturen und von zeitlichen Abschnitten, die sich gegenseitig ablösen und wieder ein Ganzes bilden. Die Abbildung 8 soll diesen Sachverhalt erleichtern. In der Mitte liegt die Erde, und auf dem äußeren Kreis finden wir den Sonnenlauf. Die Sonne geht im Osten auf, steigt hinauf zum Süden, wo sie ihren Zenith erreicht, und geht im Westen unter. Der Gegenpol wird durch den Norden gebildet. Um dieses alltägliche zyklische Bild jedoch in analoger Form als Entsprechungssystem verwenden zu können, wurden die Bezeichnungen der Zeiten und Orte emblematischer mit mehr Assoziationen versehen. Die Richtung des Ostens wird als Wandlungsphase »Holz« bezeichnet, die des Südens als Wandlungsphase »Feuer«, die des Westens als »Metall« und die des Nordens als »Wasser«. Die Mitte bildet die »Erdphase«. In dieser Form wurden die zyklischen Abschnitte schon Jahrhunderte vor der Zeitwende von den unterschiedlichsten Gruppierungen benutzt, von Naturforschern, von Ritualisten, von Sozialethikern, von Alchemisten, von Konfuzianern und Daoisten! Alle entwickelten sie ihre Spekulationen auf der Basis dieses Systems. Neben der Darstellung in Form eines Achsen-

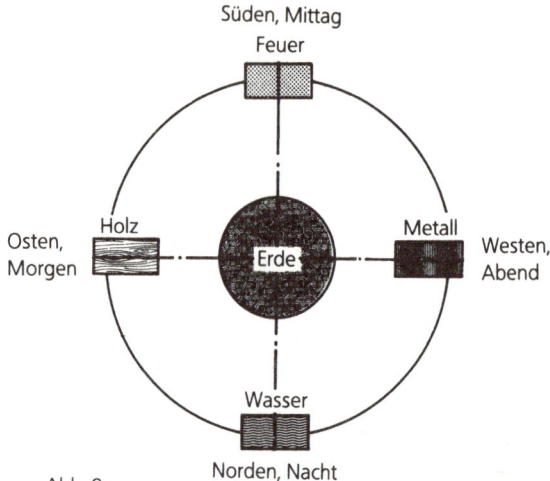

Abb. 8
Wichtige Entsprechungen der fünf Wandlungsphasen

kreuzes, auf die wir noch einmal zurückkommen werden, entstand die Struktur eines Fünfer-Zyklus, wobei die »Erdphase« in ihrer Hauptbedeutung zwischen die Wandlungsphase »Feuer« und »Metall« plaziert wurde, wie es in Abbildung 9 dargestellt ist. An einigen historischen Beispielen wollen wir uns die Funktionsweise und Benutzbarkeit dieser zyklischen Emblematik klarmachen.

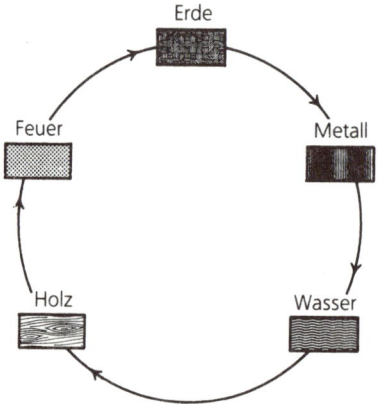

Abb. 9 Hervorbringungsreihenfolge

Bereits aus Texten aus dem 3. Jahrhundert v. Chr. wissen wir, daß die einzelnen Dynastien ihre Regentschaft begrifflich unter eine Tugend stellten. So lautete beispielsweise die Tugend der Dynastie, die unter der Wandlungsphase »Holz« regierte: »Güte«. Nachdem die Dynastie erloschen war und die Nachfolger an die Macht gekommen waren, stellten sie ostentativ ihre Regierungszeit unter eine entgegengesetzte Wandlungsphase, in diesem Falle die »Metallphase« und die hiermit verbundene Tugend war die »Rechtlichkeit«. Auch der Physiker Nils Bohr sprach von der Komplementarität von »Güte« und »Gerechtigkeit«, Aspekte des Lebens, die man nur komplementär fassen kann. In Abb. 10 finden wir die einzelnen Tugenden entsprechend ihren Wandlungsphasen aufgeführt und erkennen gleichzeitig darin eine gewisse Polarität zu den beschriebenen Emotionen, die uns später noch im medizinischen Bereich beschäftigen wird. Wenn eine Dynastie nicht durch Niederlagen beseitig wurde, sorgte einfach die Zeit dafür, daß sich eine Tugend erschöpfte und durch eine andere ersetzt werden mußte; dieses geschah im Hervorbringungszyklus der fünf Wandlungsphasen, wie er oben geschildert wurde.

Wandlungsphase	Tugend	Emotion
Holz	Güte	Zorn
Feuer	Sittlichkeit	Freude (Lust)
Erde	Heiligkeit (Vertrauen)	Grübeln Zweifeln Nachdenken
Metall	Rechtlichkeit Gerechtigkeit	Trauer Kummer
Wasser	Weisheit	Schreck Furcht

Abb. 10 Die fünf Wandlungsphasen und ihre Entsprechungen der Tugenden und Emotionen

Gehen wir noch einmal auf das Bild des Achsenkreuzes zurück. Aus der Yin-Yang-Darstellung wissen wir noch, daß die Wandlungsphasen »Holz« und »Feuer« den Yang-Aspekten entsprechen, und zwar entspricht die Wandlungsphase »Holz« dem »jungen Yang«, dem noch nicht vollständig entfalteten, wohingegen die Wandlungsphase »Feuer« der vollständigen Entfaltung, dem »mächtigen Yang«, dem aktuellen Yang entspricht. Analog verhält es sich mit den Wandlungsphasen »Metall« und »Wasser«. Sie lassen sich beide als Yin qualifizieren, wobei die Wandlungsphase »Metall« dem »kleinen Yin«, dem vorbereitenden Yin, »dem potentiellen Yin« entspricht und die Wandlungsphase »Wasser« dem vollentfalteten, dem mächtigen, dem »aktuellen Yin«. Wenn wir bei dieser Betrachtung die Betonung auf die einzelnen Achsen legen, erkennen wir, daß die Achse zwischen »Holz« und »Metall« zwei Phasen verbindet, die noch unvollständig sind, die aber voller Dynamik und voller Potenz stecken, doch jeweils noch nicht entfaltet sind. Man nennt diese Achse deshalb auch die »Achse der Potentialität«. Die Achse, die die Wandlungsphasen »Feuer« und »Wasser« verbindet, auf der also die Erscheinungen liegen, die voll entfaltet sind, die Sonne auf dem Zenith und der mitternächtliche Tiefpunkt, nennt man die »Achse der Aktualität«. Diese Darstellung wird uns später im medizinischen Bereich intensiv beschäftigen, und wir werden detailliert wieder darauf zurückkommen müssen.

Zuletzt wollen wir den Assoziationsreichtum der Begriffe noch einmal an uns vorüberziehen lassen. Betrachten wir in diesem Zusammenhang wiederum den Fünfer-Zyklus. Die Wandlungsphase »Holz« entspricht dem »jungen Yang«, sie strebt nach außen, zur Entfaltung, zur Dynamik, zur Bewegung und entspricht dem Keimen und dem Wachstum. Die anschließende Wandlungsphase »Feuer« strebt einerseits nach oben, entspricht dadurch dem Süden und dem Sommer, aber das Feuer vernichtet auch, es verbrennt das Holz. Die entstehende Asche geht in die Erde ein. Aber indem das Feuer die Erdoberfläche abbrennt, werden die Schätze der Erde zugänglich, Erze werden gefunden, die Metalle offengelegt. Metall läßt sich

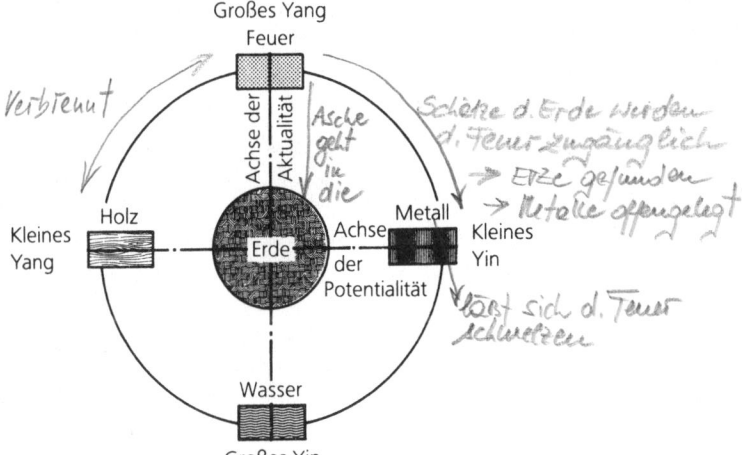

Abb. 11
Sequenz O der Wandlungsphasen. Die Erde markiert den Dreh- und Angelpunkt, durch den die beiden Achsen laufen: die Achse der Aktualität (Feuer und Wasser) und die Achse der Potentialität (Holz und Metall).

durch das Feuer schmelzen, ist durch Aktivität weiter verwandelbar. Die ruhigste Form des Yin, die tiefste Schicht, das Nicht-Formbare, findet sich in der Wandlungsphase »Wasser«.

Bei der Besprechung der körperlichen Funktionseinheiten werden wir diese Gedanken von Aktivität und Stofflichkeit, von Dynamik und Ruhe noch einmal aufgreifen.

Die Funktionskreise – Entsprechungen des Lebendigen

Wir sind es aus unserer westlichen Medizin gewohnt, Krankheitserscheinungen mit der ursächlichen Störung bestimmter Organe in Zusammenhang zu bringen. Kern westlicher Medizin ist es, Krankheiten auf meßbare organische Veränderung zurückzuführen. Und wenn wir nicht die Organe selber mit Röntgen- und Ultraschallgeräten betrachten können, dann sollen uns andere Meßgrößen wie bestimmte Blutparameter, bakteriologische Nachweisverfahren über bestimmte Erreger, Enzyme, Hormone und andere Indikatoren Rückschlüsse auf das Krankheitsgeschehen erlauben.

Für das chinesische Denken ist der Mensch ein Teil des Kosmos, der zwischen Himmel und Erde existiert. Die chinesische Medizin betrachtet daher den Menschen als Teil seiner Umwelt und registriert sowohl alle erkennbaren Einflußmöglichkeiten von außen, vor allem aber auch alle Reaktionsmöglichkeiten des Individuums. Hierzu gehören alle Lebensäußerungen des Menschen, sich wandelnde, lebendige Phänomene des Individuums, mit anderen Worten, alles, was der Arzt mit seinen Sinnesorganen erfassen kann. Ein Denken, das die unendliche Zahl von Einflüssen und die Unbegrenztheit von Reaktionsmustern voraussetzt, ist der kausalanalytischen Idee des Zurückführens auf eine Ursache diametral entgegengesetzt. Das chinesische Denken fordert nicht das Fokusieren auf eine vermeintlich meßtechnisch nachweisbare Grundbedingung, sondern eine großzügige Berücksichtigung alles Erfaßbaren, eine »induktive Synthese«. Aber ein wahlloses Aufnehmen von Erscheinungen würde in einem chaotischen Bild enden. Sinnvoll wird dieses Bild erst, wenn Beobachtungsdaten geordnet werden können. Das Vokabular für diese Ordnung liefert die Polarität von Yin und Yang und die Emblematik der fünf Wandlungsphasen. Mit ihrer Hilfe besitzen wir die sprachliche Voraussetzung, um beliebige Phänomene zu ordnen und zu gewichten. Alles, was wir am Menschen beobachten, wird einer »Entsprechung« zugeführt, alle Daten werden gemäß den »Fünf Wandlungsphasen« oder nach Yin und Yang qualifiziert und erfahren damit die zwanglose Einbettung in ein System. Auf diese Weise sind wir in der Lage, menschliche Funktionen und Lebensäußerungen einem Entsprechungssystem zuzuordnen.

Nehmen wir dafür ein Beispiel: Die emotionale Verfassung eines Menschen kann extrovertiert sein, dynamisch nach außen gerichtet, cholerisch, aggressiv, aber sie kann auch exaltiert sein und bis zur befreiten, ungezwungenen Lebensfreude reichen. All diese nach außen gerichteten Kräfte geben natürlich den

Yang-Aspekt mit seiner erhöhten Dynamik wieder. Und eine genauere Unterteilung erlaubt dann, daß wir unterscheiden zwischen dem »jungen Yang« der »Holzphase«, in der die Aktivität ungestüm, aber noch gehemmt, angespannt und aggressiv nach außen dringt, und den Zeiten der »Feuerphase«, in der ein befreites Ausleben lebendiger Freude möglich ist.

Beim entgegengesetzten Pol, dem Yin-Bereich, sind die emotionalen Äußerungen durch Introvertiertheit, Sich-Zurückziehen gekennzeichnet. Trauer, die sammelnde Ruhe des Betroffenen, charakterisiert die Wandlungsphase »Metall«, das »junge Yin«. Und die tiefste Tiefe, die »Wasserphase« oder das »große Yin«, ist gekennzeichnet durch den Schreck und die Angst, die lähmend und blockierend wirken. Andererseits ist das »große Yin« das Rückgrat, sozusagen das Widerlager, das den Willen eines Individuums trägt und formt. Denn nur dieses gibt ihm Halt und bietet einen festen Untergrund; eine Lähmung dieser Schicht bedeutet, im Mark getroffen zu sein.

Und so wie hier in aller Kürze der emotionelle Spannbogen in seinen sinnvollen Entsprechungen den einzelnen Wandlungsphasen zugeordnet werden kann, ist das auch mit allen anderen Lebensäußerungen in ähnlicher Weise möglich. Auf diese Weise entsteht dann ein ganzes »Entsprechungssystem« des Menschen, und die Gesamtheit der menschlichen Phänomene, die einer Wandlungsphase zugeordnet wird, nennt man einen »Funktionsbereich«. Fünf Funktionsbereiche beinhalten die wesentlichen klinischen Einzelaussagen des Menschen. Sie sind die tragenden Säulen des gesamten medizinischen Systems. So wie ein westlicher Arzt über die Struktur und das Leistungsvermögen, über die Anfälligkeit und die Veränderbarkeit der wichtigsten Organe genau unterrichtet sein muß, über Herz, Niere, Leber usw., ist es eine unabdingbare Voraussetzung für jeden, der chinesische Medizin betreibt, eine genaue Kenntnis dieser fünf Funktionsbereiche zu besitzen.

Im Chinesischen heißt ein derartiger Funktionsbereich »*zang*« (lat.: *orbis*). Aber dieser Begriff »*zang*« heißt auch gleichzeitig Organ, etwa ein solches Organ, wie man es nach der Schlachtung von Tieren beim Metzger erwerben kann. Dadurch, daß die einzelnen Funktionsbereiche mit den Namen einzelner Organe, z. B. »Herz« oder »Leber«, bezeichnet wurden, diese Begriffe also emblematische Verwendung fanden, kam es zu unnötigen Verwirrungen bei der Beschäftigung mit der chinesischen Medizin. Denn natürlich wurden diese Organnamen für die Sammlung von Phänomenen nur etikettenhaft benutzt, wie ja beispielsweise auch im Mittelalter in Europa. Da dieses Gedankengebäude schon vor 2000 Jahren und mehr ausformuliert wurde, also zu einer Zeit, als man sich nur an den sinnlich wahrnehmbaren Phänomenen orientieren konnte, ist keine andere Interpretation möglich. Damals gab es weder eine Anatomie, geschweige denn ein Mikroskop oder andere technische Untersuchungsmethoden. Jedenfalls kann sich die chinesische Medizin nur auf das beziehen, was der Arzt mit seinen Sinnen aufnimmt. Unser heutiges naturwissenschaftliches Wissen über die einzelnen Organe ist damit weder vergleichbar noch vereinbar.

Der Energiebegriff

Wenn ein traditioneller chinesischer Wissenschaftler über energetische Verhältnisse, energiereiche Prozesse schreibt, dann fließt ihm unweigerlich das Wort »*qi*« (gesprochen: tchi) in die Feder. Trotzdem kann der Begriff *qi* nicht mit Energie übersetzt werden. Die große Bedeutungsvielfalt von *qi* zeigt sich daran, daß in der Literatur einmal damit »Dampf« oder »Wolke«, einmal »Atem« und »Nahrung« oder ganz allgemein »die Kommunikation mit den im Kosmos immanenten Kräften« gemeint ist. Immer geht damit die Vorstellung von »durchdringen« einher, von »strömen« oder »sich verbreiten«. In einem daoistischen Text des 4. Jahrhunderts nach unserer Zeitrechnung heißt es: »Der Mensch lebt inmitten von *qi*, und *qi* erfüllt den Menschen. Angefangen bei Himmel und Erde bis zu den 10000 Wesen, alles bedarf des *qi*, um zu leben. Wer das *qi* zu führen weiß, nährt im Inneren seinen Körper und wehrt nach außen hin schädigende Einflüsse ab.«

In der chinesischen Medizin werden mit *qi* die aktiven energetischen Prozesse des Menschen, also sein nichtstofflicher Anteil bezeichnet.

Das Gegenstück zur aktiven Energie bildet die stoffliche Energie, die wir beispielsweise in Form des Blutes oder auch anderer Körpersäfte kennen. Die Gesamtheit der Körpersäfte einschließlich des Blutes bezeichnet die chinesische Medizintheorie als »*xue*« (gesprochen: hsö). In differenzierteren Darstellungen der chinesischen Medizin gibt es noch eine Unmenge von Unterformen spezifischer Energien. Hier wollen wir uns damit begnügen, zwischen dem aktiven Aspekt der Energie, dem *qi*, und dem stofflichen Aspekt, dem *xue*, zu unterscheiden, wobei der aktive Aspekt natürlich dem Yang entspricht, das *xue* dem Yin.

Die Funktionsbereiche im einzelnen und die Bewegung des qi
Das aufnehmende »junge Yin«.

Wenn die Klassiker vom »himmlischen *qi*« reden, meinen sie damit alle Einflüsse von außen. Energiespendende Reize wirken in vielfältigster Form auf den Menschen ein und müssen als lebenspendende Kräfte vom Individuum aufgenommen werden. Übertragen auf unser Weltbild denken wir an die Aufnahme des Sauerstoffs oder an das Licht, die Sonnenenergie, die klimatischen Reize, die wir zum Leben brauchen. Aber diese äußeren Einflüsse haben in der traditionellen chinesischen Medizin ein größeres Spektrum. Soziale Einflüsse, zwischenmenschliche Beziehungen sind mindestens von ebensolcher Bedeutung wie die meteorologischen Auswirkungen. All diese Einflüsse bündelt die chinesische Medizin zum »himmlischen *qi*« und beschreibt die Auseinandersetzung und Aufnahmebereitschaft des Menschen mit diesem »himmlischen *qi*«. Dabei entspricht der Augenblick der Aufnahme natürlich einem Yin-Aspekt, einem nach innen gerichteten, einlassenden Moment. Und die Öffnung und Aufnahmebereitschaft für all diese kos-

METALL

mischen Einflüsse gehört wiederum dem »jungen Yin«, der Wandlungsphase »Metall« an. Das Charakteristikum dieser Wandlungsphase ist beim Menschen, daß sie seine »Oberfläche«, seine erste Kontaktfläche mit der Außenwelt bildet. All diese Einflüsse treffen auf die »Oberfläche« und müssen sie passieren. Dazu gehören auch Umweltreize, aber auch Kommunikatives, atmosphärische Störungen im Zwischenmenschlichen, das Unwohlfühlen in Räumen. So zeigt beispielsweise das körperliche Unbehagen, wenn als unerträglich empfundene Personen im Raum sind, daß die »Oberfläche« des Menschen weit mehr ist als die tastbare Haut. Aber auch die Schleimhäute bilden ein Stück Oberfläche. Gegen unliebsame Attacken, gegen Infektionskrankheiten, Erkältungen, grippale Infekte etwa baut der Mensch eine schützende Barriere, einen energetischen Wall auf. Diese Wehrenergie wird in der »Oberfläche« mobilisiert und nimmt hier ihre Schutzfunktionen wahr. Und diesen funktionellen Bereich nennt die chinesische Medizin den Funktionskreis »Lunge« (lat.: *orbis pulmonalis*).

LUNGE

Neben der Oberflächencharakteristik ist es der »Rhythmus« des Atmens, der diesen Bereich prägt. In klassischen Texten heißt der Funktionsbereich »Lunge« deshalb auch »der Minister« unter den Funktionskreisen. Er ist die Instanz, von der die Ordnung des Rhythmus ausgeht. Durch diesen Bereich wird das »himmlische *qi*« aufgenommen und zusammen mit dem *qi*, das aus der »Mitte« des Individuums kommt, im Funktionskreis »Lunge« synthetisiert und im Körper verbreitet. Diese Synthese und die anschließende Verteilung sind nur möglich durch den Rhythmus des Atmens. Denn der Rhythmus ist die Grundqualität einer jeden aktiven Energieentfaltung, und durch ihn erhält das Individuum seine funktionelle Eigenart. Sämtliche Rhythmen des Menschen unterliegen dieser Instanz. Der Atemrhythmus ist der sichtbarste, aber auch der Tagesrhythmus, der Jahresrhythmus, der Zyklus der Frau und viele andere subtile Rhythmen werden vom Funktionsbereich »Lunge« dominiert.

RHYTHMUS

Die Hauptüberschriften des Funktionskreises »Lunge« lauten deshalb: Repräsentanz der »Oberfläche« und Instanz der individuellen Rhythmen.

Jeder Funktionsbereich äußert sich körperlich in einem ganz bestimmten Gewebe. In diesem Funktionsbereich, in dem der Oberflächenbezug vorherrscht, ist es natürlich die Haut, in der sich der Funktionskreis repräsentiert. Also sind Hauterkrankungen jeder Form zunächst einmal Sache des Funktionsbereiches »Lunge«. Haut- und Schleimhautirritationen, äußere Belastungen von allergischen Reizen bis hin zu klimatischen Störungen oder grippalen Infekten fordern die Haut, die »Oberfläche« und die darin residierende Wehrenergie. Nicht verwunderlich ist, daß das dazugehörige Sinnesorgan, auch die zugehörige Körperöffnung, die Nase ist. Bei Erkältungskrankheiten, Infektionen der Atemwege, Affektionen der Schleimhäute kommt es zu einer wesentlichen Reaktion über die Nase in Form von Schnupfen, verstopfter Nase, vermehrtem Sekret. Das Riechen ist unmittelbar davon beeinflußt, und eine andere Metapher deutet die Entsprechung zur gesamten »Oberfläche« an: »Man kann jemanden nicht riechen«, ist Ausdruck dafür, daß man die Nähe einer unangenehmen Person nicht ertragen kann. Die »Oberfläche«, das vom Menschen aufgenommene Atmosphärische, wird dadurch so irritiert, daß es zum Gefühl einer starken Aversion kommt.

Im emotionellen Bereich entspricht dem »kleinen Yin«, der Wandlungsphase »Metall«, dem Funktionsbereich »Lunge« die schon erwähnte Introvertiertheit, das »Sich-Zurücknehmen«, die Trauer.

Die andere Seite dieser Aufnahmebereitschaft, der Fähigkeit, fremde Rhythmen zu absorbieren, auf andere Menschen einzugehen, führt zu einem erhöhten sozialen Verständnis. Die Sorge für die anderen, das Mit-Leiden, ist charakteristisch hierfür. Es ist häufig zu beobachten, daß Patienten, die in diesem Funktionsbereich erkrankt sind, ein Übermaß an sozialem Engagement zeigen. Und dadurch, daß diese Patienten auf die Rhythmen und Schwingungen des Gegenübers so ungeschützt und vollständig eingehen, leben sie in der ständigen Gefahr, ihren Eigenrhythmus zu zerstören. Atemübungen können dann diesen Bereich wieder kräftigen, sie wirken bis in den psychischen Bereich.

Von den Geschmacksrichtungen ist es das »Scharfe«, das am deutlichsten bis an die »Oberfläche« wirkt und diesen Bereich beeinflußt. Jeder, der einmal etwas besonders Scharfes gegessen hat, weiß, daß dies unmittelbar zu Schweißausbrüchen und Hitzesensationen führen kann. Keine andere Geschmacksrichtung hat diese auffällige Oberflächenwirkung.

Bei aufkommenden Infekten kennen wir die günstige Wirkung einer Reisdiät, und das ist nicht zuletzt dadurch zu erklären, daß der Reis zu diesem Funktionsbereich, zur »Oberfläche« des Menschen, zu seiner Abwehrenergie, eine besonders günstige Beziehung hat. Deshalb entspricht von den Getreidesorten der Reis dem Funktionsbereich »Lunge«, der Wandlungsphase »Metall«.

Nachdem die energetischen Impulse von außen die Oberfläche überwunden haben, die äußerste Wehr passiert haben, muß sich das Individuum in einer tieferen Schicht mit ihren Einflüssen auseinandersetzen.

Die »Erd-Phase« als »Mitte« des Menschen

Die Impulse treffen nun auf den Funktionsbereich der »Mitte«. Es ist die als »Erde« qualifizierte Wandlungsphase, der Schnittpunkt des Achsenkreuzes. Das ist auch das Bild für sein Leistungsspektrum. Dieser Funktionskreis ist die Instanz der Überleitung, des Ausgleiches, ist der Ort, wo die Integration von Einflüssen vorgenommen wird, wo die Assimilation stattfindet. Die Reize, die von außen auf das Individuum treffen, ob klimatischer, sozialer, emotioneller oder psychischer Art, passieren die »Oberfläche«, den Funktionsbereich »Lunge«, und gelangen zum Zentrum des Individuums. Hier muß entschieden werden, ob diese Reize aufgenommen, eingebaut werden, oder ob sie abgetrennt und ausgeschieden werden sollen. Die Chinesen sagen in der ihnen gemäßen einfachen Formulierung, es ist der Ort, »wo Klares von Trübem geschieden wird«. Damit soll gesagt werden, daß die günstigen Wirkungen, diejenigen, die dem Individuum dienlich sind, integriert, als »Klares«

assimiliert werden. Im Gegensatz dazu werden die belastenden, die für den Menschen schädlichen Einflüsse als »Trübes« wieder ausgeschieden. Hier in der »Mitte« muß dies entschieden, muß alles verarbeitet werden.

Ganz vordergründig ist dies natürlich bei der Aufnahme von Nahrung der Fall. Ihr Reiz, der die »Oberfläche« sehr schnell passiert, ist schließlich auch nichts anderes als eine Information. Und nachdem diese Information eingedrungen ist, beginnt die Leistung der »Mitte«, das Aufschließen der Nahrung, eben die Trennung von »Klarem« und »Trübem«.

Ein wahlloses Konsumieren von Nahrungsmitteln kann diesen Bereich so sehr belasten, daß seine Funktionsfähigkeit erlischt, er »Klares« von »Trübem« nicht mehr unterscheiden kann. Dann wird das »Trübe« nicht ausgeschieden, der Ballast lagert sich unkontrolliert im Körper ab, viele Bereiche des Individuums werden dadurch verschmutzt. Fettleibigkeit, Ablagerungen, Gedunsenheit und ähnliche klinische Zeichen können die Folge sein.

Eine große Belastung für die »Mitte« ist heute die Überhäufung mit Nachrichten. Das Verarbeiten von endlos vielen Meldungen, die intellektuelle Anforderung bei der Bewältigung von Informationen erfordert eine hohe Leistungsbereitschaft unserer »Mitte«.

Nicht weniger folgenreich ist, wenn das Konsumieren und ungefilterte Eindringen von Informationen zu einer ständigen geistigen Belastung führt. Wenn die Integrationskraft permanent überfordert wird, bricht die »Mitte« des Individuums auch zusammen. Das Nachdenken, die aktive Leistung, die die erforderliche Scheidung zwischen notwendiger Information und überflüssigem Ballast vornimmt, welche die Voraussetzung für die Aufnahme von echtem intellektuellen Wissen ist, diese Fähigkeit nimmt immer mehr ab. Und wenn die Trennschärfe verlorengeht, verfällt der Mensch ins Grübeln, in kreisende gedankliche Schleifen, die keine Trennung von »Klarem« und »Trübem« mehr zulassen. Alltägliche Anforderungen werden nicht mehr bewältigt, grüblerisch tritt man auf der Stelle, Kräfte für Entscheidungen, für »Trennungshandlungen« können nicht mehr mobilisiert werden, »die Mitte« ist erschöpft. Für neue Aufgaben ist kein Platz frei, blockierender Stillstand tritt ein.

Sehr deutlich kann man dies bei Kindern beobachten. Ein kleiner Patient von mir zeigte früher gute schulische Leistungen. Doch in den letzten Monaten waren die Anforderungen sehr gestiegen, zu den bisherigen Fremdsprachen war auch noch Latein hinzugekommen. Der Junge konnte es nicht einmal schlecht, doch es interessierte ihn nicht. Er war noch ganz ein Kind, das spielen und frei leben wollte, die Anforderungen, der Berg von Wissen, wurden mehr und mehr zum Alptraum. Bald kamen Übelkeit, Brechreiz, Inappetenz hinzu – aus der Schule mußte er immer häufiger heimgeschickt werden. Vor sich hingrübelnd machte er sich die absonderlichsten Gedanken, wurde lethargisch, und der vorher so vehemente Spieltrieb ermattete völlig. Er konnte weder formulieren, was ihn bedrückte, noch was er wollte. Die Entfaltung seiner Kräfte war blockiert.

Es war eine ausgeprägte »Schwäche der Mitte«. Das Kräftereservoir in diesem Bereich war erschöpft, und durch diese Entkräftung lähmte es sich selbst und die ganze Person.

Aus dem chinesischen Denken heraus war die Diagnose sehr schnell klar, und damit auch die Therapie. Nachdem mit wenigen chinesischen Arzneimitteln die »Mitte« bewegt und damit befreit und anschließend noch eine Kräftigung dieses Bereiches durchgeführt worden war, ging es dem Jungen nach wenigen Tagen wieder so gut wie vorher, er lebte wieder auf, die Schulprobleme waren vorbei, und auch in der Folgezeit traten keine derartigen Symptome mehr auf.

Seine äußere Darstellungsform erfährt dieser Funktionsbereich in der »Form des Körpers« oder, wie die Chinesen sagen, im »Fleisch«. Der Funktionsbereich der »Mitte« hat also für einen wohlgeformten Körper zu sorgen, damit der Mensch nicht zu fett oder gar pastös, nicht zu mager oder ausgezehrt ist, Schwellungen und Ödeme sind in gleicher Weise Ausdruck einer Schädigung in diesem Bereich wie Ausgezehrtheit und Kachexie. So wie der Funktionsbereich »Lunge« für die Verteilung der aktiven Energie, des *qi*, zuständig ist, so hat der Funktionsbereich der »Mitte« die Säfte, das Stoffliche zu verteilen.

Dadurch, daß der Funktionsbereich der »Mitte« die Nahrungseinflüsse aufnimmt und verarbeitet, sorgt er für die Entstehung einer ausreichenden Konstitution. Er schafft Widerstandskraft, ein Reservoir von *qi*-Kräften. Die chinesische Medizin bezeichnet diesen Bereich als Grundlage der »erworbenen Konstitution«. Süßes, so wird ausdrücklich festgehalten, stützt und kräftigt diesen Bereich. Aber dies nur in mäßigen Dosen. Dann nämlich kann die zugeführte Energie gewinnbringend aufgenommen und bereitgestellt werden. Im Übermaß wird es zur Belastung, schränkt die Leistung der »Mitte« ein, dämpft sie.

Von den Getreidesorten weiß man beispielsweise, daß die Hirse diesen Funktionsbereich sehr wirkungsvoll stützt. Eine entsprechende Diät kann als therapeutische Maßnahme von großem Nutzen sein.

Die Erkrankungen der »Mitte« sind heute auch das Ergebnis unserer Konsumgesellschaft. Ständige Überforderung dieses Bereiches durch einseitige Fehlernährung oder Überernährung, eine wahllose Medikamenteneinnahme, vor allem aber auch die Überlastung mit einer ungezügelten Informationsflut, das unkontrollierte Überhäufen mit intellektuellen und trivialen Reizen führt zu einer Dezimierung dieser zentralen Instanz.

Die Stabilität dieser konstitutionellen Basis ist die Voraussetzung für die Gesundheit eines Menschen. Deshalb etablierte sich schon im 16. Jahrhundert in China eine große Medizinschule, die sich »Erd-Phasen-Schule«, also Schule zur Therapie der »Mitte«, nannte. Schon den Alten war bekannt, daß ohne Reinigung und Stärkung dieses Bereiches die Heilung eines Kranken keine Fortschritte macht, oder anders ausgedrückt, eine gesunde kräftige »Mitte«, eine stabile Konstitution sind Garanten für gute Genesungsaussichten.

Ausgelebte Aktivität als »großes Yang«

Zwar ist es nötig, die energetischen Einflüsse aufzunehmen und zu verarbeiten, zu speichern und zu verteilen. Leben, sichtbare Projektion nach außen, ereignet sich aber erst, wenn man seine Persönlichkeit darstellen kann, wenn das Individuum in der Lage ist, seine möglichen Leistungen koordiniert und nach außen handlungsfähig wiederzugeben. Dem geordneten Ausleben der verfügbaren Kräfte, der ganz individuellen Prägung des Lebendigen, entspricht im Chinesischen das »große Yang«, die Wandlungsphase »Feuer«. Hier entlädt sich die Aktivität, die *qi*-Kräfte werden freigelassen.

In der klassischen Literatur wird dieser Bereich als »fürstlicher Funktionsbereich« bezeichnet, von ihm gehen die klaren Richtlinien und jede Art von Koordination aus. Erst dadurch, daß das Potential des Individuums, daß alle seine Leistungsmöglichkeiten zusammengehalten und gerichtet eingesetzt werden, kommt es zur Darstellung einer intakten und auch in sich geschlossenen Person. Hierzu zählen beispielsweise auch die Geistesgegenwart, die Folgerichtigkeit des Denkens, die geistige Präsenz. Ein ungezügeltes Hervorbrechen möglicher Kräfte würde ein chaotisches Bild der Person widerspiegeln. Wer völlig unkoordiniert schreit, singt, lacht, tanzt, redet, turnt, musiziert usw. wird von niemandem ernst genommen. Persönlichkeit besteht darin, daß ein Mensch im richtigen Augenblick für die passende Handlung Kräfte bereitstellen kann und diese sinnvoll einsetzt.

Diese Leistungen der Koordination und des gerichteten Handelns ordnet die chinesische Medizin dem Funktionsbereich »Herz« (lat.: *orbis cardialis*) zu.

Auf dem Bild mit den gekreuzten Achsen erkennt man, daß die Wandlungsphase »Feuer« auf der Achse der Aktualität liegt, es ist die Aktivität in ihrer höchsten Aktualität. Der Funktionskreis des »Herzens« hat dafür zu sorgen, daß sich das Individuum im entscheidenden Augenblick, also ganz aktuell, aktiv projiziert, seine Gesamtpersönlichkeit kohärent, gebündelt darstellen kann.

Lust und Freude sind die aktuellsten positiven, nach außen gerichteten Lebensäußerungen aus dem Funktionsbereich des »Herzens«. Natürlich entspricht ihm auch das Lachen. »Der hat das Herz am rechten Fleck«, oder »Ihm geht das Herz über«, sind Ausdrücke aus unserem Bereich des Freudigen.

FREUDE, LUST

Natürlich gibt es auch in diesem Bereich krankhafte Entgleisungen. Wenn die Koordination nicht mehr gewährleistet ist und die Persönlichkeit zerfällt, ist der Redefluß wirr, die Artikulation gestört, die Gestik zerfahren und die Bewegungen unkontrolliert. Sinnvolles, verständliches Handeln ist nicht mehr erkennbar, emotionale Regungen entziehen sich der Selbstkontrolle. Lachanfälle wechseln mit Weinkrämpfen, tölpelhaftes Kichern mit tiefer Trauer. Die Persönlichkeit zeigt Zerfallssymptome, psychiatrische Krankheitsbilder entstehen.

Viel häufiger sind jedoch Störungen, bei denen die »Yang-Kräfte« nicht mehr unter Kontrolle gehalten werden können. Schlaflosigkeit oder, in der Übersteigerung, nächtliches Umherirren sind die Folge. Dies zeigt an, daß die sich während der Nacht sammelnden »Yin-Kräfte« kein ausreichendes Gegengewicht zu dem nach außen drängenden aktiven Potential bilden. Ein Ungleichgewicht ist die Folge, und diese Disharmonie mündet in Symptome wie Schlaflosigkeit. Entsprechende therapeutische Maßnahmen, wie das Absenken des Aktiven, zum Beispiel mit Arzneimitteln, das Besänftigen des Funktionsbereiches »Herz« und auch die gleichzeitige Stützung der Yin-Basis vermögen solche Entgleisungen zu korrigieren und zeigen uns die Anwendbarkeit solcher Modelle.

Das Widerlager, das »große Yin«

Mit den bisherigen drei Funktionsbereichen haben wir den Menschen als Transformator des *qi*-Flusses kennengelernt. Einflüsse und Kräfte von außen werden durch den Funktionsbereich »Lunge« in das Individuum hereingelassen, im Bereich der »Mitte« verarbeitet und transformiert und schließlich in einer individuellen Prägung durch den Funktionsbereich

»Herz« nach außen dargestellt und wieder abgegeben. Doch die aktive, ganz individuelle Projektion von lebendigen Kräften setzt ein Widerlager, ein Fundament, voraus. Diesen Hintergrund versinnbildlicht im chinesischen Denken die Wandlungsphase »Wasser«, das »große Yin«. Die tiefste Schicht, das Materielle, das Alte, das Vergangene wird durch das Emblem des »Wassers« wiedergegeben.

Bei jedem Menschen ist es seine Ahnenkette, das gesammelte Potential seiner Vorfahren, was sich in Generationen materiell verdichtet hat, wird durch diese Wandlungsphase wiedergegeben. In der modernen Sprache würden wir von genetisch fixierten Anlagen, der DNS als Erbträger sprechen. Die »angeborene Konstitution«, das Erbgut, die Anlagen sind hier verankert im tiefsten Bereich, den die chinesische Medizin den Funktionskreis »Niere« (lat.: *orbis renalis*) nennt.

Die »alten Gewebe« – Knochen, Zähne, Nervengewebe – sind Ausdruck dieser Schicht, sind die bereitgehaltenen Wirkmöglichkeiten, die Potenzen, die hier ruhen. Natürlich gilt dies auch für die sexuelle Potenz. Deshalb nennt die chinesische Medizin den Funktionskreis »Niere« auch eine Instanz der »Potenzierung von Kraft«.

Hier in dieser tiefsten Schicht sind unsere ganz persönlichen Anlagen verankert. Die Begabung, das Talent, aber auch die Erinnerung und Erfahrung haben sich hier abgesetzt. Gedankliche Potenzierung, die gewonnene rationale Erkenntnis machen einen wesentlichen Teil des Funktionskreises »Niere« aus.

Ein wichtiges Zeichen für das Vorhandensein der Potenzen, der Möglichkeiten, ist die Kraft des Willens. Der gerichtete Wille, die Ausdauer, die Durchhaltekraft ist eine Leistung des Funktionsbereiches »Niere«. Ob es dabei um geistige oder körperliche Leistungsfähigkeit und Ausdauer geht, ist nicht entscheidend. So wie der Funktionsbereich der »Mitte« der »erworbenen Konstitution« entspricht, gehört zum Funktionsbereich der »Niere« die »angeborene Konstitution«. Deshalb kommen hier die Potenzen der Vergangenheit, die angehäuften Erfahrungen und die Werte der Ahnenreihe, zum Tragen. Andererseits ist dieses Potential auch kaum beeinflußbar, auch therapeutisch ist an diesen Bereich nur schwer heranzukommen. Begabung und Talent sind nicht durch medikamentöse Wirkung zu modifizieren oder gar zu erzeugen. Dieses Grundkapital ist, wenn es einmal verspielt wurde, nicht ersetzbar.

Die Kräfte, die hier gesammelt sind, das »*qi nativum*«, die erblichen *qi*-Kräfte, schwinden im Laufe des Lebens langsam, aber unaufhaltsam. Das Potential wird in einem stetigen Prozeß aufgezehrt, und aus chinesischer Sicht entspricht es dem natürlichen Tode, wenn diese Kraft, die das Lebenslicht erhält, erlischt.

Die dem Funktionsbereich »Niere« zugeordnete Emotion ist die Angst, der Schreck, denn diese gelangen am ehesten in die tiefste Schicht. So sagen auch wir, »ein Schreck ist ihm in die Glieder gefahren«, was soviel bedeutet, daß eine Lähmung, ein vollständiger Stillstand, das Ende aller Aktivität eingetreten ist. Das Treffen ins tiefste Mark führt zum Erstarren aller Lebenskräfte. Denn dem Funktionsbereich »Niere« entspricht die Wandlungsphase »Wasser«. Das bedeutet Ruhe, Unveränderbares, Stoffliches und Eingeschlossenes.

Wenn das zugrunde liegende Potential dünn ist, die Anlagen schwach sind, bedeutet dies eine rasche Erschöpfbarkeit, eine große Labilität, eine Willenlosigkeit des Individuums.

Das »junge Yang« entfaltet

Damit sich die Anlage, die Potenzen und Begabungen, die im Funktionsbereich »Niere« ruhen, nach außen projizieren können, bedarf es der Bereitstellung. Denn was nützen schlummernde Talente! Aktive Kräfte müssen die vorhandenen Möglichkeiten befreien, junge Entfaltungskräfte, die nach außen wirken, den »Schrank mit den Schätzen der Vergangenheit« öffnen. Es ist das »junge Yang«, das aktiv werden muß, die Wandlungsphase »Holz«, die dafür sorgt, daß die Saat aufgeht und das Leben erwacht. Diese Kräfte müssen am Funktionsbereich »Niere«, an der »Wasserphase«, wirksam werden und die Entfaltung einleiten.

Mit den Eigenschaften der Entschlußkraft, Initiative und Phantasie führt dieser Bereich das Potential aus dem Sammelbecken der Vergangenheit an die Projektionsebene des Funktionsbereiches »Herz«. Musikalität ist nur erkennbar, wenn sie mit der Stimme oder mit Hilfe eines Instrumentes ausgeübt wird, mathematische Begabung nur, wenn Problemlösungen einen Einsatz erfordern.

Der Bereich, der hier die Initiative ergreift, von dem die Beschlüsse ausgehen, der die Dynamik widerspiegelt und den Antrieb kennzeichnet, wird von den Chinesen als »Feldherr« im Zusammenspiel der Funktionskreise bezeichnet. Emblematisch wird dieser Bereich auch als Funktionskreis der »Leber« (lat.: *orbis hepaticus*) bezeichnet.

Der Funktionsbereich »Leber« steht für Bewegung, aktive Entfaltung des Willens zur Gestaltung, für Unruhe und Tonuserhöhung. Denn Unternehmungslust erfordert eine innere Aufladung, eine innere Anspannung. Und diese sorgt einerseits für eine ständige Handlungsbereitschaft, andererseits aber auch für eine große Reizbarkeit. Deshalb schreiben die Chinesen diesem Bereich die »Iriszabilität« als entsprechende Emotion zu. Eine Übersteigerung der Reizbarkeit führt zu Zorn und Wut, zum Toben und Rasen. Wir sprechen von »cholerisch«, und unsere eigene frühe Medizin benutzte das Emblem der »Galle« (griechisch: *chol*) für dieses nach außen gerichtete Temperament. Reizbarkeit bedeutet auch Tonuserhöhung, einen »Hypertonus«, Anspannung, erhöhte Reaktionsbereitschaft. Die Entschlußfreude und die Unternehmungslust erfordern den Bezug zu einem ihnen gemäßen Gewebe. Umsetzen kann man seine Initiativen nur durch entsprechende Bewegungsmöglichkeiten, eben durch das Dynamische. Und das Dynamischste sind die Bewegungselemente, die Muskeln und die Sehnen. Diese körperlichen Elemente, der Gesamtbewegungsapparat, entsprechen dem Funktionsbereich »Leber«. Klinisch spielt dies eine sehr große Rolle, weil alle Erkrankungen und Störungen, die die Muskulatur betreffen, von Krämpfen bis zu Lähmungen in der traditionellen chinesischen Medizin über den Funktionsbereich »Leber« therapiert werden können.

Ebenso weisen krampfartige Geschehnisse an beliebigen Stellen des Körpers auf eine Beteiligung des Funktionsbereiches »Leber« hin. Jeder weiß aus eigenem Erleben, daß bestimmte Speisen ein Zusammenziehen, eine erhöhte Spannung erzeugen können. Das »Saure« ist es, diese adstringierende Geschmacksrichtung, das zum »Holz«, zum »jungen Yang«, zum Funktionsbereich »Leber« gehört. Von den Sinnesorganen spiegeln die Augen die größte Präsenz, Wachheit und Dynamik wider. Schließlich sind die Augen das einzige Sinnesorgan, das eine eigene Beweglichkeit zeigt. Bereitschaft zum Handeln erfordert ein waches Auge, Klarheit der Entscheidungen verlangt einen ungetrübten Blick. Für den Behandelnden ist jedoch das Erstaunlichste, daß es sich nicht nur um eine faszinierende Entsprechung handelt, sondern daß eine Unzahl von Augen- und Sehstörungen, von der Bindehautentzündung bis zum Glaukom, sich über den Funktionsbereich »Leber« sehr wirkungsvoll behandeln lassen.

An dieser Stelle ist auch die Frage angebracht, wie der Puls beschaffen ist, der auf eine energetische Aufladung in diesem Bereich hinweist? Natürlich ist es ein erhöhter Tonus, gespannt und lang wird er sein, die Chinesen sagen, er fühle sich an wie eine Instrumentensaite unter dem tastenden Fingern.

Überspanntheiten, Gereiztheiten, hypertensive Störungen sind verbreitete Erscheinungen unserer Zeit. Das Ideal dieser Tage ist der junge, dynamische, kraftvolle Mensch, die Qualitäten der »Holzphase« werden hochgelobt und als Garanten für Ansehen und Erfolg verstanden. Wir leben in einer Zeit des »jungen Yang«, wo Jugend alles ist, wo man auf dem Sprung und permanent handlungsbereit zu sein hat – doch zum Ausleben von Initiativen, der Phantasie, den Ideen ist kein Raum. Die Umwelt ist beengt, bürokratische Vorschriften und Gesetze zwängen die Bürger ein – es bleibt nur ein angespannter Bogen, der zum Schuß bereite Pfeil darf nicht benutzt werden. Angesammelte Wünsche, Vorstellungen und Kreativität, die nicht entfaltet werden können, lassen Reizbarkeit, Aggression, Frustration und »Hypertonus« zurück – der Funktionsbereich »Leber« wird in Mitleidenschaft gezogen.

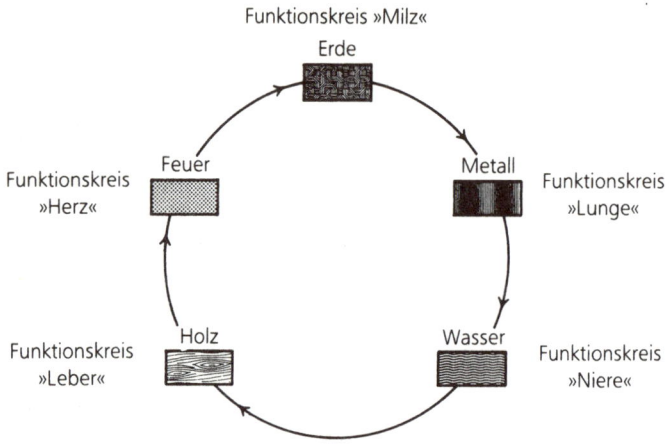

Abb. 12
Die fünf Wandlungsphasen und ihre entsprechenden Funktionskreise

Auch vergleichbare klimatische Reize, die die Iriszabilität erhöhen und eine Labilität in diesem Bereich verstärken, entsprechen der Wandlungsphase »Holz«. Und auch hier wollen wir unsere eigene Erlebnisfähigkeit zu Rate ziehen. Nicht die Hitze, denn sie würde eher besänftigen, und nicht die Kälte, weder Trockenheit noch Feuchtigkeit empfinden wir als besonders unangenehm, sondern Wetterwechsel, Föhnlagen, vor allem aber Wind, Zugluft, Fahrtwind. Muskuläre Verspannungen durch Zugluft, gerötete tränende Augen durch Fahrtwind, Kopfschmerzen bei Wetterwechsel – der umfassende Begriff der chinesischen Klassiker für solche Bilder ist einfach »Wind«, ein klimatischer Exzeß mit einem besonderen Bezug zum Funktionsbereich »Leber«.

Der Frühling, die Zeit des »Holzes«, aber auch der frühe Morgen, das Erwachen und frische Entfalten der Energie, sind die Zeiten, die dem Funktionsbereich »Leber« entsprechen. Schon die alten Ärzte wußten, daß in solchen Zeiten die Labilität dieses Bereiches besonders auffällig ist. Befindensverschlechterungen im Frühjahr, Kopfschmerzen am frühen Mor-

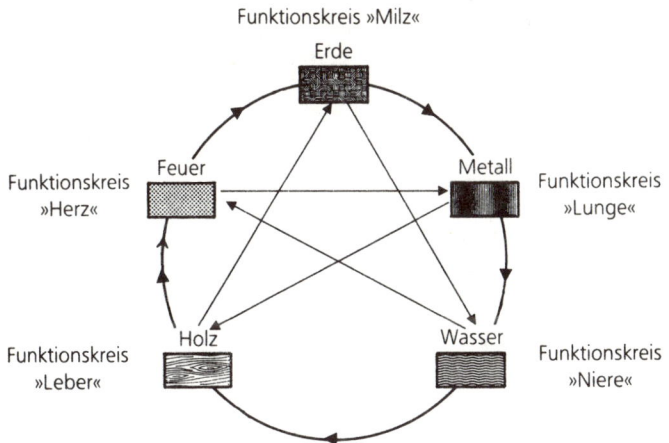

Abb. 13
Eine physiologische Gegensteuerung erfolgt durch die »Bändigungsreihenfolge«

gen, können bei Patienten wichtige Indizien für eine chinesische Diagnose liefern.

Die geschilderten fünf Funktionsbereiche bilden das tragende Gerüst des Menschenbildes in der chinesischen Medizin. Die »Oberfläche«, die äußere Wehr, sorgt für den Schutz des Individuums vor Fremdeinflüssen. Wenn der Funktionsbereich der »Lunge« jedoch von energetischen Einflüssen passiert ist, muß sich die Integrationsinstanz, die »Mitte«, mit der Verarbeitung der Außeneinwirkungen auseinandersetzen. Beide Bereiche formen daraus ein körpereigenes Energiepotential, das individuelle *qi*, und verteilen dieses im Körper. Das wiederum ist die Voraussetzung für das Ausleben, für die Präsentation eigener Leistungen – der Funktionsbereich »Herz« äußert sich. Als Widerlager, als körperliches Gegengewicht betrachtet die traditionelle chinesische Medizin den Funktionsbereich »Niere« mit seinem verdichteten Anlagepotential. Ein Mobilisieren von Willenskräften, ein Aktivieren von Begabungsreserven erfordert die lösenden und modulierenden Kräfte des Funktionsbereiches »Leber«. So geht aus der »Wasserphase« das

Die fünf Wandlungsphasen und wichtige Entsprechungen

I. Fundamentale Entsprechungen

Wandlungsphase	Holz	Feuer
Funktionsbereich (Yin)	»Leber«	»Herz«
komplementärer Bereich (Yang)	»Galle«	»Dünndarm«
Himmelsrichtung	Osten	Süden

II. Krankheitsbedingende Entsprechungen

Geruch	sauer (Schweiß, Urin) fettig	verbrannt
Klima	Wind (Reizklima)	Hitze
Jahreszeit	Frühling	Sommer
Tageszeit	Morgen	Mittag
Charakter	mannhaft beherzt	aufrichtig lauter

Erde	Metall	Wasser
»Mitte«, »Milz«	»Lunge«	»Niere«
»Magen«	»Dickdarm«	»Blase«
Zentrum	Westen	Norden

aromatisch wohlriechend	blutig rohes Fleisch fischig	faulig
Feuchtigkeit	Trockenheit	Kälte
Spätsommer	Herbst	Winter
Nachmittag	Abend	Nacht
einsichtig, weise	eindringlich	kompromißlos

III. Diagnostisch bedeutsame Entsprechungen

Wandlungsphase	Holz	Feuer
Geschmack	sauer	bitter
Farbe	blau/grün	rot
stimmliche Manifestation	Rufen	Lachen
körperliche Entsprechung	Muskeln/Sehnen	Leitbahnen/Gefäße
äußere Entfaltung	Nägel	Gesicht
Körperöffnung	Augen	Zunge
Sinnesorgan	Augen	Zunge
Körpersäfte	Tränen	Schweiß
emotionaler Effekt	Faust ballen	Zähneklappern

IV. Therapeutisch bedeutsame Entsprechungen

Getreide	Weizen	kleberhaltige Hirse
Gemüse	Lauch	Schalotte
Früchte	japanische Pflaume	Aprikose
Haustier	Geflügel	Schaf
Tierart	behaarte	gefiederte

Abb. 14 Die fünf Wandlungsphasen und wichtige Entsprechungen

Erde	Metall	Wasser
süß	scharf	salzig
gelb	weiß	schwarz
Singen	Weinen	Stöhnen
Fleisch/ Körperform	Haut/ Körperhaar	Knochen/ Mark
Lippen	Körperhaar	Haupthaar
Mund	Nase	Ausscheidungsorgane
Lippen	Nase	Ohren
Speichel	Nasensekret	Speichel
Schluckauf	Hüsteln	Zittern

Erde	Metall	Wasser
kleberfreie Hirse	Reis	Soja
Malve	Zwiebel	Sprossen
chinesische Dattel	Pfirsich	Kastanie
Büffel/Rind	Pferd	Schwein
nackte	gepanzerte Schalentiere	geschuppte (Fische)

»Holz« (der Funktionsbereich »Leber«) hervor und führt zum »Feuer« (dem Funktionsbereich des »Herzens«). Diese Kräfte werden gesammelt, durch die dann entstehende »Erdphase«, den Funktionsbereich der »Mitte«, verdichtet und nach innen gerichtet unter dem entstehenden Emblem des »Metalls« (Funktionsbereich der »Lunge«) und schließlich in die Tiefe geführt, abgelagert und konsolidiert in der »Wasserphase«, dem Funktionsbereich der »Niere«.

Damit die einzelnen Phasen jedoch im Gesamtsystem eine harmonische Entfaltung zeigen, sind, wie in jedem kybernetischen System, Kontrollen und Gegensteuerungen implementiert. Wie Abbildung 13 zeigt, wirken die gegenüberliegenden Bereiche besänftigend oder, wie es exakt heißt, »bändigend« auf die jeweils gegenpolige Phase. So »bändigt« der Funktionsbereich »Lunge«, die Wandlungsphase »Metall«, den Funktionsbereich »Leber«, also das »Holz«, die junge Aktivität und sorgt dafür, daß eine Übererregung, eine zu starke Verausgabung von Aktivität vermieden wird. Dieser Antagonismus beispielsweise zwischen dem »Leber- und Lungenbereich« zwischen »Holz« und »Metall«, zwischen dem »jungen Yang« und dem »jungen Yin« spielt klinisch eine sehr große Rolle. Beispiele dafür werden wir später kennenlernen.

4

Der Weg zu einer individuellen chinesischen Diagnose

Eine Diagnose ist die systemgemäße Benennung eines Krankheitsbildes, mit anderen Worten: Die Krankheit wird entsprechend dem medizinischen System, dem sich der Arzt verpflichtet weiß, zu ermitteln versucht. In unserer westlichen Medizin bemüht man sich, wie erwähnt, auf das anatomische Substrat, also auf die Organe, zurückzugreifen. Aber auch dort, wo wir keinen eindeutigen Organbezug feststellen können, wo es sich also nicht um eine Erkrankung der Nieren, des Herzens oder ähnlichem handelt, sondern wo sogenannte systemische Erkrankungen vorliegen, wie bei den rheumatischen Erkrankungen oder den sogenannten Stoffwechselkrankheiten, versucht man, stofflich meßbare Parameter zu finden, wie die Veränderung von Hormonspiegeln, die Erhöhung von Enzymwerten, die Verminderung von Vitaminen oder die Feststellung von Krankheitserregern wie Viren und Bakterien. Bei den Erkrankungen, bei denen es keine Meßergebnisse gibt, wie zum Beispiel bei Kopfschmerzen, Schlafstörungen, allgemeinen Befindensstörungen gerät die westliche Medizin dabei zwangsläufig in den Bereich großer Unschärfen.

Die chinesische Medizin geht dagegen von Funktionsbereichen aus. Körperliche Funktionen und Lebensäußerungen, natürliche physiologische Abläufe wie auch krankhafte pathologische Abweichungen können mit diesem Raster neu geordnet und in sinnvollem Zusammenhang verstanden werden. Auch scheinbar unwichtige menschliche Lebensäußerungen, bisher unbeachtete Störungen und Befunde, rücken bei dieser Sicht in das Blickfeld des medizinischen Interesses. Und dadurch, daß nahezu alle lebendigen Phänomene – sowohl die aktuellen, die psychischen, die emotionalen, als auch die körperlichen, die organischen – Berücksichtigung finden, werden auch die Patienten wieder sensibilisiert, zu einer genauen Beobachtung ihres körperlichen Befindens angehalten, damit sie auch vermeintlich bedeutungslose Unregelmäßigkeiten registrieren. Ein Kollege von mir beginnt die Befragung eines Patienten häufig mit dem Satz: »Erzählen Sie mir alles, was Sie Ihrem Arzt sonst nicht sagen würden!« Natürlich erleben wir meist ein anfängliches Erstaunen, da diese Art des Fragens für die Patienten ungewohnt ist. Aber auch sie sollen wissen, daß es von Wert für die Diagnose sein kann, wenn der Arzt erfährt, daß ihre Kopfschmerzen morgens beim Aufstehen auftreten, die Müdigkeit in den Nachmittagsstunden unerträglich wird, die Zugluftempfindlichkeit zu ständig geschlossenen Fenstern Anlaß gibt, oder wenn Einschlafstörungen ihnen schon jahrelang die Nachtruhe verkürzen. Der vermehrte Durst wird dann beispielsweise eben nicht mehr als ganz normal empfunden, die ziehenden Brustschmerzen vor der Periode nicht mehr als natürliche Begleiterscheinung angesehen. All diese und viele andere Symptome können von Bedeutung sein und manchmal zum Schlüssel für das Verständnis eines Patienten und seiner Beschwerden werden. Und so ist eine der wichtigsten Erfahrungen mit der chinesischen Medizin, daß die Patienten es sich wieder gestatten und es auch wieder lernen, Veränderungen zu beobachten und zu verbalisieren, daß sie es sich wieder erlauben, sich ernst zu nehmen.

Aber das Ganze geschieht, nicht um das Bedürfnis nach Zuwendung zu befriedigen, nicht als psychotherapeutische Methode. Wir Ärzte haben es auf diese Weise leichter, hinzuhören und manchmal endlos erscheinende Befunde zu registrieren, weil plötzlich all diese Berichte in einem anderen Licht erscheinen und dadurch eine andere Wertigkeit erhalten. Wir müssen den Patienten allein deshalb ausreden lassen, weil auch scheinbar unwichtige Aussagen das Verständnis des Krankheitsbildes entscheidend verändern können, weil diese Aussagen, eingegliedert in das System der chinesischen Medizin, eine andere Gültigkeit erfahren.

Alles, was der Arzt mit seinen Sinnen am Patienten erfassen kann, soll er aufnehmen, festhalten und bei seiner Diagnosestellung berücksichtigen. Es ist auch für den Arzt ein neues Erlebnis, daß er es wieder lernt, sich im wesentlichen auf seine Beobachtungen, auf die durch ihn erhobenen Befunde zu stützen und diesen zu vertrauen. Objektivieren und für wesentlich befinden wird nicht mehr gleichgesetzt mit dem Erheben von Meßwerten und reproduzierbaren Bildern. Auch ein roter Zungenkörper oder ein saitenförmiger Puls sind ein objektiver Befund, da er von qualifizierten Personen ohne Schwierigkeiten bestätigt werden kann. Die chinesische Medizin erlaubt es dem Arzt nicht nur, wieder an seine Beobachtungen zu glauben und diese ernst zu nehmen, sondern sie fordert dies geradezu. Das Aktuelle, die Gefühlsregungen, die Emotionen, der gesamte psychische Bereich sind genauso zu registrieren wie die körperlichen Indizien, die organischen Symptome, die Vergangenes aufzeigen. Denn stofflich Verändertes fixiert ehedem aktuelle Störungen. Funktionsentgleisungen hinterlassen, wenn sie nur lange und intensiv genug bestehen, somatische Schäden. Ein Magengeschwür entsteht nur als Abbild einer funktionellen (psychischen) Entgleisung, wenn diese stark genug eingewirkt hat. Aber zu dem Zeitpunkt, wo das Magengeschwür festgestellt wird, kann die Funktionsstörung längst wieder normalisiert sein. Dieser Gewebsschaden ist somit nur ein Überbleibsel vergangener Wirkung. Und auch ein Karzinom fällt nicht vom Himmel, sondern bedarf einer längerdauernden Fehlfunktion.

Daß der Mensch ganzheitlich mit all seinen Aspekten berücksichtigt werden muß, ist jedem Chinesen, besonders aber jenen, die mit der traditionellen chinesischen Medizin vertraut sind, so selbstverständlich, daß ihnen das Kunstprodukt unserer westlichen Medizin – die Trennung zwischen Organischem und Psychischem – unerklärlich und nicht begreiflich ist. Ein befreundeter Kollege versuchte, diese im Westen übliche Teilung des Menschen in »Psyche« und »Soma« einem chinesischen Kollegen zu erklären. Das, was mein Kollege darzulegen versuchte, war für den chinesischen Gast so unverständlich, seinem Menschenbild so fremd, daß er darüber einschlief.

Die chinesische Medizin ist eine holistische Medizin, sie erfaßt alle Bereiche des Menschen. Das Loslösen von der Natur und die Eingrenzung auf meßbare Daten, das Kunstprodukt wissenschaftlicher Aussage ist für sie undenkbar. Befunde unter künstlichen Bedingungen, die Vorstellung vom Menschen als einem nur noch aus Labordaten und technischen Befunden zusammengesetzten Wesen vernachlässigt den größten und lebendigsten Teil des Menschen und negiert die Einheit des Individuums. Es geht um die Erhebung aller erfaßbaren Phänomene, insbesondere derjenigen, die durch die menschlichen Sinne registriert werden können. Denn auf der Basis jahrtausendelanger Beobachtungen ist ein komplexes, immer wieder überprüftes und erweitertes System gewachsen, dessen Stabilität durch diesen Erfahrungszeitraum begründet wird. Das Anziehende an der chinesischen Medizin ist, daß dieses Gesamtsystem deshalb all die alltäglichen, lebendigen Daten aufnehmen kann, weil diese gleichzeitig Webstücke desselben Systems sind. Dagegen hat sich bei uns eine Medizin etabliert, die einen großen Teil der Beobachtungen am Lebendigen ignorieren und negieren muß, weil ihr System nicht in der Lage ist, diese Informationen sinnvoll aufzunehmen.

Krankheit und Gesundheit

Die chinesische Medizin kennt den Begriff Gesundheit nicht. Aus ihrer Sicht können die Funktionen innerhalb eines Funktionskreises normal ablaufen, oder wie die Chinesen sagen, »geradläufig« sein. »Geradläufigkeit« in allen Funktionsbereichen führt zur Ausgewogenheit, zu einer Harmonie der Funktionen untereinander. Diesen Zustand könnte man annähernd mit »Gesundheit« übersetzen. Die Geradläufigkeit des qi-Flusses kann jedoch auf zwei Arten gestört sein. Einmal kann der Fluß des qi nicht mehr stabil und kohärent nach vorne gerichtet sein, sondern ein Teil seines energetischen Potentials abgespalten werden und sozusagen wie in einem Seitenarm dieses Flusses eine Eigendynamik entfalten. Das dient dann nicht mehr der Kräftigung und Stabilität des Individuums, sondern hat einen schädigenden Einfluß. Da es sich dabei um einen nicht mehr gerade laufenden Fluß des *qi* handelt, spricht die chinesische Medizin von »Schrägläufigkeit«.

Eine andere Form der Beeinträchtigung ist die »Verminderung« des energetischen Potentials. Besonders dann, wenn es in einem Funktionsbereich deutlicher auftritt als in den anderen, ergibt sich eine spürbare Disharmonie aufgrund einer Schwächung des *qi*-Flusses. Diese Schwächung kann sowohl konstitutionelle Gründe haben als auch Folge eines schädigenden konsumierenden Prozesses sein.

Die Entstehung einer Schrägläufigkeit – die bedingenden Faktoren

Daß aus dem Fluß des gesunden *qi* ein Teil abgespalten und für krankhafte Prozesse verbraucht wird, setzt voraus, daß es Kräfte und Ereignisse gibt, die solches initiieren. Die chinesische Medizin spricht von sogenannten »krankheitsbedingenden Faktoren«. Hiermit werden äußere oder innere Einflußkräfte begrifflich erfaßt, die solche Vorgänge hervorrufen können. Die Medizintheorie unterscheidet zwischen sechs äußeren Einflußkräften und sieben inneren Faktoren, worunter die verschiedenen emotionalen Regungen, die psychischen Bewegungen des Menschen, verstanden werden. Hier zwei praktische Beispiele von äußeren krankheitsauslösenden Faktoren:

1. »Wind« (lat. *ventus*) ist der emblematische Name für den am häufigsten klinisch anzutreffenden krankheitsauslösenden Faktor. Wie immer in der chinesischen Medizin ist auch dieser Begriff natürlich nicht willkürlich gewählt, sondern er wird wegen seiner sinnlichen Entsprechung verwendet. Wenn ein Mensch unangenehm kräftigem Wind – anhaltender Zugluft, etwa bei einer langen Autofahrt im Cabrio – ausgesetzt ist, kann er danach über eine verstopfte Nase, gerötete Augen, Tränenfluß, Benommenheit, Kopfschmerzen, Nackensteife, Hals-

schmerzen, Hustenreiz, eventuell auch über Schüttelfrost und Frostschauder klagen.

Diese ganz unmittelbare Erfahrung, die möglicherweise jeder schon einmal gemacht hat, gibt das Bild dafür ab, was unter einer »Windschädigung«, unter einer »schräglaufenden« pathologischen Energie, die durch den Faktor »Wind« hervorgerufen wird, zu verstehen ist. Auch wenn ohne einen nachweisbaren äußeren Einfluß ähnliche klinische Bilder auftreten, also Kopfschmerzen, gerötete Augen etc., nennt man ein derartiges klinisches Bild ebenfalls eine »Windschädigung«.

Wenn diese Schädigung aus dem oberflächlichen Bereich weiter in die Tiefe vordringt, wenn also das krankhafte *qi* persistiert und weitere Bereiche des Körpers erfaßt, so finden sich klinische Symptome wie wandernde plötzliche Schmerzen in den Gelenken, Schwindel, Drehschwindel, Lähmungserscheinungen, Sensibilitätsverluste. Eine derartige Symptomatik wird im Gegensatz zur »äußeren Windschädigung« als »innere Windschädigung« bezeichnet.

In all diesen Fällen, in denen ein klinisches Bild mit den obigen Symptomen auftritt, wird in der chinesischen Medizin die Behauptung aufgestellt, daß ein bestimmter schädigender Faktor dazu geführt hat. Bei der »äußeren Windschädigung« wird man fordern, daß diese schadhafte Energie beseitigt werden muß. Bei der »inneren Windschädigung« sind die inneren Beeinträchtigungen schon so stark, daß eine alleinige Austreibung der schadhaften Energie nicht mehr möglich ist, und man zusätzlich besänftigende und stützende Maßnahmen zu ergreifen hat.

Eine Windschädigung kann in jedem der beschriebenen Funktionsbereiche auftreten, eine besondere Affinität besteht jedoch zum Funktionsbereich »Leber«, und wie es in den »Unbefangenen Fragen des inneres Klassikers« hierzu heißt: Patienten, bei denen die Krankheit im Funktionsbereich »Leber« herrscht, sollen sich vor »Winden« hüten.

2. »*Feuchtigkeit*« (lat. (*humor*).

Auch im zweiten Beispiel gehen wir wieder von den unmittelbaren Erfahrungen aus. Durchnäßte Kleidung, der Aufenthalt in feuchten Räumen, schwüles, feuchtes, drückendes Wetter kann Müdigkeit bis zur Benommenheit erzeugen, die Glieder sind schwer wie Blei, bei jeder kleinsten Anstrengung erfolgt ein starker Schweißausbruch. Bei einer Verschlimmerung des Bildes kommen Gelenkbeschwerden hinzu und treten Schwellungen auf. Diese Symptome, die als »äußere Feuchtigkeitsschädigung« bezeichnet werden, sind zu ergänzen durch das Bild, das entsteht, wenn diese Schädigung in die Tiefe absinkt. Hierbei kommt es zu einer »inneren Feuchtigkeitsschädigung«, und es zeigen sich Symptome wie Druckgefühl auf der Brust, Schwellung in der Magengrube bei Appetitlosigkeit, Brechreiz, bis schließlich hin zur Gelbfärbung der Haut und dem Ikterus (Gelbsucht). All dieses wird als eine »innere Feuchtigkeitsschädigung« verstanden.

Und so wie die »Windschädigung« eine besondere Affinität zum Funktionsbereich »Leber« hat, manifestieren sich die »Feuchtigkeitsschädigungen« besonders gerne im Funktionsbereich der »Mitte«, weil die »Mitte« für die Feuchtigkeitsumwandlung, ihre Bearbeitung und Verteilung, zuständig ist. Wenn hier eine Schwäche besteht, ist der Boden für die Ausbreitung einer solchen Schädigung natürlich besonders günstig.

Zwei Beispiele für innere Faktoren

Die »inneren Faktoren«, nämlich die »sieben Emotionen«, weisen ähnlich wie die »äußeren Faktoren« bestimmte Affinitäten zu den einzelnen Funktionsbereichen auf. Aus der Beschreibung der Funktionsbereiche wissen wir, daß der Funktionsbereich »Leber« eine besondere Beziehung zur Reizbarkeit, zur Iriszabilität hat. Und es ist gerade ein Zeichen seiner Labilität, wenn übergroße Bereitschaft zum Zorn besteht. Deshalb sind auch Wutausbrüche, zorniges Toben schädigend für diesen Bereich und gelten als »innerer krankheitsauslösender Faktor«, wobei im Gefolge solcher Attacken eine »innere Windschädigung« entstehen kann, mit hochrotem Kopf, Ohnmachtsanfällen oder gar einem Schlaganfall.

Im Bereich der »Mitte« führt ein Übermaß an gedanklicher Leistung, das Grübeln und Sinnieren, übertriebene geistige Arbeit zu ihrer Schädigung mit Symptomen wie Müdigkeit, Appetitverlust, Abmagerung, Nachtschweiß usw. Die chinesische Medizintheorie stellt vereinfachend fest, daß das »Nachdenken« der emotionelle Faktor ist, welcher der »Mitte« entspricht.

Die Agenzien

Äußere krankheitsauslösende Faktoren
die sechs klimatischen Exzesse

Wind *(ventus)*
Kälte *(algor)*
Sommerhitze *(aestus)*
Feuchtigkeit *(humor)*
Trockenheit *(ariditas)*
Glut *(ardor)*

Innere krankheitsauslösende Faktoren
die sieben Emotionen

Lust *(voluptas)*
Zorn, Erregung *(Ira)*
Sorge, Besorgtheit *(sollicitudo)*
Nachdenken, Grübeln *(cogitatio)*
Trauer *(maeror)*
Furcht *(timor)*
Schreck *(pavor)*

Neutrale Faktoren

Diätfehler
Überanstrengung
sexuelle Exzesse

Abb. 15

Abbildung 15 zeigt, welche »äußeren« und welche »inneren Faktoren« als wesentlich für die Entstehung von Krankheiten angesehen werden.

Die vier diagnostischen Schritte

Das Wesen der chinesischen Diagnostik besteht darin, daß der Arzt alle seine Sinne bemüht, um möglichst alle Phänomene des Patienten zu erfassen. Bei den dabei angewandten »vier diagnostischen Verfahren« handelt es sich um die Forderung, mit den jeweiligen Sinnen die gemäßen Untersuchungsschritte durchzuführen. Diese vier Schritte bestehen

1. aus der *Betrachtung* des Patienten, also all dessen, was der Arzt mit seinen Augen registrieren kann,
2. aus der Beurteilung von *Klang und Geruch*, dem, was der Arzt mit dem Gehör und dem Geruchssinn registrieren kann,
3. aus einer ausführlichen *Befragung*, also den Äußerungen des Patienten, die der Arzt rational verarbeitet, und schließlich
4. aus der *Betastung*, also allem, was über die Haut gefühlt werden kann.

1. Die Betrachtung des Patienten

Schon wenn der Patient durch die Tür hereinkommt, gewinnt man erste Anhaltspunkte über seine Funktionslage. Seine Haltung, seine Bewegungen, ob er langsam daherkommt oder lebhaft und leichten Fußes das Zimmer betritt, all dieses liefert dem Arzt bereits Hinweise. »Die Form des Fleisches« ist ein Ausdruck für die Intaktheit des Funktionsbereiches der »Mitte«, und deshalb sagt sowohl eine besonders hagere Erscheinung oder auch ein aufgedunsener oder fetter Körper etwas über die Funktionslage aus. Andererseits weist der Zustand der Bewegungselemente, der Muskulatur, der Sehnen und Bänder auf den Funktionsbereich »Leber« hin. Das Haupthaar gilt als Ausdruck des Energieniveaus im Funktionsbereich der »Niere«, somit deutet eine erkennbare Verminderung des

Haupthaares oder gar eine Glatzenbildung unter Umständen auf einen Verfall dieses energetischen Potentials hin. Wichtig ist auch zu beobachten, wie die Sekrete aussehen, ob ausgeworfener Schleim oder Speichel dünnflüssig und weißlich oder gelblich dick oder gar mit blutigen Einschlüssen vorhanden ist.

Eine ganz besondere Bedeutung kommt bei der Betrachtung des Patienten der genauen Inspektion der Zunge zu. Die Zunge gilt als Spiegel des Individuums. Das Aussehen des Zungenbelages gibt nicht nur Hinweise auf den »Zustand der Säfte«, sondern spiegelt gleichzeitig wider, ob eine Erkrankung noch sehr oberflächlich und flüchtig oder den Patienten schon sehr tiefgreifend befallen hat. Die Zunge gibt in differenzierter Weise Auskunft über die Art der Schädigung und über den betroffenen Bereich. Die Farbe des Zungenkörpers ist ein eindeutiger Indikator dafür, ob das energetische Niveau im Körper und die Dynamik einer Krankheit erhöht oder im Gegenteil vermindert sind. Hieraus ergeben sich unmittelbare und eindeutige therapeutische Richtlinien. Auch die schon erwähnten Schädigungen wie »Feuchtigkeitsbelastungen« oder »Winderkrankungen« zeigen im Zungenbefund unverwechselbare Bilder. Bei auffallender »Feuchtigkeitsbelastung« des Patienten wirkt der Zungenkörper gedunsen, eventuell werden Zahneindrücke sichtbar, der Zungenkörper ist in der Regel abgeblaßt, der Belag feucht bis klebrig. Ganz anders zeigt sich dagegen der Zungenbelag bei einer »Windschädigung«, nämlich dünn, feucht und weißlich.

Früher ließ sich jeder Hausarzt von seinem Patienten erst einmal die Zunge zeigen. Aber außer der »Himbeerzunge« bei Scharlach und speziellen Zungenbildern bei einigen wenigen anderen Krankheiten wird dem Zungenbefund heute in der modernen westlichen Medizin keine pathognomonische Bedeutung mehr zugebilligt. Die hohe Dynamik und Wechselhaftigkeit im Verlauf eines Tages bei Veränderung des Zungenbelages veranlaßt die Verfasser westlicher Dermatologiebücher sogar zu der Meinung, der Zungenbelag sei eben aus diesem Grunde als diagnostisches Kriterium unbrauchbar. Genau das Gegenteil ist der Fall. Gerade die rasche Änderung, die Anpassung an die jeweilige Situation des Körpers, die natürlich im Verlaufe des Tages einer Wandlung unterliegt, macht den Zungenbefund optimal diagnostisch verwertbar. Nur weil die Phänomenologie des Zungenspiegels keinem festen Substrat, keinem Organ zugeordnet werden kann, sollte man nicht dem folgenschweren Irrtum unterliegen, diesen subtilen Indikator gering zu schätzen oder sogar zu ignorieren.

2. Die Beurteilung von Klang und Geruch

Natürlich macht es auch einen Unterschied, ob ein Patient laut und dröhnend redet, ob er sich geordnet, bestimmt und zielgerichtet äußert, vor Schwäche kaum einen Ton herausbringen kann oder ob er andererseits konfus und wirr daherredet. Die Art der Atmung, das Gähnen und Pfeifen, der Husten, ob er laut schallend oder leise räuspernd ist, aber auch die Penetranz des Körpergeruches oder ein auffallend geruchloser wäßriger Schweiß können wichtige Beobachtungsmerkmale sein.

3. Die Befragung des Patienten

Auf den ersten Blick scheint hier wiedergegeben, was auch die westliche Medizin unter einer guten Anamneseerhebung versteht. Aber im Rahmen der chinesischen Diagnostik handelt es sich um mehr. Die Befragung erfolgt gezielt und geht deutlich über das hinaus, was Anamnese bedeutet, nämlich die bloße Erinnerung.

Nicht nur, daß der Arzt sich beispielsweise in jedem Falle nach dem Temperaturempfinden des Patienten erkundigt, ob er zu kalten Füßen neigt oder im Gegenteil nachts die heißen Füße aus dem Bett streckt. Wann Schweiß auftritt, und wo er auftritt, unter welchen Bedingungen und in welcher Art er vorhanden ist, hat aus dieser Perspektive ganz unterschiedliche Bedeutung. Einmal weist der Befund mehr auf eine Schädigung im Funktionsbereich »Lunge«, ein anderes Mal mehr auf eine Schwäche im Funktionsbereich der »Niere« oder der »Mitte«. Schmerzen sind mit größter Subtilität in den einzelnen Bereichen zu erfragen. Wann sie auftreten und unter welchen Bedingungen, ob bei Wärme oder bei Kälte, zu bestimmten Tages- oder Jahreszeiten, welche Körperbereiche befallen sind und wie sie sich ausbreiten. Ob eine Besserung oder Verschlechterung nach dem Genuß einzelner Nahrungsmittel eintritt, bestimmte Witterungslagen oder andere Modalitäten das Befinden beeinflussen, muß ermittelt werden. Fragen nach dem Appetit, nach der Zu- und Abneigung gegen bestimmte Geschmacksrichtungen müssen gestellt werden. Die Verdauung, der Stuhlgang, das Wasserlassen, ebenso wie die Funktionstüchtigkeit der Sinnesorgane sind genau zu erfragen, da hierdurch gezielte Hinweise auf Störungen in bestimmten Funktionsbereichen möglich werden. Auch der Schlaf, die Träume und das sexuelle Verhalten gehören in den Bereich einer umfassenden Befragung. Aber mit diesem Raster allein läßt sich das gesamte Feld eines umfassenden Gespräches nicht erfassen, und der bereits zitierte Satz: »Erzählen Sie mir all das, was Sie Ihrem Arzt sonst nicht erzählen würden!« gibt am besten den großen Rahmen des ärztlichen Gesprächs wieder. Alle Aussagen des Patienten können von Bedeutung sein, alle Daten sind zu registrieren und zu ordnen, alle Informationen sind schließlich in das System einzubringen.

4. Die Betastung
Zu diesem Bereich der Untersuchung gehört zuerst, daß der Arzt die Beschaffenheit der Haut, den Feuchtigkeitszustand der Oberfläche, aber auch die Festigkeit des Gewebes sowie mögliche Wassereinlagerungen ertastet. Auf der Haut liegen die Reizpunkte, die wir in der Akupunktur verwenden; diese Orte sind vor jeder Behandlung durch Tasten genau zu untersuchen und zu überprüfen.

Den größten Raum bei der Betastung des Patienten nimmt jedoch die sogenannte »Pulstastung« ein. Auch in der westlichen Medizin gehört es zu einem guten internistischen Status, alle relevanten Pulstaststellen des Körpers vom Kopf bis zu den Leisten, von der *arteria radialis* am Handgelenk bis zu den

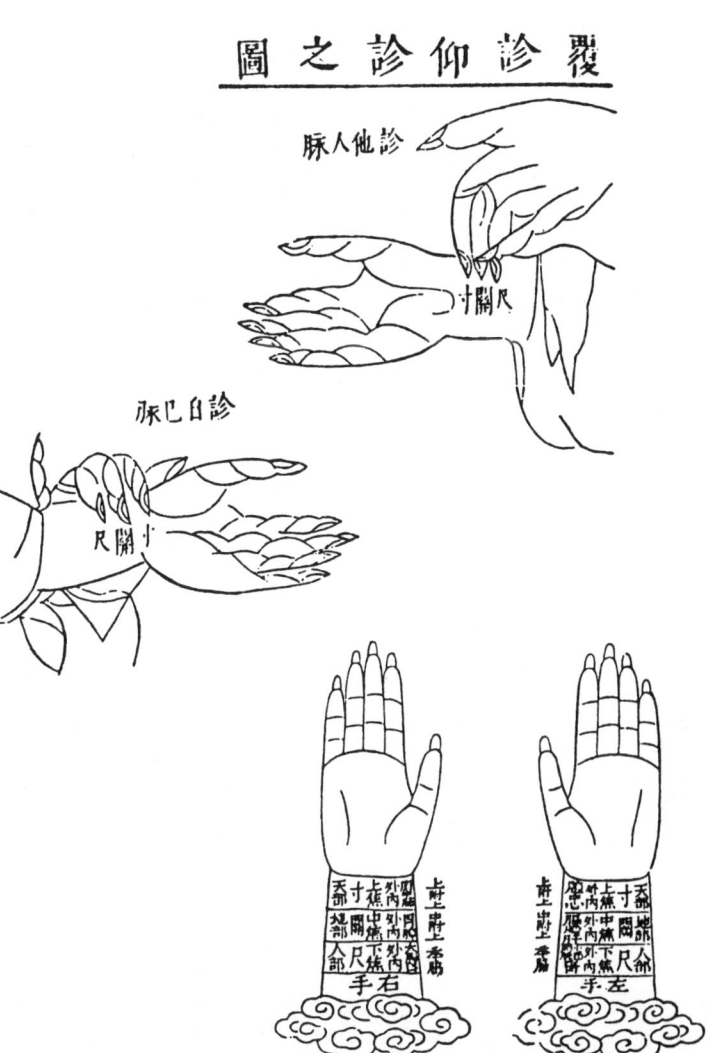

Abb. 16
Darstellung der Pulstastung aus dem Ming-zeitlichen *Zhenjiudacheng* (»Kompendium der Akupunktur und Moxibustion«)
oben: Pulstasten bei anderen Personen
mitte: Pulstasten bei sich selbst
unten: Unterteilung der Pulstaststellen und der dazugehörigen Funktionskreise

Pulsbilder

Pulsart	Klinische Bedeutung
oberflächlicher Puls (pulsus superficialis)	Affektion der »Oberfläche« (species)
tiefer Puls (p. mersus)	Affektion der »Tiefe« (intima)
verlangsamter Puls (p. tardus)	»Kälte«-Zeichen (algor)
beschleunigter Puls (p. celer)	»Wärme«-Zeichen (calor)
erschöpfter Puls (p. inanis)	energetische Schwäche (inanitas)
repleter Puls (p. repletus)	energetische Fülle (repletio)
schlüpfriger Puls (p. lubricus)	»Feuchtigkeits«-Zeichen
rauher Puls (p. asper)	Säftemangel
langer Puls (p. longus)	energetische Redundanz
kurzer Puls (p. brevis)	Zusammenballung des qi
überflutender Puls (p. exundans)	üppige »Hitze«-Schädigung
großer Puls (p. magnus)	zunehmende Entfaltung einer Schädigung
verschwindender Puls (p. evanescens)	Verfall des qi
gespannter Puls (p. intentus)	Zeichen für »Kälte« oder »Schmerz«
behäbiger Puls (p. languidus)	»Feuchtigkeits«-Zeichen Redundanz des qi der »Mitte«
saitenförmiger Puls (p. chordalis)	»Wind«-Schädigung im Fkt.ber. »Leber«

zwiebelstengelförmiger Puls *(p. cepacaulicus)*	Verfall der struktiven Energie
Trommelpuls *(p. tympanicus)*	Verlust der Säfte
haftender Puls *(p. fixus)*	extreme Yin-Repletio
sanfter Puls *(p. lenis)*	energetische Schwäche und »Feuchtigkeit«
weicher Puls *(p. mollis)*	energetische Schwäche
schwächlicher Puls *(p. invalidus)*	Schwäche der aktiven und stofflichen Energie
zerfließender Puls *(p. diffundens)*	das angeborene qi-Potential verflüchtigt sich
zarter Puls *(p. minutus)*	Erschöpfung der aktiven und stofflichen Energie
kleiner Puls *(p. parvus)*	Schwäche der jeweiligen Energie
sich verkriechender Puls *(p. subreptus)*	eingeschlossenes qi
beweglicher Puls *(p. mobilis)*	Widerstreit der aktiven und stofflichen Energien
jagender Puls *(p. agitatus)*	Stauung der Energien
hängender Puls *(p. haesitans)*	Blockaden durch redundantes Yin
intermittierender Puls *(p. intermittens)*	mächtige »Wind« oder Schmerz-Symptomatik
rasender Puls *(p. concitatus)*	das Yin versiegt, das Yang zerstreut sich

Abb. 17
Die wichtigsten Pulsbilder und ihre klinische Bedeutung

tastbaren Fußarterien genau zu überprüfen. Aber in der chinesischen Medizin hat sich das Instrument der Pulstastung durch eine jahrhunderte- bis jahrtausendelange Praxis so sehr verfeinert, daß ein Vergleich mit den westlichen Techniken kaum mehr erlaubt ist.

Die klassische chinesische Pulstastung erfolgt im wesentlichen an der Arterie des Handgelenkes (der *arteria radialis*). Nachdem viele Generationen von chinesischen Ärzten beobachtet hatten, daß bestimmte Pulsformen im Zusammenhang mit bestimmten klinischen Bildern immer wiederkehrten, wurde eine systematische Vernetzung entwickelt. Am ehesten läßt sich die Phänomenologie, aber auch die Bedeutung der Pulstastung mit der Zungendiagnose vergleichen. Das Gesamtbild der Pulstastung mit drei Fingern an jedem Unterarm liefert ebenfalls einen einmaligen individuellen Spiegel der untersuchten Person.

Die klassische Pulstastung erfolgt im Bereich des Handgelenkes an jeder Hand mit drei nebeneinanderliegenden Fingern, wobei der Mittelfinger über dem Radialisköpfchen (*processus styloidii radii*) liegt. Die chinesische Medizin unterscheidet bis zu 32 verschiedene Pulsqualitäten, wobei diese Zahl weit erschreckender klingt als sie es bei genauer Betrachtung ist.

Auch in unseren Krankenhäusern gehört es zur Routine, den Patienten mindestens einmal täglich den Puls zu messen. Gemessen wird allerdings nur die Frequenz des Pulses, wobei den Arzt weniger die genaue Zahl der Herzfrequenz interessiert, sondern in erster Linie, ob die Frequenz auffallend über dem Normbereich liegt oder bemerkenswert darunter. Diese zwei Qualitäten, nämlich der Frequenzerhöhung oder Frequenzerniedrigung, kennt die chinesische Medizin natürlich auch. Eine andere von ihr beachtete Qualität kann jeder unschwer an sich selbst ertasten, indem er registriert, ob die Pulswelle auffallend kräftig und voll oder schwach und zart ist. Bei einer Beurteilung muß natürlich auf die Erfahrung des Arztes zurückgegriffen werden. Weiterhin wird in der chinesischen Medizin ertastet, ob die Pulswelle an der Radialisarterie sehr weit oben liegt, also unmittelbar unter der Haut tastbar ist, oder ob der Puls erst unter erheblichem Druck tastbar wird. Hiermit haben wir also ein weiteres Qualitätskriterium, nämlich oberflächlich oder tief liegender Puls. Auch über die Breite des Pulses bzw. seine Schmalheit kann man sich Gewißheit verschaffen, wie auch über die Länge der zu ertastenden Pulswelle. Hier kann der Puls sowohl sehr kurz und nahezu punktförmig erscheinen oder sich auch unter der gesamten Fingerbeere entlang erstrecken. Wenn wir die eben beschriebenen Qualitätsmerkmale addieren, nämlich Frequenz, Kraftentfaltung, Höhe des Pulses, Breite und Länge, dann sind wir schon in der Lage, zwischen zehn Pulsqualitäten zu unterscheiden. Da diese Phänomene jedoch häufig gemischt auftreten, erfordert die saubere Bestimmung eine gründliche ärztliche Erfahrung. Man kann die von einem Arzt erworbene »Feinfühligkeit« mit dem Erlernen und der Beherrschung eines Musikinstrumentes vergleichen. Auch die klinische Beurteilung eines Zungenbefundes oder die souveräne Beurteilung von Röntgenbildern sind schließlich nur nach langjähriger klinischer Tätigkeit möglich.

Die unterschiedlichen Qualitäten werden an jeder der drei Pulstaststellen sowohl am rechten wie am linken Arm festgestellt und registriert. Auf diese Weise gewinnt man wichtige Informationen über die Energieverteilung und die Funktionslage des Individuums. Insbesondere sind über die Pulsqualitäten hinaus auch die topographischen Verhältnisse von besonderem Interesse. So sagen die Pulstaststellen, die am weitesten daumenwärts liegen, etwas über die Funktionslage im Bereich von Kopf bis zur Brust aus, die Pulstaststellen, die anschließend liegen, spiegeln insbesondere den mittleren Bereich, also zwischen Brust und Nabel gelegen, wider, und die Pulstaststellen, die am weitesten zur Ellbeuge gelegen sind, geben Auskunft über den unteren Körperbereich. Entsprechend werden diesen Bereichen bestimmte Funktionskreise zugeordnet, und so erfährt man über die daumenseitig gelegenen Pulstaststellen etwas über die Funktionsbereiche »Lunge« und »Herz«, über die mittleren Pulstaststellen etwas über die Funktionsbereiche »Leber« und die »Mitte« und über die unteren Taststellen bekommt man Aussagen über den Funktionsbereich der »Niere«.

Die einzelnen Phänomene – ob der Puls, der unter der Fingerbeere zu tasten ist, hoch oder tief liegt, breit oder schmal ist, kräftig oder schwach – lassen sich anatomisch und mit den Maßstäben der westlichen Physiologie nicht erklären. Aber nur wenn wir bereit sind, die immer wiederkehrenden klinischen Phänomene, die beliebig oft reproduzierbaren Beobachtungen der chinesischen Ärzte unvoreingenommen zur Kenntnis zu nehmen und die beschriebenen Korrelationen zu respektieren und als klinische Halteseile anzunehmen, können wir erfolgreich mit dem Instrumentarium der chinesischen Diagnostik umgehen. Wer eine kausale Begründung für diese Phänomene sucht, eine kausalanalytische Beweisführung zur Voraussetzung für seine Aufnahmebereitschaft macht, der blockiert sich selbst auf dem Weg zu einem segenbringenden Umgang mit der chinesischen Diagnostik. Wer dem Meßbarkeitswahn erliegt, wer nicht bereit ist, der klinischen Erfahrung von Generationen von Ärzten Glauben zu schenken, der läßt ein wesentliches Prinzip ärztlichen Handelns unberücksichtigt. Die ärztliche Erfahrung, die Anhäufung von positiven Beobachtungen am Menschen, die nicht nur einer allein, sondern schon viele Kollegen vor ihm gemacht haben, gilt es, wiederzubeleben und als Fundament unserer Arbeit neu zu begreifen.

Die Wertung der Befunde

Die chinesische Medizin kann die große Zahl von sehr unterschiedlichen Befunden aufgrund ihrer inneren Systematik ordnen und auf diese Weise zu einer schlüssigen ganzheitlichen Diagnose gelangen. Sie orientiert sich an Funktionsbereichen und lehrt, daß die erhobenen Befunde Störungen in bestimmten Funktionsbereichen signalisieren können. Erwähnt wurden auch bereits die bedingenden Faktoren, auf die bestimmte klinische Bilder Rückschlüsse zulassen. Aber auch aus der westlichen Medizin wissen wir, daß es unbefriedigend ist, wenn wir ausschließlich den krankhaften Prozeß lokalisieren, also den Organbezug hergestellt haben, aber über die Art der

Erkrankung nichts wissen. Schließlich ist es von entscheidender Bedeutung bei der Beurteilung einer Erkrankung, ob ein Patient am Magen eine Entzündung, einen tumorösen Prozeß, eine degenerative atrophische Erkrankung oder beispielsweise eine Geschwürbildung hat.

Analog wird dazu in der chinesischen Medizin die Art einer Erkrankung als erstes Unterscheidungskriterium dargestellt. Die Qualität einer Störung, die Richtung einer Entgleisung soll bereits bei der ersten Beurteilung festgestellt werden. Das wird mit Hilfe der »acht Leitkriterien« ermöglicht.

1. Die Eindringtiefe
Eine Erkrankung kann einmal eine oberflächliche, flüchtige, leichte Störung sein, es kann sich aber auch um eine tiefe, anhaltende, chronische Erkrankung und Störung handeln. Die Eindringtiefe muß also erfaßt werden, es soll bestimmt werden, ob die Affektion nur die »Oberfläche« (lat.: *species*) oder bereits die Tiefe, das »Innere« (lat.: *intima*), betroffen hat.

2. Die Dynamik einer Erkrankung
Mit diesem Kriterium soll festgestellt werden, ob bei einem Patienten die physiologischen Funktionen beschleunigt sind, die Dynamik also erhöht ist, oder ob es sich im Gegenteil um eine Verlangsamung, eine Verminderung, eine Retardierung der gesamten Funktionsdynamik handelt. Auf der einen Seite steht also die Steigerung sämtlicher Lebensfunktionen ähnlich wie bei einem Entzündungsprozeß, auf der anderen Seite das gebremste Ablaufen der physiologischen Lebensäußerungen. Über dieses Phänomen der Erhöhung oder der Verminderung der Lebensdynamik geben die Bezugsgrößen »Wärme« (lat.: *calor*) oder »Kälte« (lat.: *algor*) Auskunft. Dabei entspricht, so wie auch in unserer alltäglichen Erfahrung, die Bezeichnung »Wärme« einer Erhöhung des dynamischen Geschehens, die Bezeichnung »Kälte« einer Retardierung der Funktionsabläufe.

3. Das energetische Potential

In Verbindung mit den Begriffen »Geradläufigkeit« und »Schrägläufigkeit« wurde davon gesprochen, daß eine von außen schädigend eingedrungene Energie bestimmte energetische Potentiale des Körpers binden, aufblähen und in bestimmten Bereichen virulent machen kann. Es entsteht dann der Eindruck, als existiere in dem Individuum ein Zuviel an energetischem Potential, obwohl es sich lediglich um »schräglaufende Fremdenenergie« handelt, die die gesunden Körperfunktionen belastet. In einem solchen Falle sprechen wir von einer »energetischen Fülle«, einer energetischen Redundanz (lat.: *repletio*).

Andererseits können sowohl lang anhaltende Schädigungen, aber auch grundsätzliche konstitutionelle Schwächen dazu führen, daß bestimmte energetische Potentiale in einzelnen Funktionsbereichen aufgezehrt und vermindert werden. Hierdurch kommt es zu einem erheblichen Ungleichgewicht im gesamten energetischen Gefüge eines Individuums. Klinisch bezeichnet man solche Bilder als energetische Mangelzustände, als eine »Defizienz«, eine Verminderung des energetischen Potentials (lat.: *inanitas*).

Wie in Abbildung 18 erkennbar wird, lassen sich die Begriffspaare, die sich auf die polare Beschreibung der Eindringtiefe (Oberfläche – Inneres), auf die Dynamik der Funktionsabläufe (Kälte – Wärme) und auf die energetische Situation (energetische Schwäche – energetische Fülle) beziehen mit den Wertungen durch Yin und Yang in Verbindung bringen.

Yin und Yang bilden als Oberbegriffe dieser Leitkriterien das vierte Begriffspaar und subsummieren damit die höher differenzierten vorherigen Aussagen. Normalerweise ist es durchaus üblich und möglich, zuerst eine Beurteilung des Patienten nach Yin und Yang vorzunehmen.

Klinisch lassen sich diese Leitkriterien noch etwas anschaulicher darstellen. Abweichungen im Sinne der Leitkriterien können mit einfachen diagnostischen Mitteln verifiziert werden. Neben den sonstigen klinischen Beobachtungsdaten wollen wir hier beispielhaft auf den Puls- und Zungenbefund zurückgreifen:

Die acht Leitkriterien

Yin	Yang
Inneres *(intima)*	Oberfläche *(species)*
Kälte *(algor)*	Wärme *(calor)*
energetische Schwäche *(inanitas)*	energetische Fülle *(repletio)*

Abb. 18 Die acht Leitkriterien als zentrale diagnostische Unterscheidungsmerkmale

1. Die »Eindringtiefe« wird quasi spiegelbildlich durch die Höhe des Pulses wiedergegeben. So konstatiert man bei oberflächlichen Erkrankungen auch oberflächlich liegende Pulse, während man bei Erkrankungen, die in die Tiefe, in das Innere vorgedrungen sind, tiefliegende Pulse vorfinden wird. Typische Beispiele einer oberflächlichen Erkrankung sind ein flüchtiger grippaler Infekt oder ein Schnupfen. Die vorher normal situierten Pulse wandern bei einer derartigen Affektion plötzlich nach oben und zeigen die Störung der Oberfläche an. Aber auch der Zungenbefund ist ganz charakteristisch. Solange die Krankheit oberflächlich, flüchtig ist, ist der Zungenbelag dünn und feucht. Schreitet die Krankheit aber fort und dringt sie weiter in die Tiefe vor, wird der Zungenbelag weißlich dicker bis hin zum gelblichen Belag.

2. Die »Dynamik eines Krankheitsgeschehens« läßt sich natürlich auch durch die Dynamik, nämlich die Frequenz des Pulsschlages wiedergeben. Der beschleunigte Puls gilt als ein sicheres »Wärme«*(calor)*-Zeichen, der deutlich verlangsamte Puls als ein »Kälte«*(algor)*-Symptom. Aber hier ist der Zungenbefund noch eindeutiger. Als »Kältezeichen« gilt ein blasser Zungenkörper, ein dünner, wäßriger, durchsichtiger Zungenbelag. Eine »Wärmeschädigung« wird durch einen deutlich geröteten Zungenkörper wiedergegeben, durch einen trockenen, gelben Zungenbelag.

3. Auch das »energetische Potential« findet seine Entsprechung in diesen zentralen Befunden. Eine energetische Defizienz, eine Schwächung, eine deutliche Verminderung des *qi* spiegelt sich in kraftlosen Pulsen wider, aber auch in einem blassen Zungenkörper. Ganz im Gegenteil hierzu zeigt sich die Aufladung eines Individuums mit schadhafter Energie, die Ausbreitung einer pathologischen Fremdenergie (*repletio*) in kraftvollen, meist hochliegenden Pulsen und gleichzeitig einem geröteten, vollen Zungenkörper.

Das Erstellen einer chinesischen Diagnose

Wenn der Arzt eine chinesische Diagnose erstellt, muß er zunächst sämtliche Befunde nach den Vorschriften der »vier diagnostischen Verfahren« erheben. Diese sind in einer ersten Abstraktionsstufe zu ordnen und zu klassifizieren, dabei ist eine Differenzierung nach den »acht Leitkriterien« vorzunehmen.

Beim zweiten Schritt wird entschieden, in welchem Funktionsbereich die beschriebene Störung sich ausbreitet. Mit dem dritten Schritt müssen eventuell wirksame »krankheitsauslösende Faktoren« bestimmt werden. In der klinischen Praxis spielt sich dies in etwa so ab:

Der Patient klagt über diffuse Kopfschmerzen, zeigt gerötete Augen, hat leichten Schüttelfrost und leicht erhöhte Temperatur, dünnflüssigen Schnupfen, Hustenreiz. Man registriert bei ihm hochliegende Pulse, relativ kraftvoll, einen leicht geröteten Zungenkörper bei dünnem Zungenbelag.

Der leichte Schüttelfrost, die fiebrige Symptomatik, die Kopfschmerzen, die hochliegenden Pulse, der dünne Zungenbelag sind Indizien für einen »oberflächlichen« Prozeß (*species*-Symptomatik). Daß die gesamte Haut betroffen ist (Schüttelfrost, fiebriges Gefühl), insbesondere auch der Nasen- und Rachenbereich, zeigt, daß in erster Linie der Funktionsbereich der »Lunge« affiziert ist.

Die Schüttelfrostsymptomatik, die leicht geröteten Augen, aber auch die laufende Nase sind gleichzeitig »Wind«(*ventus*)-Symptome. Die Gesamtdiagnose hieße hier also: Eine exogene »Windschädigung« ist in die »Oberfläche« eingedrungen und hat den Funktionsbereich der »Lunge« affiziert.

5
Der Therapieentwurf

Jeder Therapie muß eine klare und eindeutige Diagnose vorausgehen. Dieser Satz stimmt nicht nur für die westliche Medizin und wird zu Recht als Anweisung für korrektes ärztliches Handeln schlechthin verstanden, sondern gilt genauso für die chinesische Medizin.

Entscheidend ist hierbei jedoch, daß jeder Therapie, die das Instrumentarium der traditionellen chinesischen Medizin benutzt, auch eine »chinesische Diagnose« nach den vorher erörterten Grundzügen vorausgehen muß. Wenn der Arzt vom Krankheitsbild seines Patienten, von der Funktionsentgleisung, von der Abweichung des energetischen Gefüges aus der harmonischen Mitte ein klares Bild gewonnen hat, dann ist es an ihm zu entscheiden, wie er diese Störung angehen will, welches Instrumentarium er zur Korrektur einsetzen möchte. Das ist die Therapiefreiheit des Arztes. Erst wenn ein Therapeut in der Lage ist, eine aussagekräftige chinesische Diagnose zu stellen und einen begründeten therapeutischen Weg zu beschreiben, betreibt er chinesische Medizin.

Diese Voraussetzung ist deshalb von grundsätzlicher Bedeutung, weil sie in den westlichen Ländern bisher kaum beachtet wurde. So werden die unterschiedlichen Therapieverfahren, insbesondere die Akupunktur, seit Jahrzehnten im Westen ohne Kenntnis der chinesischen Diagnose propagiert und angewandt. Dabei wird von westlichen Diagnosen ausgegangen, und diese Diagnosen mit bestimmten festen Behandlungs-Schemata etwa aus der Akupunktur verbunden. Unter solchen Umständen ist die Akupunkturtherapie in der Tat etwas Exotisches oder, wie Manfred Porkert es formuliert, ein eklektisches Verfahren. Herausgelöst aus dem Gesamtgebäude wird sie gewissermaßen im Probierverfahren mit dem medizinischen Denkgebäude einer anderen Kultur in Verbindung gebracht.

Ganz anders in der traditionellen chinesischen Medizin. Hier gehört es zur Voraussetzung, daß man vor jeder therapeutischen Maßnahme genaue Kenntnis über ihre tatsächliche Wirkung hat. Und dieses Wirkspektrum bildet verständlicherweise nahezu ein Spiegelbild der vorher erörterten diagnostischen Aussagen. Denn es ist ja gerade die Stärke der chinesischen Medizin, daß sich im Verlauf von Jahrhunderten die diagnostische Ausdrucksfähigkeit, die diagnostische Abstraktionsmöglichkeit und die Aussagen über die therapeutischen Wirkmöglichkeiten *parallel* entwickelten und so ein kongruentes Bild schufen. Deshalb steht das therapeutische Arsenal in einer evidenten Relation zur chinesischen Diagnose. Diese Deckungsgleichheit von klarer Diagnose und in gleicher Weise strukturierter Therapie ist es, die die chinesische Medizin so transparent und so in sich schlüssig macht. So erfahren wir bei jeder therapeutischen Maßnahme – ob es sich um ein Arzneimittel, um einen Akupunkturpunkt oder sonstige Einwirkmöglichkeiten handelt –, wie sie auf den durch die Leitkriterien geordneten Bereich korrigierend einzuwirken vermag. Mit anderen Worten, wir erfahren erstens, ob diese Reizmethode oder jenes Medikament in der Lage ist, »oberflächlich« oder in die »Tiefe« zu wirken. Zweitens wird angegeben, ob ein Einfluß auf die Krankheitsdynamik möglich ist, ob also eine »kühlende« oder im Gegenteil eine »wärmende« Modulation des funktionellen Geschehens damit zu erreichen ist. Und drittens wird schließlich auch angegeben, ob eine »schädigende Energiebelastung beseitigt« werden kann, ob eine »schräglaufende« energetische Aufladung »vermindert«, also ausgeleitet werden kann, oder im Gegenteil, ob durch diesen Eingriff das »Energieniveau angehoben« wird, aktive energetische Anteile, also das *qi* oder auch die Säftebereiche, »vermehrt« und gestützt werden können.

Natürlich muß ein Arzt vor jeder therapeutischen Maßnahme wissen, welcher Funktionsbereich oder welche Funktionsbereiche damit erreicht und beeinflußt werden können. Aber ihn interessiert analog zum diagnostischen Paradigma auch die Frage, ob mit der angewandten Therapie auf ganz bestimmte krankheitsauslösende Faktoren, wie zum Beispiel »Wind« oder »Feuchtigkeit« Einfluß genommen werden kann.

Daß der Arzt in der Anwendung seiner Therapie völlig frei ist, gilt selbstverständlich nur unter der Einschränkung, daß ihm dabei erstens deren Wirkung im Sinne der »acht Leitkriterien«, zweitens ihr Einfluß auf bestimmte Funktionsbereiche und drittens die Einwirkung auf einzelne krankheitsauslösende Faktoren bekannt sind. Und genau hierin liegen auch die Gründe für die Einschränkung des therapeutischen Arsenals, wenn man innerhalb des Weltbildes und der Wertvorstellungen der chinesischen Medizin praktiziert.

Natürlich erscheint es auf den ersten Blick sinnvoll, unsere heimischen Heilkräuter, homöopathischen Arzneimittel oder auch unsere ungemein wirksamen schulmedizinischen Medikamente anzuwenden. Aber über nahezu keines dieser uns sonst sehr wohl bekannten Heilmittel sind uns derartige geordnete Aussagen bekannt, vor allem sind sie nicht deckungsgleich mit den Vorstellungen der chinesischen Medizin über die Beschaffenheit des menschlichen Körpers und der Krankheiten. Derartige strukturierte und paradigmatische Kenntnisse liegen bisher nur von den chinesischen Arzneimitteln vor, die in der traditionellen Pharmakopoe aufgeführt sind. Und somit ist es nicht nur naheliegend, sondern zwingend, auf diesen ungeheuren Arzneimittelschatz zurückzugreifen, so wie es ebenfalls zwingend ist, auf die andere große, »äußere Therapiemethode«, nämlich die Akupunkturtherapie zurückzugreifen, weil auch hier die Aussagen über die einzelnen Punkte durch lang anhaltende klinische Erfahrung bekannt sind.

Fassen wir noch einmal zusammen: Die chinesische Medizin beginnt mit der Formulierung einer chinesischen Diagnose, das heißt, Klarheit darüber zu verschaffen, welche funktionellen Störungen, welche energetischen Entgleisungen beim jeweiligen Patienten vorliegen. Der zweite Schritt für den Arzt ist, für dieses individuell geformte Schloß den passenden therapeutischen Schlüssel zu finden, und dieser kann nur dann gefunden werden, wenn das therapeutische Instrumentarium analog gestaltet ist. Dieses System ist in beliebiger Weise erweiterbar und aufnahmefähig, nach innen stabil, aber nach außen offen. Es verlangt jedoch, daß neue therapeutische Aspekte, beispielsweise neue Medikamente, nach dem gleichen Ordnungssystem klassifiziert und im Gesamtkörper eingebettet werden. Für den Arzt ist nur wichtig, daß er zuverlässig prognostizieren kann, daß er weiß, mit welcher Maßnahme er die erkannte Störung korrigieren oder gar beheben kann, wobei die Herkunft seines Instrumentes absolut zweitrangig ist.

In China haben sich – wahrscheinlich unabhängig voneinander – mehrere therapeutische Richtungen, die auch keine innere Verwandtschaft aufweisen, entwickelt. Das bedeutendste und umfangreichste therapeutische Instrumentarium liefert der gesamte Arneimittelschatz, der zu circa 80 Prozent aus pflanzlichen Arzneimitteln besteht, im übrigen aus mineralischen und tierischen Stoffen, insgesamt jedoch ausschließlich aus natürlich vorkommenden Substanzen.

Auf der anderen Seite finden wir die Akupunkturtherapie, die bei uns im Westen seit einigen Jahrzehnten einen weitaus größeren Bekanntheitsgrad erreicht hat. Aber da beide therapeutische Methoden für den gleichen Zweck, für die Heilung von Krankheiten, geschaffen wurden, mußten sie sich auch einer vergleichbaren Sprache bedienen, denn die Diagnose war schließlich vorgegeben. Und so entstand sowohl in der Arzneimittelkunde als auch im Bereich der Akupunktur eine Terminologie, die begrifflich zu den jeweiligen Erkrankungen paßte.

Dies wird künftig eine wesentliche Aufgabe der an chinesischer Medizin interessierten Ärzte sein, auch unsere westlichen Medikamente, unsere medizinischen Maßnahmen begrifflich danach zu ordnen, die Qualitäten zu erkennen und zu beschreiben und sie somit adaptionsfähig zu machen für das umfassende System der chinesischen Medizin. In der heutigen Computersprache könnte man auch sagen, die Schnittstelle, die durch die chinesische Diagnose vorgegeben wird, muß auf der

Gegenseite von dem therapeutischen Instrumentarium erfüllt werden. Nur in einem solchen Falle entsteht eine Kompatibilität.

Der therapeutische Rahmen der chinesischen Medizin beschränkt sich nicht auf die beiden genannten Heilverfahren. Dazu gehört auch die gesamte Diätetik, die vor allem in der präventiven Medizin oder auch als begleitende therapeutische Maßnahme angewandt wird, wobei die Wirkqualitäten der einzelnen Nahrungsmittel ebenfalls weitgehend bekannt sind. Gehört die Arzneimitteltherapie zu den »inneren« therapeutischen Verfahren, so wird die Akupunktur zu den »äußeren Therapieverfahren« gerechnet, zu denen auch die Massage- und Bewegungstherapien gehören.

In den letzten Jahren erleben die Bewegungsübungen, chinesisch *Qi-gong* (zu übersetzen als »Arbeit am *qi*« oder einfach als »*qi*-Übungen«), eine erstaunliche Renaissance. Der Umgang mit dem *qi*, diesem energetischen Potential, das sich durch den menschlichen Körper zieht, wie Flüsse eine Landschaft durchströmen, wird schon in einem daoistischen Text des 4. Jahrhunderts vor unserer Zeitrechnung beschrieben: »Der Mensch lebt inmitten von *qi* und *qi* erfüllt den Menschen. Angefangen bei Himmel und Erde bis zu den 10 000 Wesen, alles bedarf des *qi*, um zu leben. Wer das *qi* zu führen weiß, nährt im Inneren seinen Körper und wehrt nach außen hin schädigende Einflüsse ab.«

Bei den *Qi-gong*-Übungen wird der Patient angeleitet, das *qi* in seinem Körper wieder selbst zu spüren und so auf sich selbst wieder einwirken zu können. Dies geschieht einmal durch Konzentration und Vorstellungskraft in Form des »inneren« *Qi-gong*, andererseits durch spezielle Atemführung oder spezifische Bewegungen, die den *qi*-Fluß berühren. Das *qi* kann bewegt und aktiviert werden, kann auf speziellen Leitbahnen zum Kreisen gebracht werden und zu bestimmten, von Krankheit befallenen Körperregionen geleitet werden. Mit der *qi*-Kraft können Blockaden gelöst werden, und wenn der Therapeut mit seinem nach »außen entwickelten *qi*« auf den Patienten einwirkt, können selbst energetische Mangelzustände beeinflußt werden. Durch »Übungen in Ruhe« und auch durch »Übungen in Bewegung« kann, zusätzlich zu anderen therapeutischen Maßnahmen, kräftigend auf Patienten eingewirkt werden, schwache und erschöpfte Patienten können dadurch in erstaunlicher Weise zu Rekonvaleszenten werden. In China gibt es inzwischen Sanatorien und Kliniken, wo diese Übungen manchmal ausschließlich, häufig aber kombiniert mit anderen Therapieverfahren, bei chronisch erkrankten Patienten, bei Erkrankungen der Atemwege, des Herzkreislaufsystems, bei Gelenkbeschwerden oder selbst tumorösen Erkrankungen eingesetzt werden. Immer ergibt sich eine Stärkung des Allgemeinbefindens, auch wenn über spezifische therapeutische Ergebnisse noch keine Berichte vorliegen.

In ähnlicher Weise wird das *Taiji* in China wieder zunehmend geschätzt. Auch im Westen werden neuerdings nicht nur die harten Übungen des *Kungfu*, sondern auch die weichen Formen des *Taiji* praktiziert. Anregungen für beide »Sport«-Arten lieferten den Chinesen der spielerische Kampf der Tiere: ein Spiel zwischen Geschmeidigkeit und Kraft, zwischen Schnelligkeit und Härte. Und so wie es aus daoistischer Weltsicht heißt: »Alles Biegsame, Weiche ist auf Dauer allem Harten überlegen, so wie das Wasser dem Stein«, so entwickelten sich aus dieser Einsicht wellenförmig kreisende Bewegungen, dem Wechselspiel von Yin und Yang entsprechend, mit der Möglichkeit des Schwächeren, sich dem übermächtigen Gegner dadurch zu entziehen, daß er diesen ins Leere laufen läßt. Christel Proksch zitiert die Chinesen, wenn sie sagt: »Man preist die Langzeitwunderwirkung dieser Körperkunst an, die dem regelmäßig Übenden die Geschmeidigkeit eines Kindes, die Gesundheit eines Holzfällers und die Gelassenheit eines Weisen verspricht.« Und auf die Frage, was ist *Taiji*, antwortet sie in ihrem Aufsatz: »Am besten übt man sich darin, um es zu erfahren«, gemäß einem Satz des Laotse (Laozi): »Der Wissende redet nicht. Der Redende weiß nicht.«

Nicht nur das *Taiji* oder die *Qi-gong*-Übungen sind nicht beschreibbar, sondern nur erlebbar, dies gilt eigentlich auch für die gesamte chinesische Medizin. Wir können den rationalen Teil, den gedanklich verarbeitbaren, den intellektuellen Aspekt, das Ordnungs- und Entsprechungssystem wiedergeben, aber unendlich viel von dem, was chinesische Medizin ausmacht, bleibt unausgesprochen, weil es sich nur erleben läßt. Es kommt nicht von ungefähr, daß die chinesische Medizin im Einzelunterricht vom Lehrer auf den Schüler, meistens vom Vater auf den Sohn übertragen wurde. Wer einmal von einem großen chinesischen Arzt angeleitet wurde, der weiß genau, wieviel man nicht wiedergeben kann.

Angesichts des vielfältigen Therapieangebots der chinesischen Medizin ist zu fragen, ob die »acht Leitkriterien« erste therapeutische Wege weisen und in welche Richtung sie führen:

1. Bei allen »oberflächlichen« Erkrankungen wie Affektionen des Bewegungsapparates, Verzerrungen, Verspannungen, neuralgische Beschwerden empfiehlt sich auch die Therapie von »außen«, um die Störung aus der Oberfläche herauszulösen. Dies bedeutet in erster Linie die Anwendung der Akupunkturtherapie. Aber auch der Arzneimittelschatz hält viele Medikamente bereit, die eine ausgesprochene Oberflächenwirkung zeigen, und die dafür in Frage kommen.

Sobald die Erkrankungen jedoch stärker in die »Tiefe« vorgedrungen sind, wenn sie gar das Innere ausschließlich erfaßt haben, tritt die Akupunkturtherapie sehr stark zurück, und die »innere Behandlungsweise«, also in erster Linie mit Arzneimitteln, tritt in den Vordergrund. Mit ihr haben wir auch die Möglichkeit, tiefliegende Schäden anzugehen und gegebenenfalls erfolgreich zu korrigieren.

In beiden Fällen, also unabhängig von der »Tiefe der Erkrankung«, können begleitende Maßnahmen, wie die erwähnten Bewegungstherapien, hilfreich sein.

2. Bei der Polarität von »Kälte« und »Wärme« berufen wir uns auf den klassischen chinesischen Satz: »Kühles erwärme man, Warmes kühle man ab.« Durch diese therapeutische Anweisung ist der Handlungsspielraum sofort vorgegeben. Denn die chinesischen Arzneimittel teilen sich in solche, die »warmen« oder gar »heißen« Charakter haben, in andere, die »kühlen«

oder »sehr kalten« Charakter haben, sowie in eine dritte Gruppe, die sich auf dieser Achse neutral verhält, mit der also Abweichungen im Bereich von Wärme und Kälte nicht beeinflußt werden können. Die Akupunkturtherapie selbst hat eher einen kühlenden oder neutralen Charakter, dagegen hat ihr natürliches Pendant, die »Moxibustion«, das heißt die Erwärmung der Akupunkturpunkte mit abbrennbaren Beifußkegeln, einen erwärmenden bis erhitzenden Charakter.

Da eine Abweichung in dem die Dynamik beschreibenden Bereich in Richtung »Wärme« und »Kälte« in der Regel kombiniert mit nach »außen« oder »innen« liegenden Schädigungen auftritt, ergibt sich die Entscheidung für eine entsprechende Therapie aus dieser Kombination. In einem solchen Falle bewährt es sich besonders, zur Unterstützung die Diätetik mit einzusetzen, da auch die Nahrungsmittel nach »kühlen« bzw. »warmen« unterschieden werden.

3. Falls sich eine »schräglaufende Energie«, ein »schadhafter übermäßiger Energiebetrag«, beispielsweise in Form von »Windschädigungen« oder »Feuchtigkeitsschädigungen« festgesetzt hat, bedarf es natürlich in erster Linie einer Ausleitung des von außen kommenden Schadens oder einer Umwandlung der durch »innere Faktoren« bedingten Belastungen. Da die von außen kommenden Schäden, wie zum Beispiel »Windschädigungen« in der Regel zuerst die »Oberfläche« affizieren, drängt sich auch hier wieder die »äußere Therapie« mit Hilfe der Akupunktur auf. Bei »inneren Faktoren«, die sich ja nur auf der Basis eines inneren Ungleichgewichts entwickeln können, wird auf eine tieferwirkende medikamentöse Therapie in der Regel nicht zu verzichten sein. Aber hier leisten zur allgemeinen Stabilisierung und Kräftigung auch die begleitenden Bewegungstherapien wichtige Dienste.

Ganz besonders gilt dieses natürlich für den Fall, bei dem eine konstitutionelle Schwäche oder eine Erschöpfung nach lang anhaltenden Erkrankungen zu einem spürbaren energetischen Defizit geführt hat. So wie die Akupunktur sich hervorragend zur Ausleitung schadhafter Ernergiebeträge eignet, so schwierig ist ihre Handhabung bei der Kompensation eines energetischen Erschöpfungszustandes. Hier ist die Therapie ohne chinesische Arzneimittel kaum denkbar. Das *qi* muß nicht nur bewegt werden, was auch mit der Akupunktur möglich ist, sondern es muß ergänzt, es mußt gestärkt und aufgebaut werden. Dazu bedarf es bestimmter Arzneimittel oder der konsequenten Anwendung der kräftigenden Übungen des *Qigong*.

Anhand der »acht Leitkriterien« kann man also gewisse Vorentscheidungen in Richtung auf bestimmte therapeutische Maßnahmen treffen.

6
Das Schatzhaus der chinesischen Arzneimitteltherapie

Parallel zur Entwicklung der chinesischen Medizin hat sich innerhalb der vergangenen zweieinhalbtausend Jahre auch die Zahl der Arzneimittel, die in der chinesischen Medizin zur Anwendung kommen, kontinuierlich erweitert. Während um die Zeitwende in einer weitverbreiteten Arzneimittellehre erst 365 Arzneimittel genannt wurden, erreichte der Umfang des Arzneimittelschatzes im 16. Jahrhundert einen vorläufigen Höhepunkt, als der berühmte Arzt Li Shi Shen in seinem systematischen Arzneimittelwerk *Bencao gangmu* etwa 2000 Spezialitäten beschrieb. Auf meiner China-Reise im Frühjahr 1984 konnte ich mehrere pharmazeutische Sammlungen besichtigen, so u. a. an den Hochschulen in Peking und Chengdu. Am College für Traditionelle Chinesische Medizin in Chengdu, das die größte Sammlung dieser Art besitzt, kann man über 3000 Arzneimittelspezialitäten sehen.

Nach einer ersten, schon Jahrhunderte zurückliegenden Klassifikation wurde der gesamte Arzneimittelschatz nach den »acht therapeutischen Verfahren« geordnet. Dabei geht es um folgende Ziele:

1. die Erzielung von Schweiß (*sudatio*)
2. das therapeutische »Auswerfen« (*vomitio expectoratio*)
3. *Purgatio*
4. die Harmonisierung (*compositio*)
5. die vorsichtige Erwärmung (*tepefactio*)
6. die Kühlung (*refrigeratio*)
7. die energetische Ergänzung (*suppletio*)
8. die Ableitung von Energie (*dispulsio*).

Bei einer ersten Betrachtung dieser Einteilung wird sofort erkennbar, daß diese Auflistung eine sinnvolle Fortsetzung der bereits bekannten »acht Leitkriterien«, darstellt.

So entspricht die »Kühlung« und die »Erwärmung« der diagnostischen Achse von »Wärme«- und »Kälte«-Prozessen, da diese Therapieformen hierbei zur Anwendung kommen. Die »energetische Ergänzung« oder die »Ableitung von Energie« korrelieren natürlich mit der Diagnose einer »energetischen Erschöpfung« oder dem Gegenteil, einer »schädigenden energetischen Aufladung«. Ein Einwirken auf die »Oberfläche« ist unter anderem durch die »Erzielung von Schweiß« möglich, auf das »Innere« kann mit unterschiedlichen Verfahren eingewirkt werden.

Eine perfekte Klassifizierung nach diesem Schema ließ sich bei den Arzneimitteln jedoch nicht durchführen, da nicht alle Medikamente nur zu einem Bereich gehörten, sondern teilweise Wirkungen über mehrere Bereiche entfalteten. Zum Beispiel kann ein Arzneimittel sowohl »erwärmend« als auch »ergänzend« wirken. Auch schien diese grobe Aufteilung für den klinischen Alltag nicht ausreichend zu sein.

Im Laufe der Zeit setzte sich deshalb ein anderes Beschreibungsmuster durch. Man begann, unabhängig von der eben genannten Gruppierung, damit, das Temperaturverhalten eines jeden Arzneimittels, also seine »kühlende« oder seine »wärmende« Eigenschaft, zu notieren und genau zu beobachten. Dieses Merkmal der Temperatureigenschaft, seiner Dynamik, läßt sich auch gut auf einer Achse darstellen, und damit ergibt sich als erste beschreibende Qualität, als erste Dimension, das »Temperaturverhalten« von »sehr kalt« bis »heiß«.

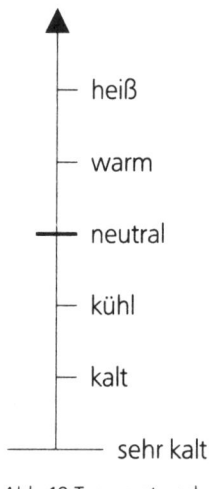

Abb. 19 Temperaturachse

Als zweite Eigenschaft ist jedem Medikament eine bestimmte »Geschmacksrichtung« eigen. Dieser Begriff der »Geschmacksrichtung« wurde über die rein sinnliche Erfahrung unseres oralen Aufnehmens hinaus deutlich erweitert und empfindlicheren Kriterien unterworfen. Auch uns ist es geläufig, daß es fünf Hauptgeschmacksrichtungen gibt, und zwar das
- Scharfe,
- Süße,
- Saure,
- Bittere und
- schließlich das Salzige.

Die Beschreibung der Geschmacksrichtung gewinnt dadurch besonderes Gewicht, daß sie in das System so integriert wird, daß jede der fünf Geschmacksrichtungen einer Wandlungsphase und somit auch einem Funktionsbereich zugeordnet wird.
So wird die »scharfe« Geschmacksrichtung dem Funktionsbereich »Lunge«, entsprechend der Wandlungsphase »Metall« zugeordnet.
Das »Süße« entspricht dem Funktionsbereich »Milz«, also der »Mitte«, mithin der Wandlungsphase »Erde«.
Die »saure« Geschmacksrichtung deutet auf den Funktionsbereich »Leber« entsprechend der Wandlungsphase »Holz«.
Die »bittere« Geschmacksrichtung entspricht dem Funktionsbereich »Herz« der Wandlungsphase »Feuer« und
das »Salzige« weist auf den funktionellen Bereich der »Niere«, mithin der Wandlungsphase »Wasser«.

Aber diese schematische Zuordnung ist noch weitgehend unbefriedigend, und erst ein Hinterfragen der Wirkeigenschaft aufgrund bestimmter Geschmacksrichtungen gibt uns eine zufriedenstellende Erklärung. So bewirken gerade die Aufnahme von Scharfem oder ein scharfes Arzneimittel eine Lösung, eine Mobilisierung, eine Öffnung nach außen, eine Entfaltung der aktiven Energie. Wir kennen das selbst aus dem täglichen Leben, wenn wir beispielsweise eine scharfe Suppe zu uns nehmen oder andere scharfgewürzte Speisen und kurz darauf zu schwitzen beginnen und sich ein warmes Gefühl in der Haut entwickelt. Diese Außenwirkung, die Öffnung der »Oberfläche«, entspricht einer Wirkung im Funktionsbereich »Lunge«.

Süße Speisen hingegen wirken ausgleichend, regulierend und puffernd, stützen die Energiebilanz und stellen gegebenenfalls unmittelbar aktive Energie zur Verfügung. Süßes wirkt also auf die »Mitte«.

Die sauren Nahrungsmittel ziehen zusammen, aber rauhen auch gleichzeitig auf. Diese Erfahrung, die schon jedes Kind gemacht hat, das in eine Zitrone biß, muß nicht weiter erläutert werden. Das Zusammenziehen, das Sammeln von Aktivem, das Anspannen hat einen besonderen Bezug zum Funktionsbereich »Leber«. Nehmen wir ein anderes Beispiel aus dem Alltag: Nach einer durchzechten Nacht, wenn der Alkoholkonsum in den zurückliegenden Stunden erheblich war, ist für viele Menschen Saures besonders angenehm, denn der Funktionsbereich »Leber« wurde – auch aus chinesischer Sicht – durch den alkoholischen Exzeß sehr stark belastet, das »Saure« führt zu einer Sammlung und Stärkung in diesem Bereich.

Der bittere Geschmack wirkt trocknend, niederschlagend und dämpfend, während der salzige Geschmack eine erweichende, gleichzeitig befeuchtende und auch laxierende Wirkung hat.

Die scharfe Geschmacksrichtung wirkt also am weitesten außen, während das Salzige, das Erweichende und Lösende am intensivsten im Inneren wirkt; in dieser Abstufung können wir sämtliche Geschmacksrichtungen (die genannten fünf erweitert durch eine sechste neutrale) ebenfalls auf einer Achse anbringen, wobei die Wirkrichtung von innen nach außen gegeben ist.

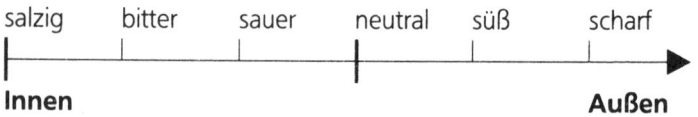

Abb. 20 Achse der Geschmackswirkungen

Die dritte Dimension erfährt diese paradigmatische Darstellung dadurch, daß von jedem Arzneimittel die Wirkung auf bestimmte oder auch nur auf einen einzelnen Funktionsbereich beschrieben werden kann. Dies ist jedoch nur aufgrund immer wiederkehrender Beobachtungen möglich, die sich über Jahrzehnte oder gar Jahrhunderte erstreckten. Erst nach derartig langen Erfahrungen kann eine Aussage darüber gemacht werden, in welchen Bereichen aufgrund klinischer Veränderungen Wirkung erzielt worden ist.

Diese drei Dimensionen kann man der Anschaulichkeit halber graphisch darstellen, und so lassen sich mit Hilfe eines graphischen Diagramms erste und qualitativ sehr stichhaltige Aussagen über das Wirkprofil eines Arzneimittels machen. In der Abbildung 21 ist dieses Wirkprofil an einem fiktiven Medikament dargestellt.

Mit diesen mehr schematischen Aussagen hat man jedoch nur einen Teil der Wirkmöglichkeiten des jeweiligen Arzneimit-

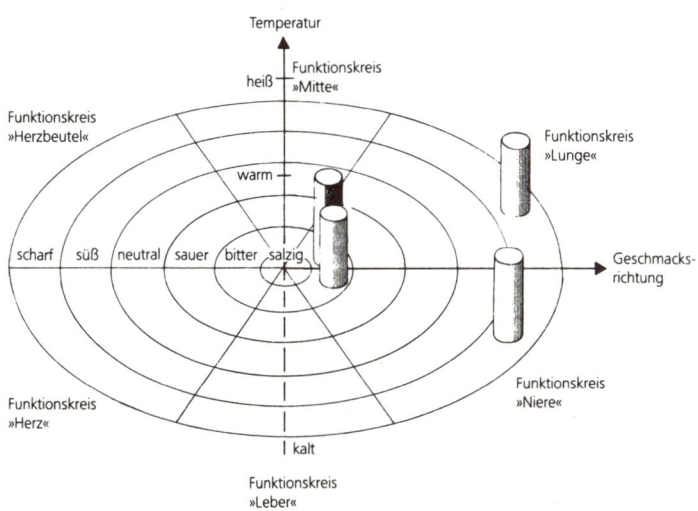

Abb. 21 Wirkpositionen der *Herba Ephedra* (Meerträubel)

tels erfaßt. Sein gesamtes Wirkspektrum wird schon seit vielen Jahrhunderten exakt beschrieben und geht weit über diese erste Orientierungsstufe hinaus. Beispielsweise heißt es in der Arzneimittellehre über den frischen Ingwer, sein Temperaturverhalten sei neutral bis leicht warm, seine Geschmacksrichtung scharf, und er wirke in erster Linie auf den Funktionsbereich »Lunge«, aber auch auf die gesamte »Mitte«. Die genaue Wirkbeschreibung ist jedoch noch wesentlich umfassender und präziser und für den Einsatz als Heilmittel unerläßlich. So heißt es präzisierend: »Die Oberfläche wird gelöst, der Ingwer wirkt schweißtreibend. Die ›Mitte‹ wird erwärmt.« Nach diesen noch aus dem Raster ableitbaren Feststellungen heißt es weiter: »Ingwer stillt Übelkeit, hebt den Hustenreiz auf, außerdem wird Schleim ausgeleitet.«

Diese letzten Informationen waren aufgrund der dreidimensionalen Klassifizierung nicht erkennbar, sondern beruhen auf klinischen Beobachtungen.

Die Beschreibung eines derartigen Wirkspektrums ist für jedes Arzneimittel unerläßlich, und für den Behandelnden ist wiederum die Kenntnis dieses Wirkspektrums Voraussetzung für die richtige Anwendung. Erst dadurch, daß man über solche genauen Informationen verfügt, läßt sich im Gesamtrahmen der chinesischen Medizin eine flexible und sichere Therapie gestalten.

Aufgrund einer zunehmenden klinischen Differenzierung genügte die Einteilung der Arzneimittel in die obengenannten Kategorien der »acht therapeutischen Verfahren« noch nicht. Die chinesische Arzneimittellehre entwickelte deshalb bald noch ausgefeiltere, an der Klinik orientierte Gruppierungen. Eine Aufteilung des ganzen Arzneimittelschatzes in 19 Gruppen führte zu einer übersichtlichen Verwendbarkeit dieses Arsenals im praktischen klinischen Bereich. Dabei ist allerdings zu erwähnen, daß kein Kliniker mit 3000 Spezialitäten arbeitet, so wenig wie in unserer Medizin 3000 Medikamente notwendig sind. Der übliche Rahmen der verfügbaren Arzneimittel dürfte bei einigen 100 Spezialitäten liegen, deren Repertoire sich dann von Fall zu Fall unterscheidet.

Aber so exotisch und andersartig diese Klassifizierung natürlicher Heilmittel anmutet, ist sie offenbar gar nicht. Wenn wir einen Blick in unsere eigene Tradition werfen, finden wir zum Beispiel bei Hildegard von Bingen als eines der Hauptkriterien zur Differenzierung von Heilpflanzen die Unterscheidung nach ihrem Temperaturverhalten. In heutigen Kräuterbüchern oder gar Arzneipflanzenlexika wird dieses Wissen kaum noch erwähnt, man beschränkt sich meistens auf eine bildreiche Beschreibung der klinischen Wirkung eines Heilmittels, in der modernen Fachliteratur kapriziert man sich auf chemische Analysen und die Darstellung von Strukturformeln.

Im Bereich der täglichen Erfahrung wird jeder mit Beispielen dieser Art konfrontiert. In der Weihnachtsbäckerei werden typische Zutaten, wie Zimt, Anis, Cardamon oder Nelken, verwendet. Alle diese Gewürze sind ausgesprochen »warme Mittel« und finden sich als Medikamente in der chinesischen Medizin wieder. Demgegenüber schätzen wir im Sommer die kühlenden Eigenschaften von Gurken und Melonen, aber auch von Pfefferminztee und, schon ein wenig ausgefallener, von Chrysanthementee. In der Klinik beispielsweise erlebt man es immer wieder, daß bestimmte Patienten bei der Teeausteilung heftig gegen Kamillentee protestieren und lieber Pfefferminztee möchten oder umgekehrt. Meistens wird dies ungehalten oder gleichgültig abgetan, jedenfalls wird es häufig damit kommentiert, daß der Patient den einen oder anderen Tee eben nicht mag. Oft liegt es jedoch nicht am Mögen, sondern an der Bekömmlichkeit, und bei sensiblen Patienten führt die »Erwärmung« durch den Kamillentee bzw. die »Kühlung« durch den Pfefferminztee schon zu einer signifikanten, für sie jedenfalls angenehm oder unangenehm spürbaren Wirkung.

Daß eine Geschmacksrichtung auch eine Wirkung haben kann, ist uns aus dem täglichen Leben besser bekannt als im Zusammenhang mit gebräuchlichen Heilmitteln. Die Wirkung von Gewürzen wie Pfeffer, Paprika und Chili in Form von Schweißbildung und einer Erwärmung der Haut wurde schon erwähnt. Dieses bedeutet Einfluß auf den Funktionsbereich »Lunge«. Das Süße kräftigt, stabilisiert die Konstitution und stellt neue Energien zur Verfügung (und dieses heißt Wirkung auf die »Mitte«), kann jedoch, im Übermaß genommen, zu einer gefährlichen, den Chinesen sehr geläufigen Überbeanspruchung führen, wodurch jener Energiebereich belastet wird. Denn für alle Geschmacksrichtungen gilt der Grundsatz: In geringer Dosierung sind sie förderlich, in übermäßiger Dosierung kommt es zu einer Schädigung des jeweiligen Bereiches. Nicht nur bei Süßem, sondern auch beim Salzkonsum ist dieses Problem besonders evident bei uns. Salziges wirkt aufweichend und lösend in der tiefsten Schicht, im Bereich des Funktionskreises »Niere«, d. h. es wirkt im Bereich des untersten, tiefsten Fundamentes. Dadurch werden Widerlager gelöst und aufgeweicht, dieses führt zu einem Entweichen von aktiven Energieanteilen. Aus Sicht der chinesischen Medizin ist das eine Erklärung für den bei uns zunehmenden hohen Blutdruck infolge übermäßigen Salzkonsums.

Damit sind wir bereits bei den diätetischen Vorstellungen und Vorschlägen der chinesischen Medizin, die jedoch nicht explizit und katalogisiert dargestellt werden sollen. Allein die Kenntnis des Temperaturverhaltens sowie der Geschmacksrichtungen geben eine ganz wesentliche Hilfestellung bei der diätetischen Auswahl von Speisen. Im »Inneren Klassiker des gelben Fürsten« kommt lediglich eine Zuordnung der verschiedenen Getreidesorten vor, die bevorzugt bestimmte Bereiche stützen. So wird der Funktionsbereich »Leber« ganz besonders durch den Weizen gekräftigt, der Funktionsbereich »Herz« durch die kleberhaltige Hirse. Davon unterschieden wird eine kleberfreie gelbe Hirse, die in erster Linie den Funktionsbereich »Milz«, also die gesamte »Mitte«, stärkt, wohingegen der »Lungenbereich« durch Reis gekräftigt wird. Daraus leitet sich auch eine strenge Reisdiät bei grippalen Infekten ab, da der in erster Linie affizierte Bereich, nämlich der Funktionsbereich »Lunge« damit spürbar gestützt wird. Der Funktionsbereich »Niere« wird durch die Sojabohne positiv beeinflußt. Die übrigen diätetischen Angaben sind wesentlich unklarer und lassen sich auch aus den chinesischen Quellen nicht eindeutig erschließen.

Ein interessantes Bild ergibt sich, wenn Nahrungsmittel

durch den Kochvorgang verändert werden. Beispielsweise ist der Rettich in ungekochtem Zustand weiß und sehr scharf. In dieser Form wirkt er aufgrund seiner Schärfe in erster Linie auf den Funktionsbereich »Lunge«, unterstrichen wird dies vielleicht noch durch seine weiße Farbe, die dem Funktionsbereich »Lunge« ebenfalls entspricht. Nach dem Kochvorgang wird der Rettich dunkler, gelblich und bekommt einen eher süßlichen Geschmack. In dieser Darreichungsform wirkt er kräftigend auf den »mittleren« Funktionsbereich, weil seine süße Geschmacksrichtung und gelbe Farbe in Übereinstimmung mit dem Funktionsbereich der »Mitte« treten (»gelb« entspricht dem Funktionsbereich der »Mitte«).

Bei unseren westlichen Arzneimitteln kennen wir vor allem deren chemische Zusammensetzung, ihre physikalischen Eigenschaften und ihre Pharmakodynamik. Diese Informationen sind zum größten Teil losgelöst vom Menschen im Laboratorium, *in vitro*, ermittelt worden. Gesucht wird in der Regel ein spezifischer Organbezug und an diesem eine spezifische Wirkungsweise. Geforscht wird beispielsweise nach Medikamenten, die spezifisch auf das Herz wirken und hier auf bestimmte Teile wie das Reizleitungssystem oder sogenannte Rezeptoren. Andere Stoffe sollen auf die Niere und ihre harnausleitenden Funktionen einwirken, wieder andere generalisiert auf Entzündungen, auf Infektionen oder auf hormonelle Prozesse. Natürlich hat es hierbei bereichsweise große Erfolge gegeben, dennoch sind die vielen weißen Flecken in der »Arzneimittellandschaft« trotz des unendlich großen Medikamentenangebotes unübersehbar. So gibt es beispielsweise oft überhaupt keine Organspezifität. »Lebermittel« im westlichen Sinne sind in der Klinik schlichtweg unbekannt, in anderen Bereichen ist man bei einem relativ hohen Medikamentenangebot, aber einer unzureichenden Adaptation an die Krankheitsprozesse immer noch im Versuchs-Stadium. So erklären Kardiologen offen, bei der Behandlung von Herzrythmusstörungen sei man trotz der großen Anzahl verfügbarer Medikamente letztlich aufs Probieren angewiesen. Eine am Menschen orientierte Differenzierung der Medikamente hat nie stattgefunden. Die Aussagen über die

Wirkprinzipien der einzelnen Medikamente beziehen sich auf Modellvorstellungen, die sich der Physiologe von den einzelnen Organen macht. Das Arbeiten an diesem Modell, die Beschreibung einer Wirkung, das Wiedergeben eines Chemismus aufgrund postulierter physiologischer Begebenheiten ist gleichbedeutend mit der Arbeit im Rahmen der naturwissenschaftlichen Medizin.

Aber wie will man von Kamille oder Minze, wie von Ingwer oder auch Ginseng solch ein Wirkmodell aufstellen, wenn die Voraussetzungen dafür, nämlich das Herausfinden eines konkreten Moleküls, eines sauberen Chemismus, nicht gegeben ist. Die Komplexität eines Mittels kann nur mit menschlichen, also qualitativen Werten beschrieben werden, wie dies beispielsweise die traditionelle chinesische Medizin jahrtausendelang getan hat.

Eine naturwissenschaftliche *in vitro*-Medizin läßt sich bereits nach Jahren bis Jahrzehnten konzipieren. Sämtliche, für die chinesische Medizin relevanten Daten, wie beispielsweise ein Funktionskreis-Bezug, könnten von neueren Medikamenten gar nicht erbracht werden. Man benötigt Jahrhunderte, um in langer Arbeit und intensiver Beobachtung die differenzierten Wirkungen auf das Gesamtgefüge des Menschen festzustellen. Schon gar nicht lassen sich solche Kenntnisse mit Tierversuchen, seien sie auch noch so breit angelegt, ermitteln. Aus all dem Gesagten folgt, daß die traditionelle chinesische Medizin nur sinnvoll mit Medikamenten angewandt werden kann, deren Wirkspektrum im Sinne dieser Medizin bekannt ist. Das Temperaturverhalten, die Geschmacksrichtungen und insbesondere die Funktionskreisbezüge müssen eindeutig sein. Ohne diese Kenntnisse ist keine Anwendung der chinesischen Medizin möglich. Weiterhin müssen sämtliche möglichen Wirkungen des Mittels genau erläutert sein. Da all diese Aussagen bei westlichen Medikamenten fehlen beziehungsweise höchstens rudimentär vorhanden sind, lassen sich diese Medikamente zur Zeit nicht in die chinesische Pharmazeutik integrieren. Es wird einer späteren Zeit vorbehalten bleiben, auch unsere Arzneimittel nach den menschenbezogenen Kriterien der chinesischen Diagnostik zu untersuchen, zu klassifizieren und nach diesen Kriterien anwendungsbereit zu machen.

Mir ist dabei sehr wohl bewußt, daß dies einer Umkehrung der bisher erhobenen Forderung entspricht, wonach die chinesische Medizin mit ihren Arzneimitteln sich dem naturwissenschaftlichen Denken zu unterwerfen und nachzuweisen habe, welchen chemischen Prozeß welches organische Phänomen sie auslöst. Doch diese Frage ist eigentlich weitgehend uninteressant und geht über den Rahmen der chinesischen Medizin und auch die Bedürfnisse der Menschen völlig hinaus. Die Isolierung eines wirksamen Moleküls oder einer Molekülgruppe dient neben der Befriedigung der akademischen Neugierde in erster Linie der Pharmaindustrie, die danach die Chance hätte, ein entsprechendes Präparat künstlich herzustellen. Digitalis, vormals durch das Abkochen von Blättern des Fingerhutes gewonnen und als wirksame Volksmedizin angewandt, wurde zu einem derart verbreiteten Herzmedikament, weil eine Wirkgruppe isoliert werden konnte. Es wäre kaum so berühmt geworden, wenn es auch weiterhin wie beispielsweise der Ginseng oder andere Substanzen nur aufgrund der Komplexität der gesamten Pflanze wirken würde. Die zahlreichen Bemühungen, die seit über 100 Jahren in China, Japan, vor allem aber auch in den USA unternommen wurden, chinesische Medikamente und Pflanzen chemisch zu durchleuchten, haben zu eher enttäuschenden Ergebnissen geführt und bisher kaum eine Möglichkeit eröffnet, das Wirkprofil der Pflanzen auf bestimmte chemische Strukturen zu reduzieren.

Die chinesischen Medikamente werden, um es noch einmal zu betonen, deshalb verwendet, weil eine jahrtausendelange Erfahrung und eine sich über Generationen erstreckende minutiöse Aufzeichnung ihrer Wirkung am Menschen dieses rechtfertigen. Der historische Hintergrund gibt dem Arzt die Sicherheit und das Vertrauen in dieses »Schatzhaus der Medizin«.

Chinesische Medikamente in Einzeldarstellungen

Nachfolgend sollen einige chinesische Heilmittel behandelt werden, die auch in Europa bekannt sind. Es handelt sich dabei keineswegs immer um die wichtigsten Heilmittel aus dem Fundus der chinesischen Pharmazie; ausschlaggebend für ihre Auswahl war vielmehr die Möglichkeit, bekannte europäische Vorstellungen und chinesische Beschreibung einander gegenüberzustellen.

Knoblauch (ALLIUM SATIVUM)

In den chinesischen Lehrbüchern wird der Knoblauch seit dem 6. Jahrhundert nach unserer Zeitrechnung als Heilmittel erwähnt und wie folgt beschrieben: Sein Temperaturverhalten ist warm, seine Geschmacksrichtung scharf.

Der Knoblauch wirkt auf den »mittleren« Funktionsbereich und hier besonders auf den Funktionsbereich »Magen« sowie auf den funktionellen Bereich »Lunge« und einen dazugehörigen Anteil, der mit »Dickdarm« bezeichnet wird.

Seine Wirkung wird als antiparasitisch, als entgiftend, sowohl bakterizid wie auch fungizid angegeben. Der Knoblauch »zerteilt« Schwellungen.

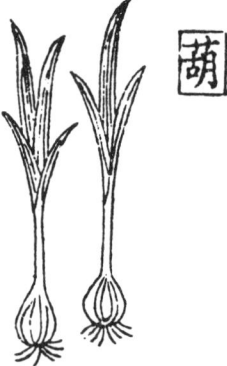

Abb. 22 Knoblauch *(Allium sativum)*
Alle Pflanzenabbildungen (außer Abb. 30) aus:
Chongxiu zhenghe bencao, dat. 1249

Nach westlichen Vorstellungen und Untersuchungsergebnissen aufgrund der chemischen Analyse wirkt der Knoblauch besonders durch ein ätherisches Öl, in dem schwefelhaltige Verbindungen wie Alicen, Diallyldisulfid und Diallyltrisulfid enthalten sind. Bei klinischen Untersuchungen wurde eine fäulnishemmende und gallenflußtreibende Wirkung des Knoblauchs nachgewiesen. Einige Untersuchungen sprechen auch dafür, daß der Cholesterinspiegel und der Blutdruck mit Hilfe von Knoblauch gesenkt werden können.

In der chinesischen Medizin umfaßt die Indikationsliste in erster Linie den Befall des Magen-Darm-Bereichs durch Parasiten, insbesondere durch Würmer. Aber auch bei entzündlichen Prozessen oder bei Amöbenruhr zeigt der Knoblauch eine hilfreiche Wirkung, wobei neben einer oralen Darreichungsform auch die Anwendung von Klistieren empfohlen wird. Äußerliche Entzündungen, Ulcerationen der Haut, sprechen gut auf eine äußere Anwendung der zerriebenen Knoblauchzehe an. Bei Insektenstichen und -bissen bewährt sich ein Umschlag mit einer kleingehackten und zerdrückten Zehe.

Mandel (SEMEN ARMENIACAE DULCIS ET AMARAE)

In der chinesischen Medizin wird bei der Verwendung zwischen der bitteren und der süßen Mandel unterschieden. Beide Mandelsorten stammen von Aprikosenbäumen (*Prunus*), wobei die Unterscheidung zwischen süßen und bitteren Mandeln pharmakologisch erst seit dem 11. Jahrhundert unserer Zeitrechnung erfolgt.

Die Bittermandel ist therapeutisch von wesentlich größerer Bedeutung als die süße Mandel. Das Temperaturverhalten der bitteren Mandel ist warm, das der süßen Mandel neutral. Die Geschmacksrichtung entspricht natürlich dem jeweiligen Namen. So ist die Geschmacksrichtung der Bittermandel in erster Linie bitter mit einer süßen Komponente, die der süßen Mandel süß. Beide Mandelsorten zeigen einen deutlichen Bezug zu den Funktionsbereichen »Lunge« sowie dem angeschlossenen äußeren Bereich des »Dickdarms«.

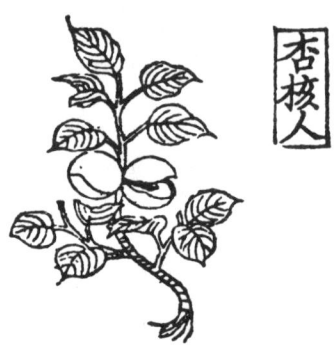

Abb. 23 Mandel *(Prunus armeniacae)*

Auch die Wirkbeschreibung ist bei beiden Mandelsorten sehr ähnlich. Beide sollen Husten und Keuchen stillen, wobei die Bittermandel eine zusätzliche laxierende (abführende) Wirkung aufweist.

Aus westlicher Sicht unterscheiden sich die Bitter- und Süßmandel durch den Gehalt an Amygdalin, einer chemischen Verbindung, die auch Cyanid enthält. Die Bittermandeln enthalten drei bis vier Prozent Amygdalin, während die süßen Mandeln gar keines enthalten. Das typische Aroma der Bittermandel entsteht durch die Substanz Benzaldehyd, das ebenfalls nur in dieser Mandel vorkommt. Im übrigen enthalten die Mandeln Öl bis zur Hälfte des Gesamtgewichtes sowie Eiweißstoffe, Mineralien und Vitamine. Das Mandelöl findet auch bei uns in der kosmetischen Industrie, aber auch in der Feinmechanik vielfältige Verwendung. Das Bittermandelöl war auch im Westen lange Zeit offizinell. Heute wird das Bittermandelöl großenteils als Aromastoff verwendet.

Die Indikationen aus dem Bereich der chinesischen Medizin zeigen die Verwendung von Mandeln bei Husten und Schweratmigkeit, insbesondere wenn diese auf Stauungsbefunde zurückgeht. Bei chronischem Husten, der aufgrund einer energetischen Schwäche im »Lungenfunktionsbereich« bedingt ist, sind die süßen Mandeln den bittern Mandeln vorzuziehen.

Chronische Obstipation bildet ein weiteres wichtiges Indikationsgebiet für die Anwendung der bitteren Mandel.

Natürlich war die Toxizität der Bittermandel den chinesischen Ärzten von Anfang an bekannt. Da die Bittermandel in großem Umfange verwendet wurde, blieben Vergiftungserscheinungen nicht aus. Um diese Vergiftungserscheinungen zu beheben, benutzte man in China die Wurzeln und die Rinde des Aprikosenbaumes. Warum dessen abgekochter Sud als Antidot wirkt, läßt sich mit westlicher chemischer Analyse nicht begründen. Um so interessanter ist jedoch, daß diese Wirkung immer wieder überprüft werden konnte, und daß auch hierin die Erfahrungen am Menschen, das klinisch immer wieder Beobachtete, die erforderliche Sicherheit gaben.

Spargel (ASPARAGUS)

Der Spargel ist uns mehr als eine kulinarische Köstlichkeit denn als ein Heilmittel bekannt. Aber er wird seit Jahrtausenden in chinesischen Arzneibüchern erwähnt und kommt auch bei uns in alten Kräuterbüchern vor.

Aus chinesischer Sicht zeigt er ein kaltes Temperaturverhalten. Seine Geschmacksrichtung ist bitter und süß, und er weist einen besonderen Bezug zum Funktionsbereich »Lunge« auf, aber auch zum Funktionsbereich »Niere«. Die Wirkung wird damit umschrieben, daß er den Funktionsbereich »Lunge« befeuchtet, das Yin, also die »Säfte« stützt, dadurch wird die Entstehung aktiver Säfte angeregt.

Dadurch, daß der Spargel als kalt und süß gilt und den Funktionsbereich »Lunge« befeuchtet, eignet er sich hervorragend bei einer Verminderung der »Säfte« in diesem Funktionsbereich, also bei trockenem Husten oder auch fieberhaft erhöhter Temperatur. Ein energetischer Mangelzustand bei gleichzeitigen »Hitze«(*calor*)-Zeichen in den Funktionsbereichen »Lunge« und »Niere« mit Symptomen wie Durst, Fieber, Trokkenheit des Mundes usw. legt die Verwendung des Spargels nahe.

Die westliche Kräutermedizin schreibt dem Spargel einen kräftigen diuretischen (= harntreibenden) Effekt zu, was jeder an sich selbst nach einem größeren Spargelessen beobachten

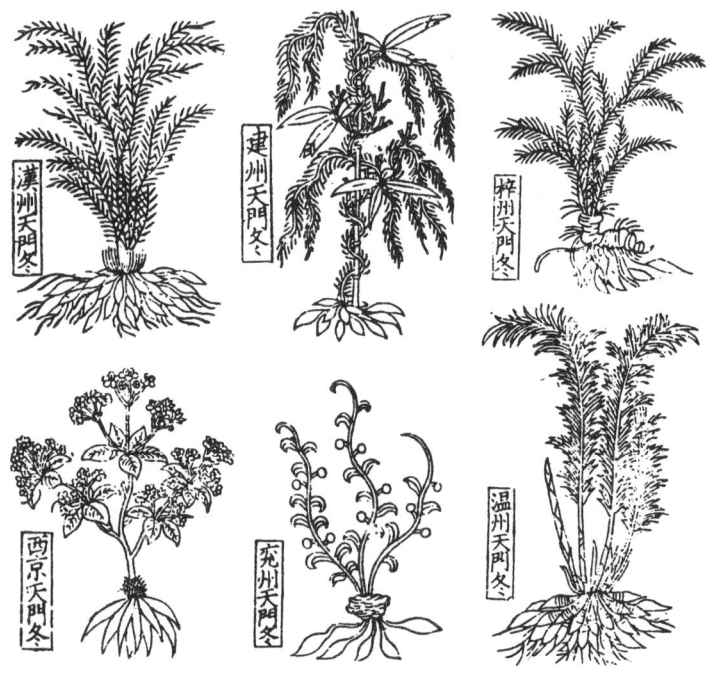

Abb. 24   Spargel *(Asparagus)*

kann. Besondere Wirkbeschreibungen aufgrund analysierter Inhaltsstoffe wie Asparagin oder Argenin werden nicht angegeben.

Verwendet wird der Spargel in der westlichen Medizin als Adjuvans in einigen Blasen- und Nierentees, da hier der diuretische Effekt im Vordergrund steht.

Zimt (CINNAMOMUM)

Schon vor der Zeitwende gehörte der Zimt zu den bedeutenden Heilmitteln der chinesischen Medizin. Der Umgang mit Zimt ist eine Wissenschaft für sich, da in China vom Zimtbaum, also von der Zimtkassie, sowohl die kleinen Äste als Ganzes als auch die

Rindenstücke der kleineren Äste und schließlich auch die Rinde des Stammes unterschiedlich verwendet werden, wobei noch zwischen älteren und jüngeren Bäumen unterschieden wird. Auch bei uns wird unterschieden zwischen Zimtstangen oder -röllchen, die von sehr jungen Bäumen stammen, und Zimt als Zimtstreifen aus der Rinde älterer Bäume.

Das Temperaturverhalten der Zimtrinde ist heiß, die Geschmacksrichtung scharf und süß. Ein besonderer Funktionskreisbezug besteht zu »Leber«, »Niere« und zur gesamten

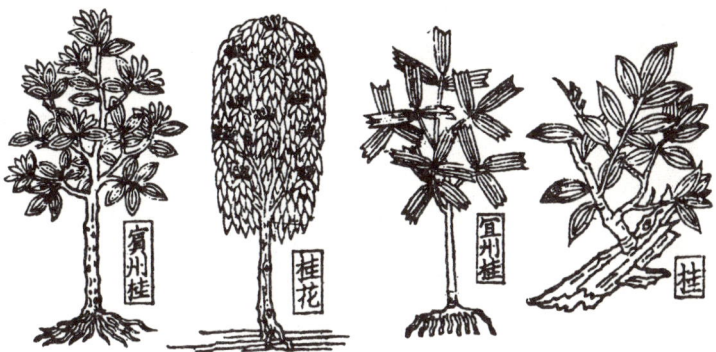

Abb. 25 Zimt *(Cinnamomum)*

»Mitte«. Als wesentliche Wirkung wird deshalb auch die Erwärmung der »Mitte« angegeben sowie eine deutliche Ergänzung der aktiven Energien. Kälteschädigungen werden zerstreut, dadurch auch Schmerzen gelindert.

Die westliche Medizin kennt von der Zimtrinde lediglich das ätherische Öl, das in ihr enthalten ist und offenbar eine Anregung der Magensaftsekretion hervorruft. Ähnlich eng und bescheiden ist auch ihre medizinische Bedeutung, die nicht wesentlich über die Verwendung als Gewürz hinausgeht.

Ganz anders in der chinesischen Medizin. Bei permanentem Frieren, kalten Extremitäten, Impotenz und ständiger Durchfallneigung, Zeichen, die auf eine energetische Schwäche im Bereich der untersten Schicht, im Bereich des Funktionskreises

»Niere« hinweisen, gilt die Zimtrinde als eines der wichtigsten und wirksamsten Mittel. Ihr heißes Temperaturverhalten sorgt vor allem bei »Kälte«(*algor*)-Befunden für eine Aktivierung von Energien. Schmerzen im Bauch mit Durchfall, dabei aber Durstlosigkeit und Schweißlosigkeit sind Zeichen für eine Erschöpfung der Energie und gleichzeitig »Kältesymptome«. Bei einer passenden Symptomatik, einer allgemeinen Erschöpfung, einem Zustand nach langer Krankheit, bildet die Zimtrinde eines der wichtigsten therapeutischen Hilfsmittel.

Sehr differenziert ist auch die Wirkbeschreibung der unterschiedlichen Teile des Zimtbaumes. So wirken zum Beispiel die kleinen Äste des Zimtbaumes wesentlich schwächer, man sagt, sie seien von schwachem *qi*, und sie wirken nach außen, öffnen also die Oberfläche und treiben damit auch schadhafte Prozesse, schadhafte Energieanteile, die in der Oberfläche sitzen, hinaus. Ganz anders die Rinde des Stammes, die von einem kräftigen *qi* ist und sehr weit in die Tiefe wirkt, dadurch das Innere erwärmt und so bis in die tiefste Schicht, nämlich den Funktionsbereich »Niere« reicht.

Chrysantheme (CHRYSANTHEMUM)

Die Blüten der wild wachsenden Chrysanthemen werden in China seit über 2000 Jahren als potentes Heilmittel geschätzt. Unsere Volksmedizin kennt sie nur sehr beiläufig, und auch die westliche Medizin konnte keinen wesentlichen Wirkstoff aus ihnen extrahieren, es bleibt nach der Analyse bei einer Aufzählung von ätherischen Ölen und Bitterstoffen.

Die traditionelle chinesische Medizin schreibt den Chrysanthemenblüten vom Temperaturverhalten eine Tendenz zur Kälte zu. Die Geschmacksrichtung ist bitter bis süß, und die Wirkung erstreckt sich auf die Funktionsbereiche »Leber« und »Lunge«. Von der Gesamtwirkung her steht im Vordergrund, daß die Chrysanthemenblüten »Windschädigungen« (*ventus*) lösen sowie »Hitzeschädigungen« (*calor*) verdrängen. Auch ist ihre entgiftende Wirkung bei Geschwürbildungen beachtlich. Weiterhin stabilisieren die Chrysanthemenblüten den Funk-

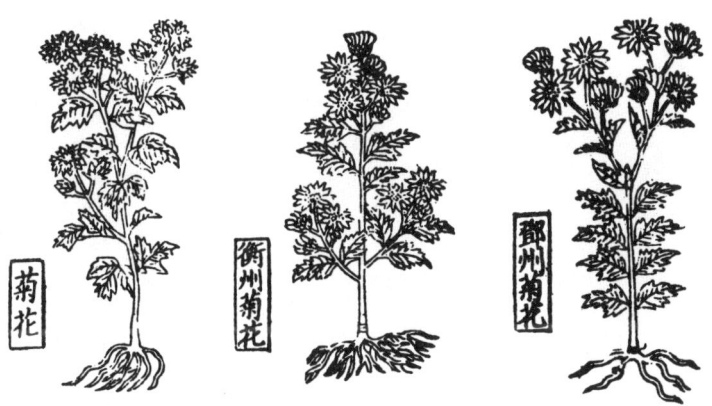

Abb. 26 Chrysantheme *(Chrysanthemum)*

tionsbereich »Leber« und klären die Augen. Wir erinnern uns dabei, daß die Augen das zugehörige Sinnesorgan zum Funktionsbereich »Leber« sind. So erscheinen also in der Indikationsliste die typischen Bilder für eine »Windschädigung«. Die »Wind«-Affektion von außen zeigt, wie wir uns erinnern, Symptome wie Benommenheit, Kopfschmerzen, gerötete Augen, bei der inneren »Wind«-Symptomatik *(ventus internus)* finden wir klinische Zeichen wie Sehstörungen, Drehschwindel, Kopfschmerzen, Schwerhörigkeit, Ohrensausen. All diese Bilder beziehen sich sowohl auf den Funktionsbereich »Lunge« bei äußerer Schädigung als auch auf den Funktionsbereich »Leber« bei den von innen bedingten »Wind«-Symptomen. Aber auch »Hitzebefunde«, insbesondere an der Oberfläche, der Haut und somit dem Funktionsbereich »Lunge« zugehörig, sind zu erwähnen: Furunkel, eiternde Geschwüre, infizierte Wunden.

Meistens werden die Chrysanthemenblüten wie alle anderen Drogen als Abkochung, als Absud verwendet. Bei Augenbeschwerden werden sie jedoch auch heiß überbrüht und direkt auf die geschlossenen Augen aufgelegt. Bewährt haben sich bei geröteten, entzündeten Augen auch Augenspülungen mit Chrysanthementee.

Meerträubel (HERBA EPHEDRAE)

Das Ephedra-Kraut ist ein typisches Beispiel dafür, daß ein Heilmittel bei uns ganz besonders dann an Bedeutung gewinnt, wenn ein Inhaltsstoff als vermeintlicher Wirkstoff extrahiert und in dieser oder ähnlicher Form chemisch synthetisiert werden kann. Das extrahierte Alkaloid Ephedrin wirkt erregend auf den Sympathikus-Nerv und führt damit beim Menschen zu einer Gefäßverengung sowie zu einer Lösung der Bronchialmuskulatur. Eine Konstriktion der kleinen Gefäße führt auch zu einer Abschwellung der Schleimhaut, beispielsweise bei einer Konjunktivitis oder bei lokaler Anwendung – bei Nasenschwellungen (Nasensprays, Augentropfen usw.). Ephedrin wirkt deutlich blutdrucksteigernd, und aufgrund der von ihm bewirkten Erweiterung des Bronchialsystems wird es in vielen Asthmamitteln verwendet, entweder in direkter Form oder als abgewandelter Wirkstoff.

Von diesen westlichen klinischen Daten, die sich ganz wesentlich auf theoretische und experimentelle Vorarbeiten stützen, sind natürlich die jahrtausendelangen klinischen Beobachtungen der chinesischen Medizin deutlich zu unterscheiden:

Das Kraut der Ephedra zeigt ein warmes Temperaturverhalten sowie eine ausgeprägt scharfe Geschmacksrichtung. Es

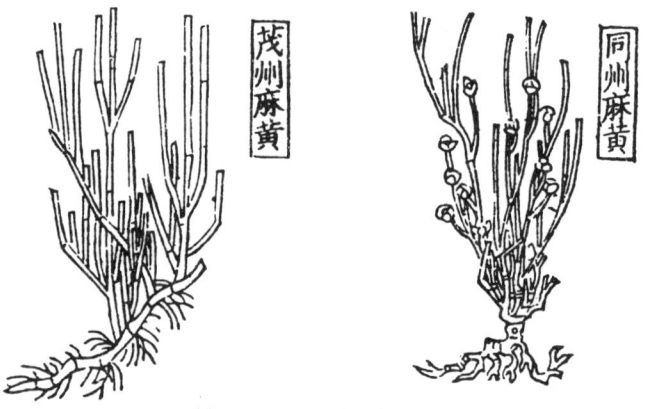

Abb. 27 Meerträubel *(Ephedra)*

wirkt insbesondere bei den Funktionsbereichen »Lunge« und »Blase«. Seine Hauptwirkung besteht darin, daß es die Poren öffnet, Schweiß austreibt, Keuchen stillt und auch die Wasserausleitung fördert, also diuretisch wirkt.

Diese Wirkbeschreibungen sind deutlich von den westlichen Beobachtungen zu unterscheiden, auch wenn die Komponente des Anthiasthmatischen in beiden Medizinen vorkommt. In der chinesischen Medizin liegt für das Kraut der Ephedra die Hauptbedeutung darin, daß es bei energetischen Stauungen von »Kälteschädigungen« (*algor*) im Bereich des Funktionskreises »Lunge« als potentestes Mittel gilt, um diesen Stauungszustand zu lösen. Wenn also ein grippaler Affekt vorliegt, eine Erkältung mit Frösteln bei gleichzeitig bestehendem Fieber, was anzeigt, daß die Oberfläche noch geschlossen ist, wenn dabei Kopf- und Körperschmerzen, auch schwer gehender Atem und Druckgefühl auf der Brust auftreten, wirkt Ephedra lösend, nach außen leitend, die Oberfläche öffnend und dadurch die energetische Aufladung ableitend. Die schadhaft von außen eingedrungene Energie kann auf diese Weise herausgeleitet werden, denn Ephedra ist scharf und wirkt damit auf die Oberfläche. Der Bezug zum Funktionsbereich »Lunge« ist gegeben, und »Kälteschädigungen« werden aufgrund der warmen Temperatureigenschaft von Ephedra ausgetrieben.

Eine zusätzliche Wirkung stellt die immer wieder beobachtete Diueresesteigerung dar. Bei Gedunsenheit des Gewebes wird das Wasser nicht nur durch vermehrten Schweiß ausgetrieben, sondern auch durch eine verstärkte Wasserausleitung über die Harnwege.

Ginsengwurzel (Radix ginseng)

Ginseng ist sicher eines der schillerndsten Heilmittel der chinesischen Pharmazie. In China und in ganz Südostasien ranken sich Mythen und Volkssagen um diese Wurzel, als Wundermittel wird es beschrieben, als Medizin mit einer einzigartigen Kraft. Im Westen steht man diesen Berichten und Überlieferungen eher skeptisch gegenüber. Die Wissenschaftler reagierten, wenn nicht abweisend, so doch zumindest achselzuckend, da sämtliche Untersuchungsmethoden nach westlichem Muster weitgehend nichtssagende Ergebnisse hervorgebracht haben. Lediglich die unmittelbar meßbaren chemischen Bestandteile wurden ermittelt, so verschiedene Saponine, Steroide, auch Vitamine und Mineralstoffe, aber eine eindeutige Wirksubstanz konnte nicht gefunden werden. Eine deutliche Distanzierung westlicher Wissenschaftler von dieser »Wunderdroge« war die Folge. Hinzu kam, daß die erwarteten Wunderwirkungen zu einem erheblichen Mißbrauch führten. Heilmittel wurden angeboten, die entweder nur minimalste Spuren von Ginsengextrakten enthalten oder in denen diese überhaupt nicht mehr nachweisbar sind. Ginseng, dieses potente energetische Heilmittel, ist bei uns ins Zwielicht geraten. Erst in jüngster Zeit, nämlich 1987, wurde am Karolinska Institut in Stockholm unter Leitung von Per A. Tesch eine erste westliche klinische Studie durchgeführt. Diese zeigte eindeutig, daß sich das Arbeitsvermögen und die allgemeine körperliche Leistungsfähigkeit, gemessen an diversen Parametern, deutlich verbesserte. Eine Erklärung des Wirkmechanismus ist jedoch nach wie vor nicht in Sicht.

Dabei ist verständlich, daß die Ginsengwurzel in Südostasien von einem derartigen Mythos umgeben ist. Im Juli und August eines jeden Jahres, wenn die Blumen in den Wäldern und Bergen der nordostchinesischen Provinz Jilin blühen, brechen die Ginsengbauern auf, um dieses wild wachsende Kleinod zu suchen. Im chinesischen Volksmund heißt es, Ginsengwurzeln seien genauso schwer zu finden wie eine Nadel im Heuhaufen. Und dies auch noch bei akuter Lebensgefahr für die Männer, die dieser Tätigkeit nachgehen. In den Gebirgsregionen von Jilin kommt es durch Abstürze oder wilde Tiere während der Ginseng-Suche immer wieder zu Todesfällen. Vom wild wachsenden Ginseng wird gesagt, er sei teurer als Gold, was sich durchaus in konkreten Zahlen wiedergeben läßt: Eine alte Ginseng-Wurzel kann, besonders in Japan, bis zu 3000 US-Dollar einbringen. Die Ginsengwurzel hat oft ein menschenähnliches Aussehen, ihr wird eine lebensverlängernde Kraft zugesprochen, das chinesische Schriftzeichen dafür ist das gleiche wie für die Manneskraft. Je älter die Wurzeln sind, desto größer ist ihre Heilwirkung. Anhand der Falten und der Oberfläche der Ginsengwurzel kann man das Alter bestimmen. Die ältesten Exemplare, die ausgegraben wurden, waren 200 bis 300 Jahre alt.

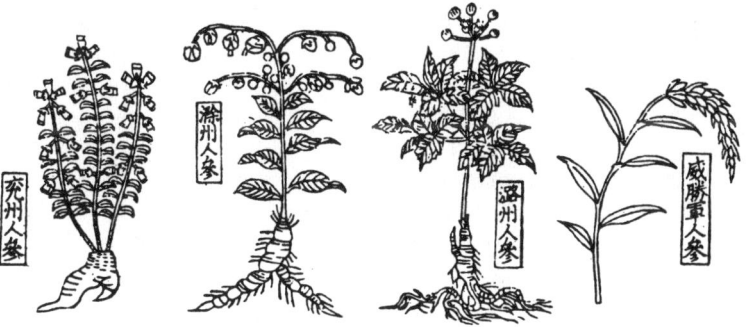

Abb. 28 Ginseng *(Ginseng)*

Während der wild wachsende Ginseng seit Jahrtausenden als das edelste Heilmittel gilt, begann man aufgrund des großen Bedarfs vor etwa 300 Jahren damit, Ginsengpflanzen anzubauen, wobei jedoch auch das ein mühsames Unterfangen war. Nur im Norden Chinas, an der Grenze zu Korea und zur Sowjet-Union sind die landschaftlichen Bedingungen, der Boden, das Klima dafür geeignet. Es dauert mindestens acht Jahre, bis eine Ginsengwurzel »reif« ist.

In den letzten Jahrzehnten kam dann der amerikanische Ginseng *(Panax quinquefolium)* zu den asiatischen hinzu, wobei sich jedoch sehr bald herausstellte, daß dessen Wirkung von der des asiatischen Ginseng sehr verschieden ist.

Das Temperaturverhalten des Ginseng wird als neutral angegeben, die Geschmacksrichtung mit süß und etwas bitter. Der Funktionskreisbezug besteht zu den Bereichen der »Mitte« und der »Lunge«. Die Hauptwirkung besteht darin, daß das Ursprungs-*qi* die tiefste Energie des Menschen, durch diese Arznei mächtig ergänzt wird. Das *qi* wird, wie wir uns erinnern, in den

Funktionsbereichen der »Mitte« und der »Lunge« »synthetisiert« und von hier pulsierend weitergegeben. Somit kräftigt also die Ginsengwurzel diese Funktionsbereiche, führt den Funktionskreisen »Mitte« und »Lunge« Energie zu. Deshalb ist es auch sehr naheliegend, daß unter den Indikationen eine extreme Erschöpfung im energetischen Zustand des qi genannt wird, die sich in entsprechenden klinischen Bildern dokumentiert: in einem schwachen, kaum wahrnehmbaren Atem, ununterbrochenem Schwitzen, in kalten Händen und Füßen, Schockzuständen, beispielsweise nach starkem Blutverlust, ebenso auch bei einer schweren energetischen Defizienz, einem schweren Energiemangel im Bereich des Funktionsbereichs »Lunge« mit flachem, hechelndem Atem und rascher Erschöpfbarkeit, wobei der Patient schon bei geringsten Anstrengungen nach Luft ringen muß.

Eine Erschöpfung der »Mitte« mit übergroßer Müdigkeit und Kraftlosigkeit, Appetitverlust und gespanntem Bauch gehört zu den Indikationen für den Einsatz der Ginsengwurzel. Es wird jedoch explizit angegeben, daß bei hochschlagender Yang-Energie aus dem Funktionsbereich »Leber« dieses Mittel kontraindiziert ist, das heißt, daß es dann zu Schädigungen und zusätzlichen Belastungen führt. Eine ausufernde aktive Energie des »Leberfunktionsbereiches« dokumentiert sich beispielsweise in Schwindel, Sehstörungen und, um es westlich zu formulieren, auch in einem erhöhten Blutdruck.

Vor Jahren veröffentlichte das amerikanische Ärzteblatt JAMA eine Arbeit über angeblich gefährliche Nebenwirkungen der Ginsengwurzel. Da wurde berichtet, daß von 133 Versuchspersonen, denen Ginseng verabreicht worden war, 22, also ca. 15 Prozent, einen erhöhten Blutdruck entwickelten und 26 Probanden unter Schlaflosigkeit litten, auch häufige Erregungszustände wurden registriert. Dies alles wurde in einem Ton von Überraschung geschildert, da es bisher kaum bekannt gewesen sei. Ginseng dürfe deshalb jedenfalls nicht bedingungslos verwendet werden. Diese Folgerung ist grundsätzlich richtig, und genau das behauptet auch die chinesische Medizintheorie. Wenn man nämlich Indizien für die Bereitschaft zu einer

»hochschlagenden« Energie im Funktionsbereich »Leber« findet, ist dieses Mittel kontraindiziert. Die von JAMA erwähnten Störungen sind ja gerade symptomatisch für eine solche »hochschlagende« Energie, und wenn man die Probanden nach den Kriterien der chinesischen Diagnostik voruntersucht hätte, wäre man auch nie auf den Gedanken gekommen, ihnen Ginseng zu verabreichen. Denn natürlich erzeugt jedes Arzneimittel immer die Wirkungen, immer die sichtbaren Zeichen, die aufgrund der vorgegebenen Konstitution des Patienten möglich sind. Wenn also schon die Bereitschaft für das Emporsteigen der aktiven Energie des »Leberfunktionsbereiches« besteht, dann wird dies durch ein Medikament, das zusätzlich in dieser Richtung wirkt, dann wird diese Tendenz noch verstärkt, und es werden Zeichen wie Schlaflosigkeit, Schwindel, hoher Blutdruck etc. auftauchen. Bei allen Probanden, die in diesem Bereich über eine stabile Funktionslage verfügen, wird es keine derartigen Symptome geben. Es gehört zu den Pflichten des Arztes, eine sichere und präzise Indikationsstellung zu geben. Derartige Symptome sind in dem geschilderten Fall keine Nebenwirkungen (und hierbei zeigt sich dieser Begriff wieder besonders eklatant als Fehlbezeichnung), sondern sind nur das Sichtbarwerden eines unerwünschten Wirkanteiles. Der Wirkanteil selbst steckt jedoch in jedem Fall im Heilmittel, ob er zur Ausprägung kommt, liegt an vorgegebenen Widerlager.

Abzugrenzen von diesem Wirkspektrum des chinesischen Ginseng ist das des amerikanischen Ginseng, der aufgrund seines »kühlen« Geschmackes und insbesondere seines Bezuges zu den Funktionsbereichen »Lunge« und »Magen« eine ganz andere Wirkung hat. Er führt nämlich dem Funktionskreis »Lunge« sehr wohl Energie zu, senkt jedoch Hitzebefunde ab und stützt den Funktionsbereich des »Magens«. Fieber und trockener Husten, auch mit blutigem Auswurf, als typische Hitzezeichen, bilden eine Indikation, auch Hitzezeichen aus dem Funktionsbereich »Magen« wie Durst und ein trockener Mund, sind hier zu nennen.

Aufgrund seiner kühlenden Eigenschaften ist der amerikanische Ginseng besonders in Südchina während der heißen

Sommermonate sehr beliebt. Grundsätzlich verwendet man ihn gerne zur Kühlung von hochfieberhaften Erkrankungen. In einem chinesischen Arzneipflanzenbuch des 18. Jahrhunderts heißt es, der amerikanische Ginseng »schmeckt wie Ginseng, hat aber kalte Eigenschaften, stärkt das Yin (also die ›Säfte‹) und senkt Fieber«.

Süßholzwurzel (Radix glycyrrhizae-liquiritia)

Die Süßholzwurzel zählt zu den ältesten und am meisten verwendeten chinesischen Arzneimitteln überhaupt. Im Westen ist das Süßholz einerseits sehr bekannt als Geschmackskorrigens oder Bestandteil von Lakritze, wo es zusammen mit Sternanis benutzt wird, andererseits jedoch auch als pflanzliches Heilmittel. Die klassischen chinesischen Angaben besagen, daß die Süßholzwurzel von neutralem Temperaturverhalten ist, einen süßen Geschmack besitzt und auf alle Funktionsbereiche des Menschen wirkt. Schon damit ist sehr viel über die breite Wirkung dieses Arzneimittels gesagt, und da seine Geschmacksqualität auffallend süß ist, ist es nicht verwunderlich, daß als Hauptwirkung eine Ergänzung der Energien der »Mitte« angegeben wird. Weiterhin werden aber auch »Hitzebefunde« damit abgeleitet, und es wirkt entgiftend. Der Funktionsbereich »Lunge« wird befeuchtet, Schleim wird gelöst und ausgetrieben.

Die westliche Wissenschaft hat das Süßholz wiederholt mit intensiven analytischen Verfahren untersucht. Als ein Hauptinhaltsstoff wurde Glycyrrhizin gefunden sowie andere süß schmeckende Stoffe, aber auch Harze, vor allem aber Östradiol und Östron, Substanzen, die eine cortisonähnliche Wirkung haben. Die klinische Verwendung des Mittels in der westlichen Medizin beschränkt sich seit jeher auf zwei Hauptbereiche, nämlich einmal auf die Anwendung als Expektorans, das heißt, zur Lösung von Schleim im Bronchialbereich, eine zweite Verwendung findet das Süßholz bei Magengeschüren. Hier ist es in einer Unzahl von verschiedenen Fertigfabrikaten noch heute in Gebrauch. Im Zusammenhang mit den analytischen

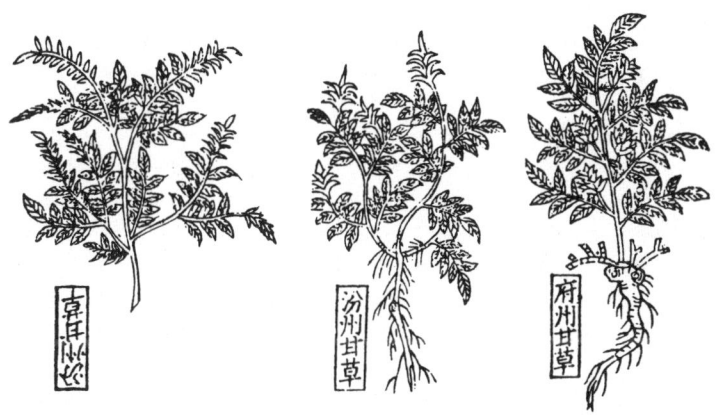

Abb. 29 Süßholz *(Glycyrrhiza)*

Untersuchungen wurden auch die klinischen Beobachtungen komplettiert, und es ist durchaus interessant, daß die vermehrte Verwendung der Süßholzwurzel beispielsweise den Natriumspiegel des Blutes erhöht, aber den Kaliumspiegel absenkt, so auch zu einer Blutdrucksteigerung führt und unter Umständen Ödeme erzeugt. Dies alles ist für uns aufgrund der cortisonähnlichen Wirkung nicht überraschend, aber die Frage drängt sich natürlich auf, ob nicht die chinesische Medizin, zumindest was den klinischen Aspekt betrifft, über ein ähnliches Beobachtungsgut verfügt. Und in der Tat findet man als explizite Kontraindikation den Zustand von sogenannten »Feuchtigkeitsstörungen« *(humor)*, insbesondere »Feuchtigkeitsstörungen«, die durch eine »schräglaufende«, also pathogene Energie entstanden sind. Und dieses deckt sich mit der Beobachtung der cortisonähnlichen Wirkung, nämlich von Flüssigkeitseinlagerung im Gewebe, also Ödemneigung, Wasserretention, allgemeiner Müdigkeit, Abgeschlagenheit, Völlegefühl und speziellen Puls- und Zungenzeichen. Wir sehen also daraus, daß auch diese klinischen Zeichen durchaus keine neuen Entdeckungen aufgrund westlicher analytischer Fortschritte sind, sondern daß sie im festen System der traditionellen chinesischen Medizin auch früher schon mit großer Präzision beobachtet wurden.

Der Indikationsbereich der traditionellen chinesischen Medizin nimmt auch die westlichen Indikationen in sich auf. So finden wir Schwächezustände der »Mitte« (die das Entstehen eines Magengeschwürs mit verursachen können), aber auch Verschleimungsbefunde im Bereich des »Lungenfunktionskreises«. Auch bei Infektionen, Intoxikationen und Geschwüren findet die Süßholzwurzel Anwendung.

Vor allem ist dieses Mittel jedoch von großer Bedeutung als Adjuvans zur Dämpfung innerhalb eines Rezeptes, also bei Verwendung mehrerer Medikamente. Denn es wird in der Regel nicht ein Medikament als Einzelmittel verschrieben, sondern ein Rezept wird aus verschiedenen Arzneimitteln zusammengestellt. Hierbei kommt der Süßholzwurzel eine besondere Bedeutung zu, da sie in der Lage ist, ein großes Wirkspektrum zu glätten und divergierende Wirkrichtungen zu dämpfen.

Der übermäßige Genuß von Süßholz, etwa in Form von Lakritze, birgt natürlich die bereits genannten Gefahren. Insbesondere bei einer Neigung zu »Feuchtigkeitsstörungen«, bei einer entsprechenden Labilität der »Mitte«, kann es da zu Ödembildungen, Gewichtszunahme, erhöhtem Blutdruck und Herzfunktionsstörungen kommen.

Alant (INULA HELENIUM)

Diese Pflanze wurde wahrscheinlich erst durch den Kontakt mit der europäischen Kultur in die chinesische Arzneimittelsammlung aufgenommen. Uns ist der Alant als alte Heilpflanze bekannt. Um so bemerkenswerter, daß sich auch bei den in China neu eingeführten Drogen die Klassifizierungen entsprechend der chinesischen Ordnung durchführen lassen:

Die Alantwurzel ist von kaltem Temperaturverhalten. Die Geschmacksrichtung ist scharf und bitter. Es gibt einen Bezug zu den Funktionskreisen der »Mitte«, also »Milz« und »Magen«. Die chinesische Medizin schreibt der Alantwurzel als besondere Wirkung die Zerstreuung von »Feuchtigkeits«- und »Windschädigungen« (*humor venti*) zu. Auch werden eventuell induzierte energetische Gegenläufigkeiten durch dieses Mittel wieder abgesenkt. Für die westliche Heilpflanzentherapie steht die Bedeutung als Expektorans, also als auswurfförderndes Mittel bei Bronchitiden im Vordergrund. Auch wird der Droge eine spasmolytische Wirkung zugeschrieben. So erscheint dieses Mittel in erster Linie in verschiedenen Arzneizusammensetzungen zur Bronchitisbehandlung in Hustensäften. Auch im Zusammenhang mit Verstopfungsbeschwerden wird diese Droge eingesetzt.

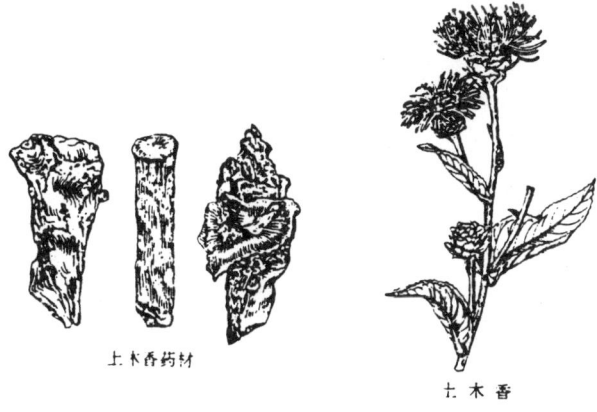

Abb. 30 Alant *(Inula Helenium)* aus:
Wörterbuch der chin. Arzneimittel, Shanghai 1986

Die Indikationen aus der Sicht der chinesischen Medizin sind dagegen wesentlich stärker auf die Funktionsbereiche der »Mitte« konzentriert. So wird die Alantwurzel in erster Linie bei Klumpengefühl in der Leibesmitte, Übelkeit, Aufstoßen, Appetitverlust und bei »Schleimblockaden« gegeben. Hier löst dieses Medikament »feuchtigkeitsbedingte« Stauungen auf. Natürlich sollten bei dem Patienten entsprechende »Wärmebefunde« *(calor)* vorliegen, wie gelber Zungenbelag, vermehrter Durst, Verlangen nach kühlen Getränken usw. Die scharfe Geschmacksrichtung deutet auf die zerstreuende Wirkung dieses Mittels hin.

Walnuß (SEMEN JUGLANDIS)

Als Nahrungs- und Genußmittel sind die Walnüsse allen bekannt. Um die Zeitwende, also während der Han-Dynastie, wurde die Walnuß aus dem Mittleren Osten nach China eingeführt, darum heißt sie bis heute im chinesischen auch »Ausländischer Pfirsich«. In der westlichen Medizin werden vom Walnußbaum die Blätter, die Schalen und auch das Nußfleisch verwendet. In der chinesischen Medizin wird die gesamte Nuß mit dem Nußfleisch verwendet, und zwar wie bei anderen Medikamenten auch in abgekochter Form.

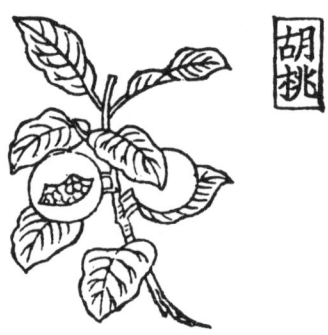

Abb. 31 Walnuß *(Semen Juglandis)*

Nach chinesischen Beobachtungen zeigt die Walnuß ein warmes Temperaturverhalten sowie eine süße Geschmacksrichtung. Es besteht vor allem ein Bezug zu den Funktionskreisen der »Lunge« und der »Niere«.

Dem tiefsten Bereich, dem energetischen Fundament, dem Funktionsbereich »Niere«, wird durch die Walnuß Energie zugeführt, Lenden und Knie werden gekräftigt. Die Energien des Funktionsbereiches »Lunge« werden gesammelt, gleichzeitig wirkt die Walnuß laxierend (= den Stuhlgang anregend).

Die letztgenannte Wirkkomponente, nämlich die laxierende Wirkung der Walnuß, ist jedem von uns durch den normalen Verzehr bekannt. Im übrigen gilt bei uns die Walnuß wegen ihres großen Anteils an ungesättigten Fettsäuren (50–70 Prozent), an Eiweiß und Kohlenhydraten, aber auch an Mineralstoffen und Vitaminen als besonders nahrhaft. Eine Indikationsbeschreibung zur Walnuß gibt es bei uns nicht. Lediglich die Walnußblätter werden genauer beschrieben, wobei in erster Linie Gerbstoffe und ätherische Öle hervorgehoben werden.

In der chinesischen Medizin wird die abgekochte Walnuß in erster Linie bei Schwächezuständen des Funktionsbereiches »Niere« verwendet, die sich als Schwäche und Schmerzen im Knie und Lendenbereich, Störungen der Potenz und verstärktem Harndrang äußern.

Bei einer zusätzlichen Schwäche im Bereich des Funktionskreises »Lunge« kommen ein hastiger flacher Atem, allgemeine Atemnot, pfeifender Atem, aber auch Husten und Rückenschmerzen hinzu.

Eine Schmälerung der Säfte führt zu einer allgemeinen Trokkenheitssymptomatik, die besonders im Alter häufig auftritt, weshalb die Walnuß bei trägem Stuhlgang besonders angezeigt ist.

Schon im 16. Jahrhundert empfahl eines unserer Hausmittel, bei Husten mit starker Schleimbildung vor dem Schlafengehen drei Walnüsse und drei Scheiben frischen Ingwers zu essen und anschließend etwas Warmes zu trinken. Am nächsten Morgen seien Husten und Schleim verschwunden. Diesem milden Mittel wird in neuester Zeit auch eine erfolgreiche Wirkung bei der Behandlung von Nieren- und Blasensteinen zugeschrieben.

Leinsamen (SEMEN LINI)

Der auch bei uns bekannte Leinsamen wird seit dem 11. Jahrhundert in der chinesischen Pharmazeutik erwähnt. Das Temperaturverhalten wird als neutral mit einer Tendenz zur Wärme beschrieben, die Geschmacksrichtung als süß angegeben. Der Leinsamen zeigt einen besonderen Bezug zu den Funktionsbereichen »Lunge«, »Milz«, »Leber« und »Niere«. Vor allem wird als Wirkung jedoch hervorgehoben, daß er die Funktionsbereiche »Leber« und »Niere« nährend ergänzt und stützt und dabei auch eine laxierende Wirkung entfaltet.

Die westliche Pflanzenheilkunde betont dagegen ganz andere Aspekte dieses Heilmittels. Bei der Untersuchung der Inhaltsstoffe fällt in erster Linie der Gehalt an fettem Öl auf, weiterhin sind der Schleim und das Blausäureglykosid Linamarin wirksam. Aufgrund dieser Bestandteile beeindruckt die westliche Medizin in erster Linie das Quellungsvermögen des Leinsamens, wobei durch einen Dehnungsreiz auf den Darm die Peristaltik gefördert wird. Durch die Schleimwirkung und durch das als Gleitmittel wirkende Öl wird die laxierende Wirkung verstärkt. In diesem Sinne gilt der Leinsamen bei uns nahezu ausschließlich als Laxans und wird in vielen Arzneimittelkombinationen zur Therapie bei Verstopfung eingesetzt. Diese Indikation spielt natürlich in der chinesischen Medizin auch eine Rolle, die aufbauende, Energie zuführende Wirkung steht in ihr jedoch viel mehr im Vordergrund. So ist das Mittel in erster Linie bei einem Säfteverlust, also einer Defizienz des Yin im Bereich der Funktionsbereiche »Leber« und »Niere« einzusetzen, bei einer Symptomatik wie früh gealtertes Aussehen, früh ergrautes Haar, allgemeine Kraftlosigkeit und leichte Erschöpfbarkeit.

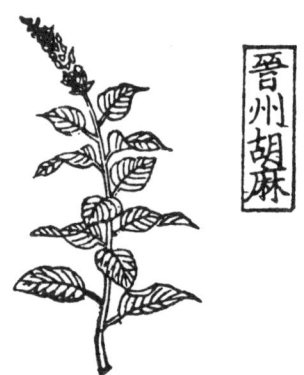

Abb. 32 Leinsamen *(Semen Lini)*

Minze (HERBA MENTHAE)

Es gibt drei verschiedene Minzearten, die auch pharmakologisch von unterschiedlicher Bedeutung sind: die Pfefferminze (*Mentha piperita*), die grüne Minze (*Mentha spicata*) und schließlich die Ackerminze (*Mentha arvensis*). Die europäische Pflanzenheilkunde verwendet nahezu ausschließlich die Pfefferminze, die uns allen als Hausmittel vertraut ist. Die chinesische Medizin benutzt dagegen überwiegend die Ackerminze, die seit dem 7. Jahrhundert in den Arzneibüchern erwähnt und beschrieben wird. Die unterschiedliche Verwendung liegt am jeweiligen Vorkommen der Pflanzen und an deren Kultivierung: So gibt es die Pfefferminze hauptsächlich in den westlichen Ländern, in Europa, aber auch in den USA, die Ackerminze gedeiht dagegen hauptsächlich in Südamerika und Ostasien.

Alle Minze-Arten enthalten als wesentlichen Bestandteil ein ätherisches Öl, bei der Pfefferminze sind es rund 0,3 bis 0,4 Prozent der relativen Anteile, bei der Ackerminze jedoch zwischen ein und zwei Prozent, also drei- bis viermal soviel. In diesem ätherischen Öl kommt bei der Pfefferminze zu 30 bis 50 Prozent Menthol vor, bei der Ackerminze erhöht sich dieser Anteil bis auf 70 bis 95 Prozent, weshalb diese Rohsubstanz bevorzugt zur Gewinnung von reinem Menthol verwendet wird. Weiterhin sind noch zahlreiche andere Wirkstoffe in dem ätherischen Öl nachgewiesen worden, darunter Flavonoide, Harze und Azulen.

Aus chinesischer Sicht wird das Temperaturverhalten des Krautes der Ackerminze als kühl beschrieben, seine Geschmacksrichtung als scharf. Ein Funktionskreisbezug besteht zum Bereich der »Lunge« und der »Leber«.

Die Wirkrichtung im Sinne der chinesischen Medizin besteht darin, daß warme »Windschädigungen« (*calor venti*) zerstreut und gelöst werden, daß die Energie im Kopf und Augenbereich gekühlt und geklärt wird. Außerdem werden Exantheme zum Durchbruch gebracht, die Heilung derselben beschleunigt und eine Reinigungsfunktion wahrgenommen.

Die westliche Medizin beschreibt in erster Linie die Wirkungen der Pfefferminzblätter, die jedoch durchaus mit denen der Ackerminze vergleichbar sind, obwohl natürlich keine Identität gegeben ist. Im Westen wurde vor allem das Menthol isoliert und besonderen Untersuchungen unterzogen. Auffallend ist die äußerliche, Kälte erzeugende Wirkung der Minze, die zu einer Verminderung des Empfindungsvermögens führt, und ihre Wirkung als Anästhetikum. Als besonders wichtig wird die den Gallensaft fördernde, die Gallensekretion erhöhende Eigenschaft verstanden. Aufgrund experimenteller Untersuchungen soll eine Erhöhung der Gallensekretion um das Neunfache gemessen worden sein.

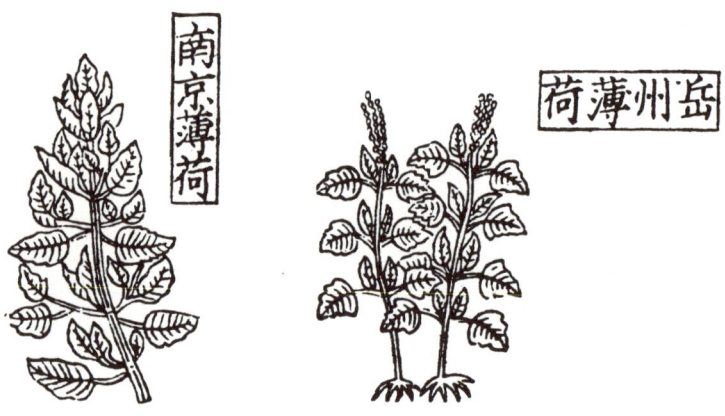

Abb. 33 Minze *(Herba Menthae)*

Interessanterweise wird dabei vermerkt, daß die Wirkung der vollständigen Pfefferminzblätter deutlich größer war als die des isolierten Menthols. Weiterhin wird eine spasmolytische, also krampflösende Wirkung angegeben.

Die chinesischen Indikationen konzentrieren sich dagegen stärker auf den Funktionsbereich »Lunge«, also auf die Oberfläche, in die »Windschädigungen« unterschiedlichster Genese eingedrungen sind. Es finden sich dann Symptome wie Schweißlosigkeit, Kopfschmerzen und gerötete Augen. Diese Zeichen weisen auf eine geschlossene Oberfläche hin (Schweißlosigkeit), eine Ansammlung von schädigender Energie im äußeren Bereich sowie auf eine zusätzliche Affektion des Funktionsbereichs »Leber« (gerötete Augen). Die Rötung der Augen bei entsprechenden Pulsen und einem entsprechenden Zungenbefund deuten auf einen »Wärmebefund«. Derartige Störungen werden durch die Ackerminze ausgeleitet.

Auch Exantheme wie beispielsweise Masernexantheme, die sich nur zögernd entwickeln, werden verstärkt zur Entfaltung gebracht, so daß schließlich die schädigende Energie ausgeschieden wird.

Die mehr lokale Verwendung ist im Westen wesentlich gebräuchlicher als in der chinesischen Medizin. So macht man sich den kühlenden Effekt, besonders des Menthols, bei der Verwendung von Migränestiften, die äußerlich angewendet werden können, zunutze. Auch antirheumatische Einreibemittel enthalten häufig Mentholzusätze, bei Schnupfen- und Erkältungssprays und -salben wird Menthol gern zugesetzt.

Meßwerte über eine erhöhte Gallenproduktion rechtfertigen natürlich einmal mehr die bekannte Anwendung von Pfefferminztees bei Magenbeschwerden, insbesondere auch im Anschluß an den Genuß verdorbener Speisen.

Pfingstrose (PAEONIA OFFICINALIS)

In der chinesischen Medizin spielt die Pfingstrose seit über 2000 Jahren eine zentrale Rolle. Verwendet wird die Wurzel der Pfingstrose, wobei jedoch deutlich unterschieden wird zwischen der weißblühenden Pfingstrose (*Paeonia lactiflora*) und der rotblühenden Pfingstrose (*Paeonia rubra*). Eine Variante davon, die ebenfalls zu den Pfingstrosen gehört, stellt die chinesische Pflanze Moutan dar, die in der Pharmazie in einem eigenen Kapitel beschrieben wird. Es zeigt die Differenziertheit und Präzision der chinesischen Arzneimittellehre, daß von der letztgenannten Pflanze nicht einmal die ganze Wurzel, sondern nur die Rinde der Wurzel Verwendung findet, was natürlich den Herstellungsprozeß erheblich erschwert.

Die Pfingstrose gilt in der chinesischen Kultur als die Königin der Blumen, vergleichbar mit der Bedeutung der Rose in unserer Kultur. Nicht zuletzt führte wohl auch dieser Aspekt dazu, daß diese Pflanze auch in der chinesischen Arzneimittellehre eine große Rolle erlangte. Bei uns im Westen spielt die Pfingstrosenwurzel dagegen nahezu überhaupt keine Rolle mehr. Bezeichnenderweise wird nur noch angegeben, daß die Wurzel als wirksamen Inhaltsstoff ein Alkaloid enthält und daß pharmakologisch angeblich kein Effekt nachweisbar ist. Somit wird die Verwendung dieser Droge lapidar als obsolet bezeichnet, in einem anderen Zusammenhang wird gesagt, daß sie in bestimmten Kombinationsheilmitteln nur noch als sogenannte Schmuckblüte Verwendung findet. Solche Äußerungen beweisen einmal mehr, daß klinische Beobachtungen als irrelevant gewertet werden, die Bedeutung einer Pflanze bemißt sich bei uns nur nach ihren extrahierten Inhaltsstoffen und der von ihnen abgeleiteten nachweisbaren pharmakologischen Wirkung.

Die chinesische Wirkung schreibt der von ihr bevorzugten weißblühenden Pfingstrose ein neutrales Temperaturverhalten zu, mit einer Tendenz zur Kälte, die Geschmacksrichtung wird als bitter und sauer angegeben. Der Funktionskreisbezug wird eindeutig und ausschließlich als »Leberbereich« angegeben. Das gleiche trifft für die rotblühende Pfingstrose zu, bei der Unterart Moutan besteht zusätzlich ein Bezug zu den Funktionsbereichen »Herz« und »Niere«.

Die wesentliche Wirkung der weißblühenden Pfingstrose besteht darin, daß ihre Wurzel das *xue* _ also das, was wir als stoffliche Energien, zu denen auch das Blut gehört, kennengelernt haben und das im Funktionsbereich der »Leber« beheimatet ist _ sammelt und erhält und auf diese Weise jenen funktionellen Bereich beruhigt, dämpft, ausgleicht. Die rotblühende Pfingstrose zeigt eine ganz ähnliche Wirkung, nur daß die Kühlung deutlicher im Vordergrund steht, schädigende »Wärmeprozesse« im Bereich dieser Säfte gekühlt werden, diese stofflichen Energien, also auch das Blut, in Bewegung gehalten und damit Stauungen und Hämatome aufgelöst werden. In eine ganz ähnlich Richtung zielt die Wirkung der Moutan-Wurzel, so

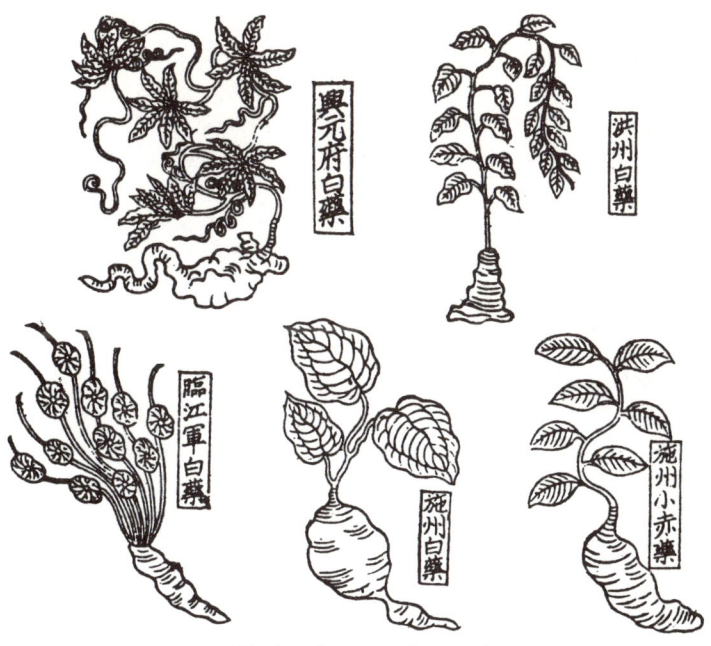

Abb. 34 Pfingstrose *(Paeonia)*

daß wir die enge Verwandtschaft dieser Arzneipflanzen auch in ihrem pharmakologischen Bild wiedererkennen.

Die klinischen Indikationen sind aus derartigen Daten sehr leicht abzuleiten. Wenn sich ein schädigender »Wärmeprozeß« *(calor repletionis)* im Funktionsbereich »Leber« ausgebreitet hat, äußert sich die Symptomatik der expandierenden Energie in diesem Bereich mit Krämpfen, ziehenden Schmerzen in den Extremitäten, Bauchschmerzen, Schmerzen an den Rippenbögen und Verdauungsbeschwerden. In einem solchen Falle wirkt die Pfingstrosenwurzel erweichend, dämpfend, auch schmerzstillend. Oder wenn sich andererseits in Zusammenhang mit einem Mangel dieser Säfte mit einer Defizienz des *xue* zusätzlich ein derartiger schädigender »Hitze-Prozeß« ausgebreitet hat mit Symptomen wie einer schmerzhaften oder sehr starken Regel, spontanen Schweißausbrüchen und Nachtschweißen, dann hilft die Pfingstrosenwurzel die stofflichen Energiereserven, das Säftereservoir, also das *xue*, zu erhalten und zu sammeln. Und bei einem dritten häufigen Krankheitsbild mit Kopfschmerzen, Schwindel, Sehstörungen, Augenflimmern, hochrotem Kopf, das bei einem nach oben schlagenden aktiven Energieanteil des Funktionsbereichs »Leber« (nach oben schlagendes Yang *hepaticum*) beobachtet wird, wirkt die Wurzel der weißblühenden Pfingstrose beruhigend, erweichend, kühlend und absenkend.

Nicht weit davon entfernt liegen die Wirkspektren und damit die Indikationsbreiten der rotblühenden Pfingstrose wie auch der Moutan-Wurzel. Aufgrund der eindrucksvollen und immer wieder zu beobachtenden Wirkungen dieses Mittels ist es um so erstaunlicher, daß die westliche Medizin eine derart potente Droge als obsolet bezeichnet und daß sie nur noch als sogenannte Schmuckblüte geführt wird.

Rhabarber (RHEUM OFFICINALE)

Im Osten wie im Westen ist die Wurzel des Rhabarbers ein altbekanntes Heilmittel, das von beiden Kulturbereichen in ganz ähnlicher Weise verwendet wird.

Die chinesische Medizin spricht von einem kalten Temperaturverhalten und einer bitteren Geschmacksrichtung. Die Wirkung erfolgt auf die Funktionsbereiche der »Mitte«, also »Milz« und »Magen, aber auch auf den Funktionsbereich »Dickdarm« sowie auf die Funktionskreise »Herzbeutel« (*orbis pericardialis*) und »Leber«.

Daraus folgend wird die Wirkung in erster Linie damit beschrieben, daß aufgrund des kalten Temperaturverhaltens »Hitze«- und »Wärmebefunde« (*ardor et calor*) ausgeleitet, Stokkungen des *xue*, der struktiven Energie, gelöst und die Energieleitbahnen durchgängig gemacht werden. Dieses Wirkspektrum geht natürlich weit über die bei uns ins Auge gefaßte purgierende Wirkung hinaus, die lediglich eine Verstopfung im Darmbereich beseitigt. Die Anthra-Stoffe, die als wirksame Inhaltsstoffe der Rhabarberwurzel extrahiert wurden, bewirken eine spezifische Reizung der Dickdarmschleimhaut und führen damit zu einem laxierenden Effekt. Eine adstringierende Wirkung wird angeblich durch die nachgewiesenen Gerbstoffe erzeugt. Somit beschränkt sich die Wirkbeschreibung auf ein (aufgrund der Gerbstoffe) bitteres Tonikum sowie auf ein mildes Laxans.

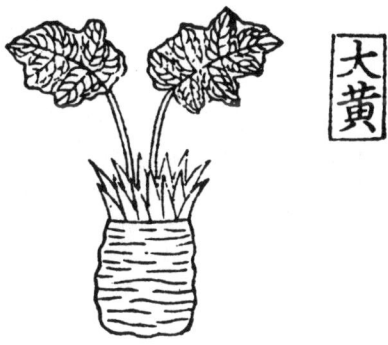

Abb. 35 Rhabarber *(Rheum officinale)*

Diese Angaben sind sehr bescheiden im Vergleich zur chinesischen Arzneimittellehre, die das gesamte Wirkspektrum der Rhabarberwurzel wesentlich breiter und potenter sieht. So wie rektale Einläufe bei uns lediglich als eine Maßnahme gegen hartnäckige Obstipation verstanden werden, so wird auch die Rhabarberwurzel nur in Verbindung mit Verstopfung und laxierendem Effekt gesehen. Aber so, wie besonders bei Kindern zu beobachten ist, daß ein Einlauf einen beeindruckenden »hitzeausleitenden«, zum Beispiel fiebersenkenden Effekt hat, so ist es eben auch möglich, mit Hilfe der »kalten« Rhabarberwurzel »Hitzeprozesse«, die unter anderem auch zu einer Obstipation führen können, auszuleiten. Die Indikationsliste sieht also im wesentlichen »Hitze«- und »Wärmebefunde«, auch Stauungsbefunde *(calor et ardor* und *repletio)* vor, die sich klinisch in Form einer Obstipation, aber auch einer Hitzediarrhöe äußern können, mit Leibschmerzen, Druckgefühl in der Leibesmitte oder im Unterleib, mit gelbem Zungenbelag, aber auch deutlicher Verwirrtheit und Absenzen. Blutungen des Zahnfleisches oder Nasenbluten, auch gerötete Skleren oder stechende Augenschmerzen sprechen für einen »Wärmebefund«. Selbst bei einer ikterischen Erkrankung (Gelbsucht) kommt der Rhabarberwurzel als Zusatzmittel, eben zur Ausleitung des »Hitzebefundes«, eine wesentliche Bedeutung zu.

Löwenzahn (TARAXACUM)

Verwendet wird die ganze Pflanze. Auch hier kennt man zwar eine westliche Löwenzahnart (*T. officinale*) und eine chinesische (*T. mongolicum*), doch scheint ihre Wirkung so ähnlich zu sein, daß beide Heilpflanzen unmittelbar vergleichbar sind. In der chinesischen Medizin ist der Löwenzahn seit dem 7. Jahrhunderts in Arzneibüchern erwähnt, bei uns zählt er ebenfalls zu den frühen Pflanzenheilmitteln. In beiden Kulturen wird die ganze Pflanze verwendet, also von der Wurzel bis zur Blüte, wobei die Pflanzen jeweils im Frühjahr gesammelt werden.

Das Temperaturverhalten ist nach chinesischen Angaben kalt, die Geschmacksrichtung bitter. Es besteht ein Bezug zu den Funktionskreisen »Leber« und »Magen«. Die Wirkung wird als kühlend und entgiftend beschrieben, auf diese Weise Schwellungen und Stauungen lösend.

Die westliche Medizin stützt sich auch hier wieder auf die wirksamen Inhaltsstoffe, nämlich das Taraxacin und die Enuline, die auf die Sekretion der Verdauungsdrüsen einwirken sollen. So wird durch Löwenzahn die Gallensekretion deutlich erhöht. Deshalb wird dieses Bittermittel bei Magenbeschwerden (Gastritiden) sowie bei Gallenstörungen (Cholecystopathien) verwendet.

Aus der Sicht der chinesischen Medizin sind die Indikationen aufgrund der zugeschriebenen Wirkeigenschaften natürlich wesentlich breiter. So lassen sich alle Arten von »Wärmeprozessen« (*calor*), auch Entzündungen und Schwellungen, mit Löwenzahn therapieren. Das beginnt bei der Infektion der oberen Atemwege, bei Tonsillitis und der chronischen Bronchitis, und reicht bis zur infektiösen Hepatitis und Infektion der Harnwege. Insbesondere wird auch immer wieder die akute Mastitis als Indikation genannt. Furunkulose und die Bildung von Karbunkeln, Schwellungen der Halsdrüsen sowie Augenschwellungen werden ebenfalls aufgeführt.

Huflattich (TUSSILAGO FARFARA)

Die Blätter und Blüten des Huflattichs gelten bei uns seit langem als bewährtes reizlinderndes Mittel bei Bronchitiden und Husten unterschiedlichster Genese. In China werden in erster Linie die im Herbst gesammelten Blütenknospen des Huflattichs verwendet. Dadurch, daß die chinesische Medizin in erster Linie die Blütenknospen benutzt, die westliche Pflanzenheilkunde jedoch Blüten und Blätter, ist nur ein bedingter Vergleich möglich. Da dieses Mittel jedoch auch in China seit über 2000 Jahren in den Handbüchern der Arzneimitteltherapie erwähnt wird, sollten wir die Erfahrungen, die die chinesische Medizin damit gemacht hat, zumindest registrieren.

Den Huflattichknospen wird ein warmes Temperaturverhalten zugeschrieben, die Geschmacksrichtung gilt als scharf. In erster Linie besteht ein Bezug zum Funktionskreis »Lunge«.

Die daraus resultierende Wirkung wird so beschrieben: »Das *qi*, also die aktive Energie aus dem Funktionsbereich der ›Lunge‹ wird abgesenkt, gedämpft, beruhigt. Schleim wird umgewandelt, und es wirkt somit hustenstillend.«

Die westliche Medizin und Pharmakologie haben nur wenige Ergebnisse vorzuweisen und erwähnen bei den Inhaltsstoffen lediglich Schleim und geringe Mengen an Bitterstoffen. Zwar weiß man inzwischen, daß die Huflattichblüten auch Steroide, Glykoside, Wachs und ätherisches Öl enthalten, aber vom Nachweis einer Wirksubstanz ist nicht die Rede. Aufgrund eines warmen Temperaturverhaltens und seiner scharfen Geschmacksrichtung eignet sich der Huflattich besonders für Erkrankungen mit »kühlem« bis »kaltem« Charakter sowohl im Bereich des Funktionskreises »Lunge« als auch im bronchialen Bereich, der sich in einem dünnen, eher wäßrigen, hellen und durchsichtigen Auswurf manifestiert. Bei solchen Zustandsbildern entfaltet der Huflattich eine besonders eindrucksvolle Wirkung. Dagegen ist das Mittel bei deutlichen »Wärmezeichen«, wie zum Beispiel blutigem oder eitrigem Auswurf, nicht angezeigt. Da ist leicht zu verstehen, daß durch das warme Temperaturverhalten des Mittels derartige Prozesse noch verstärkt werden.

In diesem Zusammenhang nimmt es nicht wunder, daß bei einer klinischen Studie, in der 36 Patienten mit keuchender, pfeifender Atmung mit Huflattich behandelt wurden, nur 19 Patienten eindeutig positiv ansprachen. Bei den übrigen 17 Patienten traten unerwünschte Wirkungen, wie zum Beispiel Übelkeit und Schlaflosigkeit auf. Bei dieser Untersuchung sind offensichtlich vorher keine differenzierten Diagnosen durchgeführt und »Wärme«- oder »Hitzebefunde« nicht beachtet worden. Denn beide beschriebenen Nebenwirkungen deuten darauf hin, daß schon vorher ein »Wärmeprozeß« bestand. Einmal im Bereich der »Mitte« bei zusätzlicher »Feuchtigkeitsbelastung« mit dem Folgesymptom der Übelkeit, das andere Mal ein expandierender »Hitzeprozeß« im Funktionskreis »Herz« mit den daraus resultierenden Schlafstörungen. Eine chinesische Diagnose hilft derartige Pannen weitgehend zu vermeiden. Wenn man die systematischen Aussagen berücksichtigt, weisen die Prognosen eine große Genauigkeit auf.

Ingwer (ZINGIBER)

Verwendet wird von der Pflanze der unterirdische Sproß, der auch als Ingwerwurzel bezeichnet wird. Der Ingwer hat inzwischen längst in viele Küchen Einzug gehalten, was nicht zuletzt dadurch bedingt ist, daß die chinesische Küche in den westlichen Ländern immer beliebter geworden ist, und dieses Gewürz nach Meinung der Chinesen bei »keinem Essen fehlen darf«, womit allerdings nicht gesagt ist, daß es in jedem Gericht vorkommt. Die Aussage, daß bei jedem Essen mindestens ein Gericht auch Ingwer enthalten soll, verweist jedoch auf die Bedeutung des Ingwers als Digestivum (verdauungsförderndes Mittel), die seit altersher in China hervorgehoben wird.

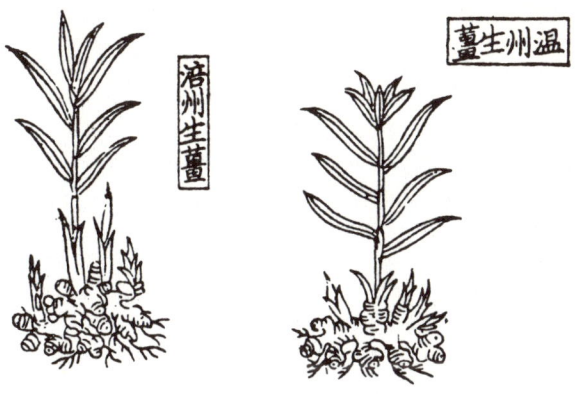

Abb. 36 Ingwer *(Zingiber)*

Man muß unterscheiden zwischen dem frischen Ingwer, den auch wir inzwischen auf jedem wohlsortierten Gemüsemarkt erwerben können, und dem getrockneten Ingwer, der als die eigentliche Arzneidroge gilt. Darüber hinaus gibt es auch speziell präparierten Ingwer, den gerösteten, der in seiner Wirkung einer Steigerung des getrockneten Ingwers entspricht.

Das Temperaturverhalten der frischen Ingwerwurzel wird als leicht warm angegeben, im Gegensatz zur getrockneten Ingwerwurzel, die als warm gilt. Die Geschmacksrichtung wird sowohl bei der frischen wie auch bei der getrockneten Wurzel als scharf bezeichnet. Die frische Ingwerwurzel zeigt einen besonderen Bezug zum Funktionsbereich »Lunge« und vor allem zur »Mitte«. Bei der getrockneten Wurzel erweitert sich das Wirkungsspektrum auch auf die Bereiche der Funktionskreise »Herz« und »Niere«.

In der Wirkungsbeschreibung werden die Funktionskreisbezüge sowie die scharfe Geschmacksrichtung noch einmal unterstrichen. So »löst« die frische Ingwerwurzel die Oberfläche und wirkt schweißtreibend, die gesamte »Mitte« wird erwärmt und Übelkeit beseitigt. Eben dies ist der Grund, weshalb Ingwer in keinem chinesischen Essen fehlen soll. Denn der Schleim wird nicht nur aus dem bronchialen Bereich abgeleitet, sondern auch aus dem Bereich der »Mitte«. Darüber hinaus wird der Lungenbereich erwärmt, und der Hustenreiz gestillt.

All diese Wirkungen finden sich auch bei der getrockneten Ingwerwurzel wieder. Hierzu heißt es ganz allgemein: Sie läßt die aktiven Energien zurückkehren, was soviel bedeutet, daß die erwärmende Wirkung einen allgemein belebenden Einfluß auf sämtliche Funktionsbereiche hat.

Die analytische Chemie der westlichen Medizin hat im Ingwer ätherische Öle gefunden, die einen scharfen, beißenden Charakter zeigen. Sie werden Gingerole, Zingerone und Shogaole genannt. Auch Harze, Mineralstoffe, Vitamine und andere Aminosäuren wurden extrahiert. Für den Westen bleibt der Ingwer hauptsächlich eine Aromatikum, ein Appetitanreger oder ein Carminativum (blähungstreibendes Mittel); die Verwendung als Würzstoff in Lebensmitteln kennen wir aus den Getränken wie Ginger-Ale oder Ingwerbier.

Allein aufgrund seines Paradigmas, nämlich warm, scharf, Bezug zu bestimmten Funktionsbereichen, eignet sich der Ingwer sehr gut für die Behandlung leichter Erkältungen und deren Prophylaxe. Aus diesem Grunde erscheint die Beschreibung dieses Arzneimittels auch unter der Gruppe der »oberflächenöffnenden« Mittel, die auch die übrigen Heilmittel, die bei Erkältungskrankheiten in erster Linie indiziert sind, aufnimmt. Die zweite Hauptindikation sind Verdauungsschwächen und Übelkeit, wobei jedoch ein Kältebefund vorliegen, vor allem jedoch ein Wärmebefund ausgeschlossen werden muß. Bei Erbrechen oder Unverträglichkeitsreaktionen nach verdorbenen Speisen ist Ingwer ein besonders zuverlässiges Heilmittel. Auch bei Unverträglichkeit von Arzneimitteln, wo es eventuell zu einem sofortigen Erbrechen kommen kann, verwendet die chinesische Medizin reinen Ingwerpreßsaft, um dies zu unterbinden.

Der getrocknete Ingwer findet aufgrund seines breiten Wirkungsspektrums bei sehr vielen »Kältebefunden« Verwendung oder wird zusätzlich mitverwendet, um das energetische Niveau wieder zu heben. Bei klinischen Bildern wie Übelkeit mit Erbrechen, Durchfall, Schmerzen und Kältegefühl im Bauchbereich, allgemeinem Frieren und abgestorbenen Händen wie Füßen wird Ingwer gern ergänzend rezeptiert.

7
Die Erstellung eines individuellen Rezeptes

Das Wirkspektrum, das wir von einigen Arzneimitteln im vorigen Kapitel kennengelernt hatten, ist oft für die Therapie eines komplexeren Krankheitsgeschehens, eines Krankheitsbildes mit einer vielfältigeren Symptomatik unzureichend. Aus diesem Grunde ist die Therapie mit Einzelmitteln häufig nur eng umschriebenen, ganz besonderen Krankheitsbildern vorbehalten. Um die weite Fächerung eines klinischen Bildes zu erfassen, hat sich in China seit altersher die gleichzeitige Behandlung mit mehreren Arzneimitteln, mit einem sogenannten Rezept, durchgesetzt. Natürlich gilt es trotz alledem, dabei das Wesentliche einer Krankheit nicht aus dem Auge zu verlieren. Wenn man alle Indizien und Aspekte bei einem Menschen berücksichtigt, besteht die Gefahr, sich therapeutisch zu verzetteln und das ärztliche Handeln dadurch unübersehbar und uneffektiv zu machen. Die Sorge, durch übergroße Differenzierung ineffizient zu werden, und der Hinweis darauf, daß sich der Könner darin beweist, daß er das Wesentliche im Blick behält, tauchte in der chinesischen Medizingeschichte schon vor Jahrhunderten auf. So schrieb im 17. Jahrhundert der Medizintheoretiker Wang Ang: »Die Alten haben beim Rezeptieren hoch dosiert, doch nur wenige Geschmacksrichtungen eingesetzt. Sie verhielten sich da wie ein Kriegsherr, der eine einzige Spur verfolgt und dabei so mächtig ist, daß er Befestigungswerke niederreißen und einen Zentralherrscher gefangennehmen kann. Die späteren Ärzte entbehren des vorzüglichen Wissens ihrer Vorgänger. Deshalb dosieren sie niedrig, setzen aber zugleich viele Mittel ein. Sie gleichen darin einem Heerführer, der seine Armee weit auseinanderzieht, dabei viele Scharmützel, aber kaum jemals eine Entscheidungsschlacht schlägt. Denn es ist ja so: Setzt man zu viele Einzelmittel ein, dann wird der therapeutische Angriff unklar. Und wenn man so nicht einmal für das Naheliegende und Evidente etwas Passendes findet, wird man dann etwa für das Fernere und Verdeckte das Richtige finden?« Einerseits ist also eine Kombination von Arzneimitteln erforderlich, andererseits muß man sich jedoch vor der Verzettelung durch eine zu große Zahl von Medikamenten hüten.

Gleiches gilt im übrigen für die Akupunkturtheorie. Auch hier zeigt sich der Könner gerade darin, daß er wohlüberlegt und gezielt wenige, im Extremfall nur eine Nadel benutzt, eine flächendeckende Viel-Nadel-Therapie kann bei einem traditionellen chinesischen Arzt nur Kopfschütteln und Unverständnis hervorrufen. In extremer Weise werden diese Grundsätze mißachtet, wenn in einigen Fertigarzneimitteln, die inzwischen aus China importiert werden, bis zu 100 verschiedene Ingredienzien enthalten sind. Kein Behandelnder kann dann mehr sagen, welche Wirkung damit überhaupt erzielt werden soll, und wenn schließlich eine Wirkung stattfindet, weiß niemand, wodurch sie ausgelöst wurde. Andererseits führt aber auch die Ehrfurcht vor der Tradition, die Achtung vor den alten Ärzten dazu, daß bestimmte Kombinationen als fixierte Rezepturen unreflektiert immer wieder Verwendung finden. So habe ich es selbst in China nicht selten erlebt, daß in der klinischen Praxis geradezu notorisch Rezepte aus mindestens zehn Einzelmitteln eingesetzt wurden, was stets mit dem Hinweis auf die Tradition gerechtfertigt wurde. Eine sachliche Rechtfertigung der einzelnen Mittel erfolgte häufig nicht.

Mit der Zunahme der beschriebenen Einzelmittel in der chinesischen Arzneimittellehre wuchs über Jahrhunderte auch die Sammlung von bewährten Rezepturen. Schon im 16. Jahrhundert veröffentlichte Li Shi Shen zusammen mit 2000 Einzeldrogen auch ca. 10 000 Rezepte, die als integraler Bestandteil des Schatzhauses der chinesischen Medizin verstanden wurden. Vorbedingung für die Verwendung dieser fertigen Rezepturen ist jedoch, daß vollkommene Klarheit über die Einzelbestandteile besteht und der Aufbau einer Rezeptur aufgrund seiner Transparenz als geeignet erscheint, im jeweiligen Krankheitsfall eine Heilung zu bewirken oder zu fördern.

Jedes chinesische Rezept ist prinzipiell aus vier Komponenten zusammengesetzt.

An erster Stelle steht die Hauptarznei, die als wesentliches Mittel zur Korrektur oder Bekämpfung einer energetischen Abweichung eingesetzt wird. Unterstützt wird dieses Anliegen durch die Ergänzungsarznei, die in die gleiche Richtung wie die Hauptarznei wirkt. Die dritte Komponente macht die Hilfsarznei aus, die dazu dient, Zusatzbefunde und Symptome abzudecken oder auch unerwünschte Nebenwirkungen der Hauptarznei abzumildern. Als viertes kommt schließlich die sogenannte Melderarznei hinzu, die im wesentlichen dazu dient, die Wirkung auf bestimmte Funktionsbereiche zu fokussieren, das Potential der Hauptarznei also in einen bestimmten Bereich zu leiten.

Dieses Prinzip der chinesischen Rezeptur soll an einigen Beispielen kurz erläutert werden.

Das *decoctum Ephedrae* (Abkochung mit dem Kraut der Ephedra), eine klassische Rezeptur, die schon seit dem 2. Jahrhundert unserer Zeitrechnung beschrieben und seitdem immer wieder verwandt wird, setzt sich zusammen aus:
herba Ephedrae (Kraut der Ephedra)
ramuli Cassiae (Äste des Zimtbaumes)
semen Armeniacae (Bittermandeln)
radix Glycyrrhizae (Süßholzwurzel).

Diese Rezeptur wird bei Kopfschmerzen mit Fieber und diffusen Gliederschmerzen, Schweißlosigkeit und keuchender Atmung verordnet. Die Wirkung wird damit umschrieben, daß diese Rezeptur die Oberfläche öffnet, schweißauslösend wirkt, sie lockert und löst den Funktionskreis der »Lunge« und besänftigt damit die keuchende Atmung.

In diesem Beispiel gilt das Kraut der *Ephedra* als Hauptarznei, weil damit die wesentliche Öffnung der Oberfläche und die Schweißerzeugung hervorgerufen wird. Die Zimtästchen (*ra-*

muli Cassiae) wirken als Ergänzungsarznei, welche die Wirkrichtung der *Ephedra* verstärkt, das Schwitzen und die Lösung der Oberfläche erleichtert.

Die Bittermandel hingegen (*semen Armeniacae*) dient als Hilfsarznei und besänftigt in erster Linie die keuchende Atmung, indem ein Abfluß der gestauten Flüssigkeit im oberen Bereich gewährleistet wird.

Die Süßholzwurzel (*radix Glycyrrhizae*) dient schließlich als Melderarznei, wobei hier weniger die Qualität einer bestimmten Richtungsgebung, also eine Fokussierung der Wirkung im Vordergrund steht, als vielmehr die harmonisierende Eigenschaft der Süßholzwurzel, die zu einer ausgleichenden Pufferung des Gesamtrezeptes führt.

Man sieht aus diesem Rezept, daß durch das Zusammenwirken der Einzelarzneimittel das Gesamtbild runder und ausgewogener und in sich geschlossener wird, weshalb die breite Verwendung solcher klassischer Rezepturen sehr einleuchtend erscheint.

Ein zweites Beispiel soll das bisher Gesagte deutlicher machen, insbesondere wenn es darum geht, größere Rezepturen zu analysieren und zu verstehen.

Das »Dekoktum zur Stützung der Mitte« setzt sich zusammen aus:
ramuli Cassiae (Äste des Zimtbaumes)
radix Glycyrrhizae (Süßholzwurzel)
fructus Jujubae (Dattelfrüchte)
radix Paeoniae (Wurzel der Pfingstrose)
rhizoma Zingiberis (Ingwerwurzel)
saccharum Granorum (Getreidezucker).

Die Stützung der »Mitte«, also der mittleren Funktionsbereiche »Milz« und »Magen«, wird in erster Linie durch die Süßholzwurzel sowie durch Dattelfrüchte erreicht. Deshalb gelten diese Arzneien in dieser Rezeptur als Hauptarzneien. Unterstützt wird die Absicht der Therapie durch die Ergänzungsarznei Getreidezucker. Die Zimtästchen dienen aufgrund ihrer warmen Natur zu einer vorsichtigen Erwärmung der »Mitte«, die

Pfingstrosenwurzel hingegen führt zu einer Besänftigung des Funktionsbereiches »Leber«, der auf die »Mitte« einen unmittelbaren Einfluß hat und mit dieser in Wechselwirkung steht. Aus diesem Grunde werden diese beiden Arzneien als Hilfsarzneien eingesetzt. Die Ingwerwurzel schließlich hat einen deutlichen Bezug zum »mittleren« Bereich und puffert gleichzeitig die gesamte Rezeptur. Deshalb gilt sie hier als Melderarznei.

Dieses Beispiel sollte in erster Linie zeigen, daß jede Komponente mit mehreren Vertretern besetzt sein kann, wobei jedoch, wie erwähnt, ein Übermaß der eingesetzten Drogen die Übersichtlichkeit zunehmend erschwert und damit auch das therapeutische Vorgehen unschärfer wird.

Eine häufig geübte Praxis besteht darin, daß sich der behandelnde Arzt an den klassischen Rezepturen orientiert, diese aber durch Dosierungsveränderungen der Einzelmittel an das individuelle Krankheitsbild anpaßt. Solche Veränderungen können jedoch noch weitergehen, indem einzelne Mittel aus einem Gesamtrezept eliminiert oder neue Medikamente eingefügt werden. Auch ist es durchaus nicht ungewöhnlich, daß zwei Rezepturen bei gegebener Indikation miteinander kombiniert werden. Voraussetzung für jede Handlung des Therapeuten ist jedoch anhaltende Klarheit und Transparenz seiner therapeutischen Schritte und dies setzt eine gründliche Kenntnis der Einzelmittel voraus. Andererseits ist es auch möglich, aufgrund dieser Kenntnisse eine Rezeptur schrittweise zusammenzusetzen und damit zu einer individuellen, nur am jeweiligen Patienten orientierten Rezeptur zu gelangen.

Alles, was bei uns heute nicht einer Tablette oder einer Spritze ähnelt, ist eine uns ungewohnte Darreichungsform von Medizin. Aber auch in unserer Kultur war es früher durchaus üblich, daß Auszüge aus natürlichen Arzneimitteln in Form von Tees oder Abkochungen angeboten wurden. In der chinesischen Medizin wird auch weiterhin von den rohen Drogen ein Absud hergestellt, den der Patient dann über den Tag verteilt zu sich nimmt. In der Regel werden die Rezepte pro Tagesdosis angegeben, wobei die Menge der Arzneimittel gewöhnlich zwischen drei bis zehn Gramm pro Tag schwankt. Über- oder Unterschreitungen sind natürlich möglich. In China wird heute sehr großzügig rezeptiert, und die Höchstdosen werden nach meinen Beobachtungen in verschiedenen Kliniken oft um das Zwei- bis Dreifache überschritten. So enthält eine Tagesration oft 100 bis 200 oder noch mehr Gramm Pflanzenteile, diese werden mit einem Liter Wasser eine halbe Stunde abgekocht, und die abgeseihte Flüssigkeit wird als Dekokt über den Tag verteilt getrunken. Diese Darreichungsform ist in China noch immer so verbreitet, daß man auch in öffentlichen Verkehrsmitteln um Hilfestellungen bitten kann. Ich selber erlebte es beispielsweise bei einer tagelangen Fahrt auf dem Jangtsekiang, daß es die Chinesen als eine natürliche Höflichkeitsgeste betrachteten, mir auf dem Schiff von mitgenommenen Heilpflanzen eine Abkochung zuzubereiten und mir diese in die Kabine zu bringen. Auch auf längeren Zugfahrten ist es durchaus nichts Ungewöhnliches, daß im Speisewagen ein Dekokt zubereitet wird. Andererseits rüsten sich auch viele Chinesen vor größeren Reisen mit bereits angesetzten Aufgüssen, wie zum Beispiel Geißblattblüten (*flos Lonicerae*), in verschraubten Marmeladegläsern aus, deren Inhalt zum Schutz gegen Erkältungen und Infektionen schluckweise während der Reise getrunken wird.

Ein anderer Vorteil, der in China sehr wohl bedacht wird, ist bei dieser Form der Arzneizubereitung, daß sich die Patienten über die Zusammensetzung des Rezeptes, über die geschmackliche Abstimmung und über die Reinheit und Frische der verwendeten Ingredienzien jederzeit Gewißheit verschaffen können. Die Zusammenstellungen des Arztes werden im Familienkreis auch diskutiert und kommentiert. Bei Medikamenten, die wir als Tabletten schlucken, wissen wir nicht, was wir zu uns nehmen. Dragees und Kapseln sind mit einer Zuckerhülle umgeben, so daß auch die unbekömmlichste Arznei beim Hinunterschlucken noch Wohlgeschmack und Zuträglichkeit vorspiegelt. Eine Abkochung ist natürlich etwas viel Direkteres, und die Sinnesorgane des Patienten werden von Anbeginn viel unmittelbarer auch als Kontrollinstanzen einbezogen. Denn ein alter Lehrsatz gilt seit eh und je in China: Eine Arznei, die dem Patienten hilft, schmeckt ihm auch, er nimmt sie gern zu sich.

Oft haben wir es erlebt, daß Arzneien mit einem sonderbaren scharfen oder bitteren Geschmack von den Patienten anstandslos angenommen wurden, die Geschmacksrichtung nach einiger Zeit aber dann plötzlich nicht mehr toleriert wurde. Das sind oft Hinweise darauf, daß ein bestimmtes Arzneimittel seine Wirkung getan hat, daß eine bestimmte Schädigung korrigiert ist und die Rezeptur jetzt entsprechend dem geänderten Befund anzupassen ist. Wenn ein Patient eine Arznei nicht zu sich nehmen kann, wenn sie ihm widersteht und er sie ablehnt, dann ist sie mit Sicherheit nicht zur Heilung geeignet.

Aber die chinesische Medizin kennt als Darreichungsform nicht nur das Dekokt. So wie in unseren Apotheken werden auch in China Pulverzubereitungen gemacht, Pillen aus Wachs oder Honig hergestellt, um eine verlangsamte und protrahierte Wirkung zu erzielen. Für lokale Zwecke werden auch Salben und Sirupe gemacht. Die gebräuchlichste Form ist jedoch nach wie vor das Herstellen von Abkochungen, von Dekokten, die als Tagesrationen vom Patienten selber zubereitet werden können, aber auch vorbereitet und konzentriert vom Apotheker hergestellt werden. Im letzteren Fall braucht der Patient das Konzentrat nur noch mit heißem Wasser zu verdünnen, um seine Arznei in der richtigen Konzentration einnehmen zu können.

8

Das Phänomen der Akupunkturwirkung

Im Frühjahr 1985 gab das *Deutsche Ärzteblatt* einigen Wissenschaftlern und Ärzten die Gelegenheit, sich zum Thema der Akupunktur zu äußern. Gegner, aber auch Befürworter aus dem deutschen Sprachraum kamen zu Wort, bei beiden Gruppen dominierte jedoch die nahezu verzweifelte Suche nach naturwissenschaftlichen Beweisen für dieses Therapieverfahren. Die positiven klinischen Beobachtungen, die jahrtausendelang minutiös von chinesischen Ärzten aufgezeichnet worden sind, wurden nicht mit einem einzigen Satz erwähnt, geschweige denn, daß sie zum Gegenstand einer Kontroverse wurden. Diese Aussagen und Ergebnisse wurden, soweit sie überhaupt bekannt waren, vollständig ignoriert. Einigkeit schien darin zu herrschen, daß beide Seiten naturwissenschaftliche Beweise, also positive Meßergebnisse, forderten; die Gegner, um dieses Thema endgültig für erledigt zu erklären, die Befürworter, um in dieser ersten Instanz Anerkennung zu erhalten. Dabei gibt es durchaus einige Arbeiten, die zeigen, daß die Stimulation einzelner Akupunkturpunkte meßbare Wirkung erzielt. So finden sich in der wissenschaftlichen Literatur mehrere Beiträge, aus denen hervorgeht, daß die sogenannten Endorphine, Substanzen, die der Körper zur Schmerzhemmung einsetzt, bei der Stimulation an Akupunkturpunkten in erhöhter Konzentration gemessen werden. In den siebziger Jahren kam aus Wien die Nachricht, daß ein ansteigender Serotoninspiegel (körpereigenes Hormon) bei der Akupunkturstimulation festgestellt wurde und damit die chinesische Nadelkunst endlich auch naturwissenschaftlich erklärbar sei. Wieder andere Arbeiten verweisen auf das organische Substrat der

Nervenenden und Nervenbahnen, in deren Verlauf und Ausbreitungsrichtung bestimmte, vor allem schmerzlindernde Phänomene nachgewiesen werden können. Dies gilt besonders für den Teil der Akupunktur, der im Westen Schlagzeilen machte, nämlich die Akupunkturanästhesie. Aber immer noch gilt, wie Professor Robert Schmidt von der Universität Würzburg in seinem Beitrag im *Deutschen Ärzteblatt* bemerkte, daß bei Diskussionen um die Akupunktur ein Aneinandervorbeireden eher die Regel als die Ausnahme sei.

Hypothesen werden aufgestellt, neurologische Modelle entworfen, histologische Hautschnitte in Serie durchgeführt, biochemische Substanzen bestimmt. Es obsiegt weiterhin die Lust am Messen, der Zwang zum Wägen. Das in unserem Kulturkreis allein gültige Denken zwingt zu immer neuen Anstrengungen, den vielfach beschriebenen Phänomenen durch meßtechnische Vorrichtungen auf die Spur zu kommen. Daran wird gleichzeitig die Bedingung geknüpft, nur dann zu einem ernsthaften Gespräch über eine Akzeptanz der Therapie bereit zu sein, nur dann eine Beschäftigung mit der Akupunktur im universitären Rahmen zuzulassen, wenn ein plausibles, möglichst beweisbares physiologisches Modell angeboten werden kann. Die naturwissenschaftliche Medizin, das kausalanalytische Denken, gibt die Spielregeln vor, und nur wer ihre Grundbedingungen erfüllt, hat die Möglichkeit, ernst genommen zu werden. Die generationenlangen klinischen Erfahrungen, die minutiösen Beschreibungen dieser Erfahrungen, sind es nicht einmal wert, Diskussionsgegenstand zu sein. Nicht die Wirkung am Menschen, sondern das Erfüllen eines naturwissenschaftlichen Modells wird zur Richtschnur der Annahmebereitschaft gemacht. Danach ist nicht einzusehen, daß von bestimmten Hautarealen, die sich noch nicht einmal durch ein besonderes Gewebe von ihrer Umgebung unterscheiden und auch unter dem Mikroskop keinerlei Eigenart erkennen lassen, eine ganz spezifische, jeweils sehr differenzierte Wirkung ausgehen soll. Dabei ist uns auch im Westen aus der Embryologie bekannt, daß die Haut, die Körperoberfläche, eine ungemein differenzierte Gestaltungskraft besitzt. Aus den Arbeiten von

Professor Erich Blechschmidt aus Göttingen, dem früheren Ordinarius für Anatomie und Embryologie, geht hervor, daß die Haut im frühembryonalen Stadium der Gestaltungsapparat des Menschen ist, daß von dieser Oberfläche Kräfte ausgehen, die zur Formgebung des menschlichen Embryos führen. In die Sprache des chinesischen Weltbildes übersetzt, heißt dies, daß es das *Yang*, die Oberfläche ist, die das *Yin*, das Körperliche, gestaltet und formt. Die Aktivität verändert das Stoffliche.

Die Arbeiten von Erich Blechschmidt sind jedoch lediglich ein Hinweis darauf, daß in den einzelnen Hautarealen eine ungemein große Differenziertheit besteht, und aus dieser Sicht ist es nicht verwunderlich – wie Blechschmidt selbst betont –, daß Therapiemethoden wie die Akupunktur entsprechende Reaktionen erzielen. Interessant sind auch die Arbeiten von Professor Hartmut Heine aus Witten-Herdecke. Professor Heine sah bei der genauen Beobachtung der chinesischen Ärzte, daß diese die Akupunkturnadeln an solchen Stellen anbringen, wo unter der Haut, im Faszienbereich, quasi ein histologischer »Kamin« besteht. Daraufhin ließ er von 24 Studenten alle klassischen Akupunkturpunkte präparieren und fand in den meisten Fällen eine Öffnung in der Faszie (Faszienperforation) mit einem durchtretenden Gefäß-Nerven-Bündel. Möglicherweise sind derartig reproduzierbare morphologische Gegebenheiten wirklich identisch mit den klassischen Einflußorten, sie erklären uns jedoch nicht die ungeheure klinische Varianz. Immerhin könnten solche Beobachtungen den westlich orientierten Kollegen helfen, diese Behandlungsmethode, die durch die klinische Empirie begründet ist, zu akzeptieren.

In der Volksrepublik China wurden 1979 und 1984 nationale Symposien für Akupunktur und Moxibustion abgehalten, an denen Tausende von Akupunkturärzten aus dem ganzen Land und aus allen wesentlichen Kliniken teilnahmen. Die Protokolle dieser Symposien zeigen, daß die Chinesen – auch mit Blick auf den Westen – viele Versuche unternehmen, um in Experimentalarbeiten bestimmte somatische, pathophysiologische oder biochemische Bezüge nachzuweisen. All diesen Bemühungen soll hier gar nicht widersprochen werden. Der wissenschaftliche Erkenntnisdrang mag dabei auch zu bemerkenswerten Ergebnissen führen. Fraglich ist lediglich, ob derartige Nachweise zur Voraussetzung für die Akzeptanz einer jahrhundertelang erfolgreich angewandten Therapie gemacht werden sollen. Entscheidend für die klinische Praxis sind die Aussagen der alten chinesischen Ärzte. Es sind zwei Postulate, mehr noch, zwei Erfahrungen, die den Hintergrund des gesamten Systems bilden, die bei der Betrachtung der Akupunkturtherapie nachzuvollziehen sind. Von diesen beiden Postulaten läßt sich im übrigen nicht entscheiden, welches zuerst entwickelt wurde.

Es handelt sich erstens um die Erfahrung, daß es bestimmte »Straßen«, bestimmte »Kanäle«, erfahrbare Ausbreitungsgebiete, im Körper gibt, in denen eine Form des qi, also der aktiven Energie, fließt. In früheren Generationen waren offensichtlich viele Menschen auch in der Lage, derartige Energieströmungen nicht nur bei sich, sondern auch an anderen Personen zu empfinden, zu ertasten und zu spüren. In der klinischen Praxis erleben wir immer wieder, daß ausreichendes »Arbeiten am qi« (Qi-$gong$) es auch westlichen Menschen ermöglicht, dieses Phänomen an sich zu erleben. Diese Energiestraßen heißen im Chinesischen *Jing mo*, was soviel wie »pulsierendes Gefäß« bedeutet und was wir demnach mit »Arterie« übersetzen müßten. Aber da der Begriff der »Arterie« bei uns das blutführende Gefäß bezeichnet, muß man für diese energieführenden Kanäle ein anderes Synonym finden. Der Klarheit halber wollen wir im folgenden Text von »Leitbahn« sprechen, den ebenfalls verwendeten, aus dem Französischen stammenden Begriff »Meridian« wollen wir hier unberücksichtigt lassen.

Die »Straßen« oder »Kanäle« mit fließender Energie umspannen den ganzen Körper wie ein Netz miteinander verbundener Flüsse und Seen und bilden ein harmonisches Ganzes. Bei entsprechender Stimulation ist es möglich, während der Behandlung beim Patienten in der Laufrichtung einer derartigen Leitbahn bestimmte Sensationen hervorzurufen. Dies kann ein dumpfes, taubes Gefühl sein, eine Wärmeausbreitung oder auch ein Kältegefühl. Dieses Phänomen der Ausbreitung und der reproduzierbaren Empfindung von energetischer Ausbreitung in den Leitbahnen ist ein zentrales Forschungsthema in der heutigen traditionellen chinesischen Medizin. Dabei geht es jedoch nicht darum, Nachweise für die Leitbahnen zu finden. Für die Chinesen ist die Existenz eines derartigen energetischen Systems so natürlich wie die Tatsache, daß der Mensch Blutgefäße besitzt. Die Forschungen und wissenschaftlichen Arbeiten beziehen sich auf die klinische Demonstration derartiger Ausbreitungsphänomene. Diese werden in der Literatur als »propergated stimulation along the channel« (PSC) – also »propagierte Stimulation entlang der Leitbahn« – bezeichnet. Die Erfahrungen mit Hunderten und Tausenden von Patienten sind in den Kongreßbeiträgen der chinesischen Kollegen zu den Symposien von 1979 und 1984 nachzulesen. An die 100 Arbeiten befaßten sich auf den Kongressen ausschließlich mit dem PSC-Phänomen. Eine andere Demonstration derartiger energetischer Verbindungen im Körper wird von Hauterkrankungen geliefert, die sich minutiös und millimetergenau an den Verlauf der vorhergesagten Energiestraßen halten und die als Hautefloreszenz beeindrucken. Als ich diese Bilder 1984 zum ersten Mal sah, empfand ich sie als einen ungemein beeindruckenden Hinweis für die Existenz derartiger Energiestraßen. Der Franzose Jean-Claude Darras demonstrierte mit der Injektion von radioaktiv markiertem Technetium, daß es ein nachweisbares Ausbreitungsphänomen entlang solcher postulierter Bahnen gibt. Er injizierte das Radionukleoid in bestimmte Akupunkturpunkte am Fuß und verfolgte mittels einer Scintillatorkamera die bei gesunden und kranken Probanden unterschiedliche Progression der Ausbreitung in den betroffenen Leitbahnen. Solche Arbeiten werden helfen, die klassische klinische Erfahrung zu akzeptieren.

Das zweite Postulat der chinesischen Akupunkturtherapie besteht darin, daß man von einer Anzahl von über den ganzen Körper verteilten Orten über diesen Leitbahnen ausgeht – klassischerweise sind es genau 361 –, die dem Arzt einen Zugang zu den Leitbahnen, zum »fließenden *qi*«, erlauben. Im Chinesischen heißen diese Orte *shu-xue*, was soviel wie »Loch«, »Öffnung«, »Vertiefung« oder auch »Ort der Einflußnahme«

heißt, und was wir deshalb mit dem lateinischen Begriff *foramen* übersetzen. Diese Orte nennen wir oft vereinfacht Akupunkturpunkte. Es handelt sich bei den Akupunkturpunkten also nicht um beliebige Punkte auf der Haut, sondern um Einlässe zu den sogenannten Energieleitbahnen, über die man auf den energetischen Prozeß Einfluß nehmen kann. Sehr differenziert kann über jeden dieser Reizpunkte eine ganz spezifische Beeinflussung des energetischen Gefüges stattfinden. Daher die große Vielfalt der Wirkmöglichkeiten. Andererseits äußert sich auch der Enegiezustand in diesem Leitbahnsystem an den jeweiligen Öffnungspunkten, so daß hier einmal ein Druckgefühl, ein anderes Mal ein Schmerz oder auch ein Hitzegefühl entstehen kann. Diese Öffnungen sind deshalb nicht nur für die Therapie, sondern auch für die Diagnostik wichtig, weil eine Veränderung dieser Areale auch eine tastbare Spannungsveränderung energetischer Zustände des Inneren widerspiegeln kann.

9
Die systematische Akupunktur

Nach chinesischen Vorstellungen, nach alten Erfahrungen, nach Beobachtungen an Kranken, aber auch an Gesunden, konnte das Bild einer im Körper fließenden Energie entworfen werden. Dieser Energiefluß vollzieht sich großenteils unmittelbar unter der Haut, erreicht jedoch auch die tieferen Gewebe des Körpers. Wie ein Kanalsystem, ein Gewebe von ineinander verwobenen und miteinander verbundenen Straßen und Wegen durchzieht das Gesamtsystem netzförmig den Körper. Aber Kanäle und Straßen erwecken die Vorstellung von materiellen, also nachweisbaren und meßbaren Strukturen, von stofflicher Basis oder von einem Röhrensystem.

Bei diesen energetischen Ausbreitungen handelt es sich jedoch um aktive Energie, um Energie, die nicht an das Stoffliche, an die Organbeschaffenheit gebunden ist. Sie ist vielleicht am ehesten magnetischen Ausbreitungsfeldern oder elektromagnetischen Energiestraßen vergleichbar. Es werden Leitbahnen beschrieben, von denen genau vorhergesagt werden kann, daß hier energetische Prozesse hindurchziehen, die jedoch mit keinem Mikroskop sichtbar gemacht werden können, die bei keiner anatomischen Sezession gefunden werden. Vergleichbar sind diese energetischen Prozesse auch mit den Bahnen der Planeten, die nach unseren Berechnungsmöglichkeiten exakt bestimmt werden können. Schon seit langem sind genaue Vorhersagen über konkrete Orte des Himmels möglich, an denen zu bestimmten Zeiten ein Planet vorbeikommt. In der übrigen Zeit ist die postulierte Bahn jedoch nicht nachweisbar, setzt sie sich von ihrer Umgebung durch keinerlei besondere Qualität ab.

Oder nehmen wir noch ein anderes Beispiel aus dem täglichen Leben. Jedes städtische Verkehrssystem besitzt festgeschriebene Verbindungswege, der Busfahrer kennt sie ebenso wie die Ortskundigen, die sich die Bewegungsrichtung des Beförderungsmittels zunutze machen. Aber nur dort, wo sich gerade ein Bus befindet, ist das Verkehrssystem real vorhanden, erfüllen die Haltestellen eine Funktion. Ähnlich verhält es sich mit den Ausbreitungswegen energetischer Prozesse im Körper. Wenn der Arzt die Ausbreitungswege kennt und über ihre Wirkung informiert ist, kann er sich dieses Transportmittels bedienen. Und wie die Haltestellen dazu dienen, in das Vekehrsmittel einzusteigen, bieten die Akupunkturpunkte eine Möglichkeit, in den Energiefluß einzudringen. Denn die Akupunkturpunkte oder, besser gesagt, die Höhlungen, die Vertiefungen, wie es exakt im Chinesischen heißt, sind Orte, wo der Arzt Einfluß nehmen kann, wo er in dieses energetische System einsteigen und ihm entsprechende Impulse mit bestimmten Informationen mitgeben kann.

Das Leitbahnsystem

Die energieführenden Leitbahnen bilden jedoch kein unüberschaubares, unstrukturiertes und wahllos aneinandergefügtes Netz, sondern zeigen in ihrem Verlauf und in ihrer Anordnung eine geradezu verblüffende Ordnung, wodurch dem Arzt die Handhabung erleichtert wird.

Im dritten Kapitel hatten wir schon einmal die Ausbreitungsweise der aktiven Energie, des *qi*, anhand der Funktionskreise dargestellt. Im Leitbahnsystem befindet sich der Ursprung des auf die Reise geschickten *qi* ebenfalls im Brustbereich. Die Energie fließt von hier an den Innenseiten der Arme bis zu den Fingern. Im Bereich der Fingerkuppen wechselt der weitere Verlauf von der Innenseite der Hand auf die obere Seite, dann erstreckt sich die Leitbahn auf der Außenfläche des Armes über den Schulterbereich zum Kopf. Im dritten Abschnitt breitet sich die Energie vom Kopfbereich über den Rücken oder die Flanken an der Außenseite beziehungsweise der Rückseite des Beines bis zum Fußrücken aus, um an den Zehen zu enden. Vom Ende der Zehen verläuft die Energie über die Fußinnenseite, die Innenseite des Beines und den Bauch zur Brust zurück. Der energetische Zyklus wird also in vier Abschnitten durchlaufen, wobei Beginn und Ende dieses Zyklus jeweils im Brustbereich liegen; im wesentlichen werden im Verlauf dieses Ausbreitungsweges alle Körperregionen erreicht.

Diejenigen Energiestraßen, die an der Innenseite des Körpers verlaufen, also einerseits von der Brust über die Innenseite des Armes und die Handinnenfläche zu den Fingerspitzen und andererseits von der Innenseite des Fußes über die Innenseite des Beines und den Bauchbereich, bis sie wieder den Brustbereich erreichen, werden als Yin-Leitbahnen bezeichnet. Im dritten Kapitel war bereits darauf verwiesen worden, daß Yin auch für »Innenliegendes« steht. Im Gegensatz dazu werden die beiden Abschnitte, die auf der Außenseite liegen, als Yang qualifiziert.

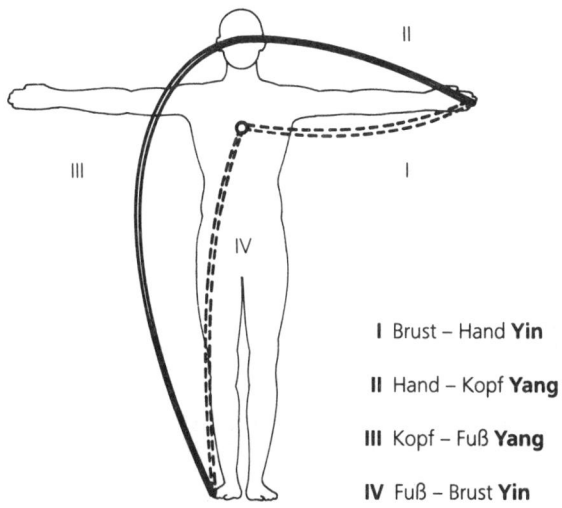

I Brust – Hand **Yin**

II Hand – Kopf **Yang**

III Kopf – Fuß **Yang**

IV Fuß – Brust **Yin**

Abb. 37 Das »*qi*« fließt zyklisch durch den Körper, beginnend im Brustbereich

Dieser Zyklus, der sich, wie in Abb. 37 dargestellt, jeweils aus vier Teilabschnitten zusammensetzt, wird von der aktiven Energie, dem *qi*, dreifach durchlaufen, wobei es sich um drei getrennte Zyklen handelt, die jedoch in ihrer topographischen Lage annähernd parallel verlaufen. Mit anderen Worten finden sich auf der Innenseite des Armes drei annähernd parallele Yin-Leitbahnen, in denen die Energie vom Brustbereich bis hin zum Ende der Fingerspitzen gelangt, anschließend trifft man auf der Außenseite der Hand und des Armes drei Yang-Leitbahnen, die allesamt in den Kopfbereich ziehen, anschließend erfolgt die weitere Ausbreitung nacheinander über drei Yang-Leitbahnen vom Kopf zum Fußbereich und schließlich kehrt das *qi* über drei innenliegende Yin-Leitbahnen zum Brustbereich zurück.

Die Zyklen werden nacheinander durchlaufen, also im ersten Zyklus Brust–Arminnenbereich, dann Handaußenbereich–Kopf, anschließend Kopf–Fuß (außen) und zuletzt Fuß (innen)–Brustbereich. Hieran schließt sich der zweite Zyklus auf parallelen zum ersten Zyklus liegenden Bahnen an und zuletzt der dritte Zyklus in eben dieser Reihenfolge.

Diese insgesamt zwölf Abschnitte der energetischen Ausbreitungen bilden das tragende Gerüst der gesamten Akupunkturtherapie.

Die Bezeichnung der einzelnen Leitbahnen

Nach dem eben Dargestellten gibt es also drei Leitbahnen an der Innenseite des Armes, die man als die drei Yin-Leitbahnen des Armes bezeichnet, sodann die drei Yang-Leitbahnen des Armes, schließlich die drei Yin-Leitbahnen des Beines und die drei Yang-Leitbahnen des Beines. Um jedoch eine Leitbahn exakt bezeichnen zu können, bedarf es einer genaueren Unterteilung. Die Chinesen sprechen deshalb vom »kleinen Yang«, vom »großen Yang« und vom »überstrahlenden Yang«. Die Yin-Aspekte werden unterteilt in »kleines Yin«, »großes Yin« und »weichendes Yin«. So kann man eine Leitbahn beispielsweise als »kleines Yang der Hand« oder als »weichendes Yin des

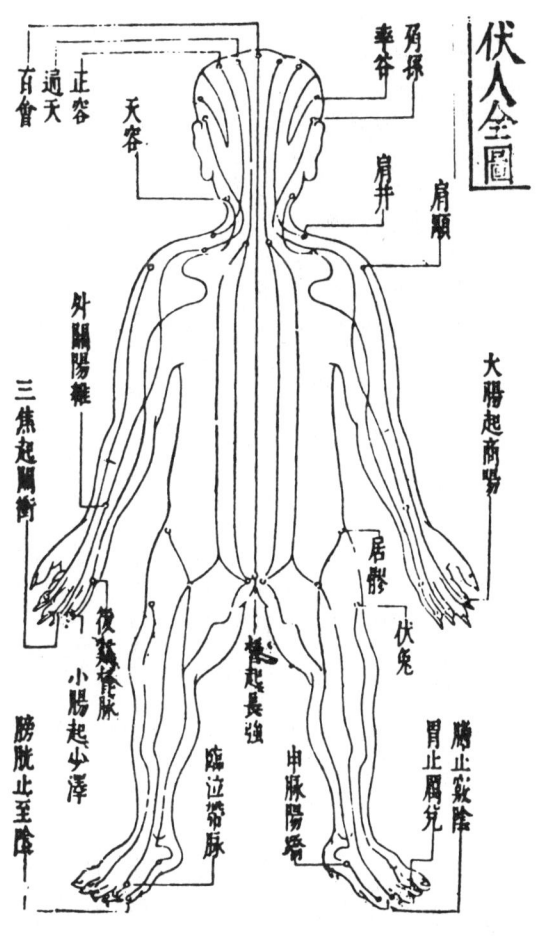

Abb. 38
Die 6 Yang-Leitbahnen an der Körperaußenseite
(3 Yang der Hand – 3 Yang des Fußes).
In der Mittellinie die »Leitbahn der Steuerung«, aus dem *Leijing Tuyi* von
Zhang Jiebin 1624 veröffentlicht.

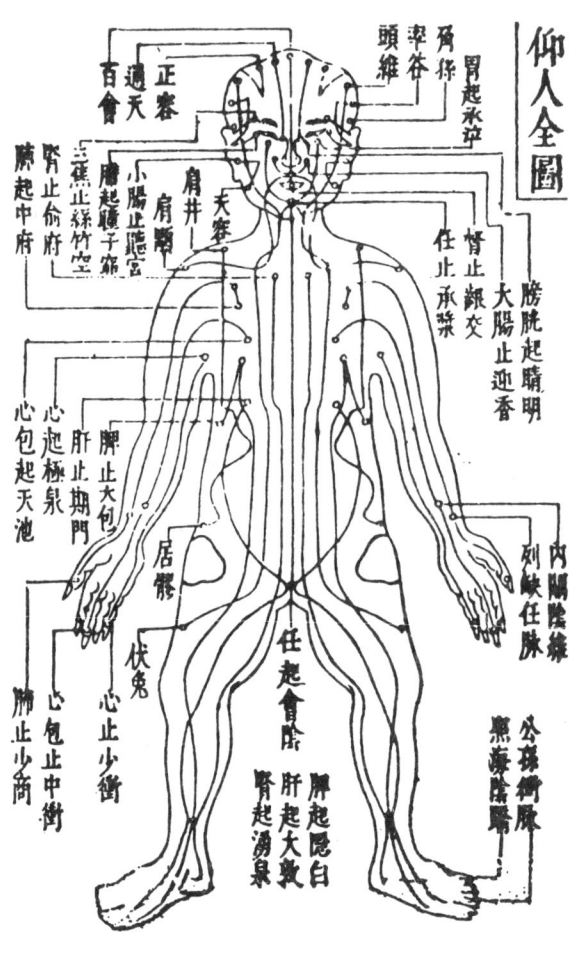

Abb. 39
Die 6 Yin-Leitbahnen an der Körperinnenseite
(3 Yin der Hand – 3 Yin des Fußes).
In der Mittellinie die »aufnehmende Leitbahn«, aus dem *Leijing Tuyi*.

Fußes« etc. bezeichnen. Diese Begriffe werden bis zum heutigen Tag in den chinesischen Texten verwendet.

Andererseits läßt die Zahl zwölf (sechs Yin- und sechs Yang-Leitbahnen) eine andere Zuordnung zu. Wir erinnern uns hier an die bereits besprochenen Funktionskreise. Es gibt zwar nur fünf eigentliche Funktionskreise, aber aufgrund der Leitbahnkonstellation wurde ein sechster Funktionskreis zur Beschreibung des gesamten Systems eingefügt, und zwar wurde der Funktionskreis »Mitte« unterteilt in den Funktionskreis »Herz« und den Funktionskreis »Herzbeutel«. Diese Unterteilung erfolgte überwiegend aus Gründen der Symmetrie und der inhaltlichen Schlüssigkeit. Wenn wir uns die Funktionskreise noch einmal ins Gedächtnis rufen, dann fällt auf, daß drei der Funktionskreise mit ihren vermuteten organischen Verbindungen oberhalb des Zwerchfelles liegen, nämlich die Funktionskreise »Lunge«, »Herz« und »Herzbeutel«. Andererseits befinden sich drei Funktionskreise, nämlich die »Leber«, »Milz« (auch »Mitte« genannt) und »Niere« mit ihren organischen Verbindungen unterhalb des Zwerchfelles. Es war also naheliegend, daß man jedem der Funktionskreise entsprechend seiner vermeintlichen Lage eine Yin-Leitbahn zuordnete. So sind die drei Yin-Leitbahnen der Hand an die Funktionskreise, die oberhalb des Zwerchfelles liegen, gekoppelt, die drei Yin-Leitbahnen des Fußes an die Funktionskreise, die unterhalb des Zwerchfelles liegen. Dies ist keine willkürliche Zuordnung. Ausschlaggebend für die Benennung und Zuordnung war die klinische Erfahrung. Die alten Ärzte hatten immer wieder beobachtet, daß man von der »großen Yin-Leitbahn der Hand« besonders stark auf den Funktionsbereich der »Lunge« einwirken konnte, und deshalb wurde dieser Zusammenhang dadurch bekräftigt, daß man verkürzt von der »Lungen«-Leitbahn sprach. Korrekterweise spricht man von der Leitbahn, die dem Funktionskreis »Lunge« zugeordnet ist oder in einem anderen Fall die Leitbahn, die dem Funktionskreis »Leber» zugeordnet ist.

Die sechs Yang-Leitbahnen werden jetzt entsprechend den genannten Funktionskreisen zugeordnet, wobei jeweils die

Yang-Leitbahn, die im energetischen Zyklus unmittelbar an eine Yin-Leitbahn gekoppelt ist, dieser auch zugeordnet wird. Und wie jeder der genannten Funktionskreise noch einen sogenannten Außenfunktionskreis, also einen als Yang qualifizierten Funktionskreis mit sich führt, wie beispielsweise der »Lungen«-Funktionskreis, der Funktionskreis »Dickdarm« oder

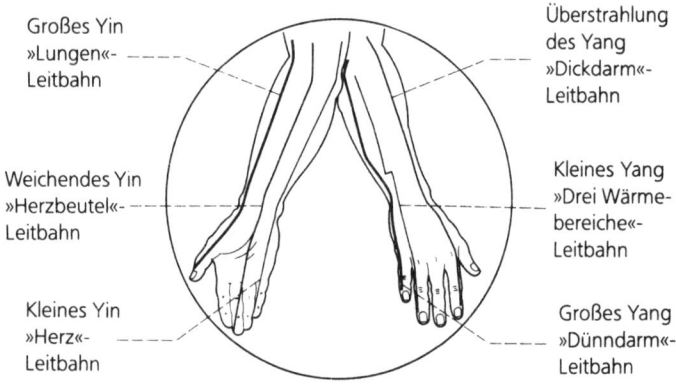

Abb. 41 Die Bezeichnungen der Leitbahnen des Fußes

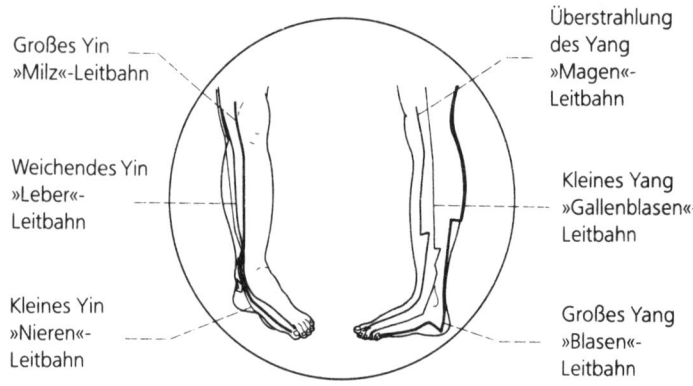

Abb. 40 Die Bezeichnungen der Leitbahnen der Hand

der Funktionsbereich »Leber«, der Funktionskreis »Gallenblase«, so werden auch die außen liegenden Yang-Leitbahnen nach diesen angegliederten Funktionsbereichen benannt. Abbildung 40/41 veranschaulicht die für alle Leitbahnen üblichen Benennungen.

Das System der Hauptleitbahnen, das man sich netzförmig über die Körperoberfläche verteilt vorstellen kann, wird durch weitere Verbindungsstraßen, Zwischenglieder und zusätzliche Leitbahnen komplettiert, so daß das Maschenwerk immer enger, die Versorgung der einzelnen Körperteile immer dichter wird. Auf zweien dieser Verbindungswege liegen sehr bedeutende Reizpunkte. Es handelt sich einmal um eine Verbindungsstraße, die vom Steißbein über den Rücken bis zum Kopf und Mund verläuft, sowie um das Gegenstück, das vom Dammbereich über die Bauchseite bis zur Unterlippe verläuft. Die über den Rücken verlaufende Leitbahn wird als »Leitbahn der Steuerung« bezeichnet, die über den Bauch verlaufende als »aufnehmende Leitbahn«. (s. S. 216, 218)

Die weiteren Leitbahnen, die das Netzwerk des energetischen Fließsystems enger gestalten, werden als Netzleitbahnen oder Netzbahnzweige bezeichnet oder als Leitbahnzweige und Muskelleitbahnen.

Bei unserer weiteren Erörterung wollen wir uns jedoch ausschließlich mit den Hauptleitbahnen beschäftigen, einschließlich der »aufnehmenden Leitbahn« und der »Leitbahn der Steuerung«, weil auf diesen 14 energetischen Verbindungsstraßen alle Akupunkturpunkte liegen, die einen Einfluß auf das System zulassen.

Die Ordnung der Reizpunkte

Natürlich handelt es sich bei den Reizpunkten nicht um beliebige Punkte auf der Haut, sondern, wie die exakte Übersetzung des chinesischen Begriffes shu-xue besagt, um einen Zugang zu einem energetischen Flußsystem, wobei die Silbe shu die Assoziation an »weiterleiten«, »transportieren« oder »induzieren«

erweckt, während *xue* die Bedeutung von »Höhlung«, »Vertiefung« hat. Der lateinische Begriff *foramen* (Öffnung, Durchtritt) oder ausführlicher *foramen inductorium* wird dem chinesischen Terminus am ehesten gerecht. In diesem Buch werden wir von »Einflußort«, »Einflußpunkt« oder vereinfacht »Akupunkturpunkt« sprechen. Über diese Reizpunkte kann auf den jeweiligen energetischen Kanal, der darunterliegt, Einfluß ausgeübt werden. Dadurch können schädigende, krankhafte Energieanteile abgezogen, ausgeleitet werden, es kann aber auch ein stimulierender Reiz und Energieimpuls vermittelt werden, der einen stützenden oder bewegenden Einfluß auf das gesamte System ausübt.

Die klassischen 361 Akupunkturpunkte, die für den Laien scheinbar wahllos über die Körperoberfläche verteilt sind, erfahren eine erste Ordnung und Systematisierung dadurch, daß sie alle auf den Hauptleitbahnen liegen. Hierdurch ist sowohl ein topologischer Zusammenhang gegeben als auch eine systematische Vernetzung, denn jede Hauptleitbahn ist einem Funktionsbereich zugeordnet und auch nach diesem benannt. Zu dieser Aufreihung der Punkte auf bestimmte Leitbahnketten kommt noch eine ergänzende, quer verlaufende Struktur, so daß, wie aus Abbildung 42 ersichtlich wird, quasi ein Gitter entsteht und mit dieser Gitterstruktur eine sehr große Transparenz des gesamten Systems.

In den quer verlaufenden Ordnungen, die Reizpunkte mit gleichen Qualitäten aufweisen, gibt es einmal die »Einflußpunkte des Rückens«, die ausnahmsweise alle auf der Leitbahn des Funktionsbereiches »Blase« liegen, also auf der Leitbahn, die neben der Wirbelsäule beidseitig herunterzieht. Für jeden der uns bekannten Funktionsbereiche, also für sämtliche sechs Yin- und sechs Yang-Funktionsbereiche, gibt es neben der Wirbelsäule jeweils einen derartigen Reizpunkt des Rückens.

Als Gegenstück finden sich auf der Vorderseite des Körpers sogenannte »Sammlungspunkte der Bauchseite«. Einen derartigen Reizpunkt gibt es auch für jeden Funktionsbereich, wobei diese jedoch auf sehr verschiedenen Leitbahnen liegen, zum großen Teil auf der »aufnehmenden Leitbahn«.

Die funktionellen Kategorien

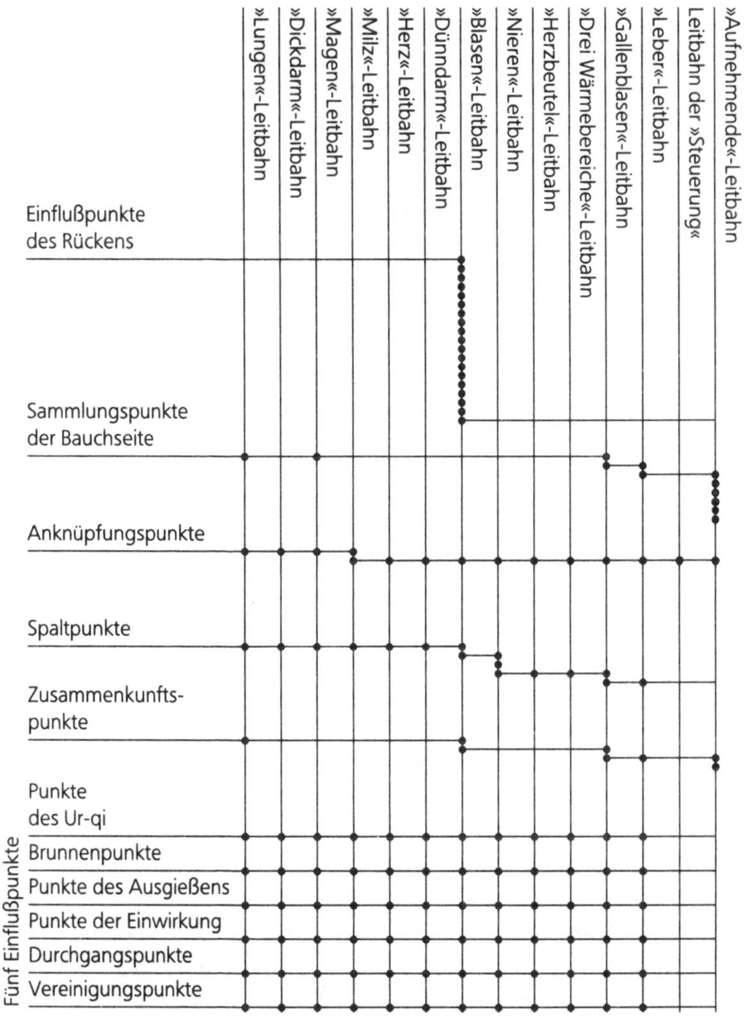

	»Lungen«-Leitbahn	»Dickdarm«-Leitbahn	»Magen«-Leitbahn	»Milz«-Leitbahn	»Herz«-Leitbahn	»Dünndarm«-Leitbahn	»Blasen«-Leitbahn	»Nieren«-Leitbahn	»Herzbeutel«-Leitbahn	»Drei Wärmebereiche«-Leitbahn	»Gallenblasen«-Leitbahn	»Leber«-Leitbahn	Leitbahn der »Steuerung«	»Aufnehmende«-Leitbahn
Einflußpunkte des Rückens							●	●	●	●	●	●		
Sammlungspunkte der Bauchseite			●	●							●	●		● ● ● ●
Anknüpfungspunkte		●	●	●	●	●	●	●	●	●	●	●		
Spaltpunkte		●	●	●	●	●	●	●	●	●	●	●		●
Zusammenkunfts-punkte		●							●					●
Punkte des Ur-qi														
Brunnenpunkte	●	●	●	●	●	●	●	●	●	●	●	●		
Punkte des Ausgießens	●	●	●	●	●	●	●	●	●	●	●	●		
Punkte der Einwirkung	●	●	●	●	●	●	●	●	●	●	●	●		
Durchgangspunkte	●	●	●	●	●	●	●	●	●	●	●	●		
Vereinigungspunkte	●	●	●	●	●	●	●	●	●	●	●	●		

Fünf Einflußpunkte

Abb. 42
Von den 361 klassischen Akupunkturpunkten gehören 130 einer spezifischen Gruppe an und haben damit für die Therapie eine hervorgehobene Bedeutung.

Eine klassische und sehr beliebte Methode der Akupunkturbehandlung besteht darin, daß man zum Einwirken auf einen bestimmten Funktionsbereich gleichzeitig den entsprechenden »Einflußpunkt des Rückens« und den »Sammlungspunkt der Bauchseite« behandelt.

Weiterhin gibt es auf jeder Leitbahn einen »Anknüpfungspunkt«, in welchem die Netzleitbahnen mit den Hauptleitbahnen zusammentreffen. Sogenannte »Spaltpunkte«, die auf jeder Leitbahn liegen, werden besonders zur Lösung von Energiestauungen und Blockaden benutzt.

Über die »Zusammenkunftspunkte« lassen sich bestimmte Energieformen, aber auch bestimmte Gewebe gezielt beeinflussen. So gibt es zum Beispiel einen »Zusammenkunftspunkt des *qi*«, also der aktiven Energie, der im Brustbereich in der Mitte zwischen den Brustwarzen liegt und der bei Stauungen der aktiven Energie, vor allem im oberen Bereich, häufig spontan schmerzhaft ist. Durch eine entsprechende Behandlung läßt sich der Energiestau sehr häufig lösen. Oder es gibt beispielsweise einen »Zusammenkunftspunkt für die Leitbahnen«, also für das sogenannte »Gefäßsystem«. Ein weiterer wichtiger Zusammenkunftspunkt liegt im Kniebereich auf der Leitbahn des Funktionsbereiches »Gallenblase«, er dient dazu, den Bewegungsapparat, also die Muskeln und Sehnen, zu lösen, zu entspannen, zu entkrampfen, auf sie ausgleichend einzuwirken. Daß solche Bezüge nicht willkürlich sind, sieht man gerade am letzten Beispiel sehr gut, da die Muskeln und Sehnen, das äußere Ausdruckselement des Funktionsbereiches »Leber« und auch seines äußeren Bereiches »Gallenblase« sind. Somit ist es naheliegend, daß der Einflußpunkt, der besonders auf diese Gewebe wirkt, auf einer derartigen Leitbahn liegt.

Sodann liegt auf jeder Leitbahn ein »Punkt des Ur-*qi*«, also ein Punkt, über den man auf die tiefliegende Energie, auf die konstitutionellen Kraftreserven, auf das verfügbare energetische Potential Einfluß nehmen kann, ein Reizpunkt, über den sich diese Energie verfügbar machen läßt. Diese Akupunkturpunkte wird man besonders dann einsetzen, wenn man in einem entsprechenden Bereich Energie bereitstellen möchte.

Nach einem klassischen Bild vergleicht man den Energiefluß von der Peripherie, also von den Extremitäten her, mit einem sich ausbreitenden Flußlauf. Danach beginnt der Wasserlauf sowohl der Yin- als auch der Yang-Leitbahnen im Nagelfalzbereich, an Händen und Füßen gleichermaßen, und da hier die Energie emporsteigt bzw. emporgehoben werden kann, bezeichnet man diesen am weitesten außen liegenden Reizpunkt einer jeden Leitbahn als »Brunnenpunkt«. Hier wird das »Wasser« sozusagen emporgehoben und ausgegossen und diese Wirkung des Ausgießens manifestiert sich auf allen Leitbahnen im nächsten Reizpunkt von der Peripherie her, weshalb dieser zweite Punkt als »Punkt des Ausgießens« bezeichnet wird. Im Bereich der nächsten Öffnung tritt das ausgegossene Naß wieder in die Tiefe ein, es übt eine tiefgreifende Wirkung auf die Vegetation aus. Aus diesem Grunde nennt man den dritten klassischen Reizort den »Punkt der Einwirkung«. Die Flüssigkeit bewegt sich jetzt unterirdisch dem großen Meer zu und ist auf dem Wege noch beeinflußbar über den »Durchgangspunkt« und schließlich ist der unterirdische Flußlauf im Bereich der Ellbeuge oder des Knies angekommen, wo er ein letztes Mal intensiv beeinflußt werden kann. Und da hier die Verbindung nach innen unmittelbar hergestellt ist, wird dieser Reizort auch »Vereinigungspunkt« genannt.

Diese fünf Einflußpunkte, die auf jeder Hauptleitbahn zwischen den Fingerspitzen bzw. Zehenspitzen und der Ellenbeuge bzw. dem Kniegelenk liegen, sind bis heute in der Akupunktur von zentraler Bedeutung und bilden in der Regel das tragende Gerüst einer Akupunkturbehandlung schlechthin. Da es sich um fünf Einflußpunkte handelt, war es natürlich naheliegend, und für chinesische Naturwissenschaftler selbstverständlich, sie mit dem Ordnungssystem der fünf Wandlungsphasen in Verbindung zu bringen, was in Abbildung 43/44 dargestellt wird. Durch die Zuordnung bestimmter Einflußpunkte zu den Wandlungsphasen ergibt sich eine zusätzliche Qualifizierung und Ordnung. Diese Ordnung wiederum kann man sich therapeutisch zunutze machen, und dies geschieht auch sehr häufig.

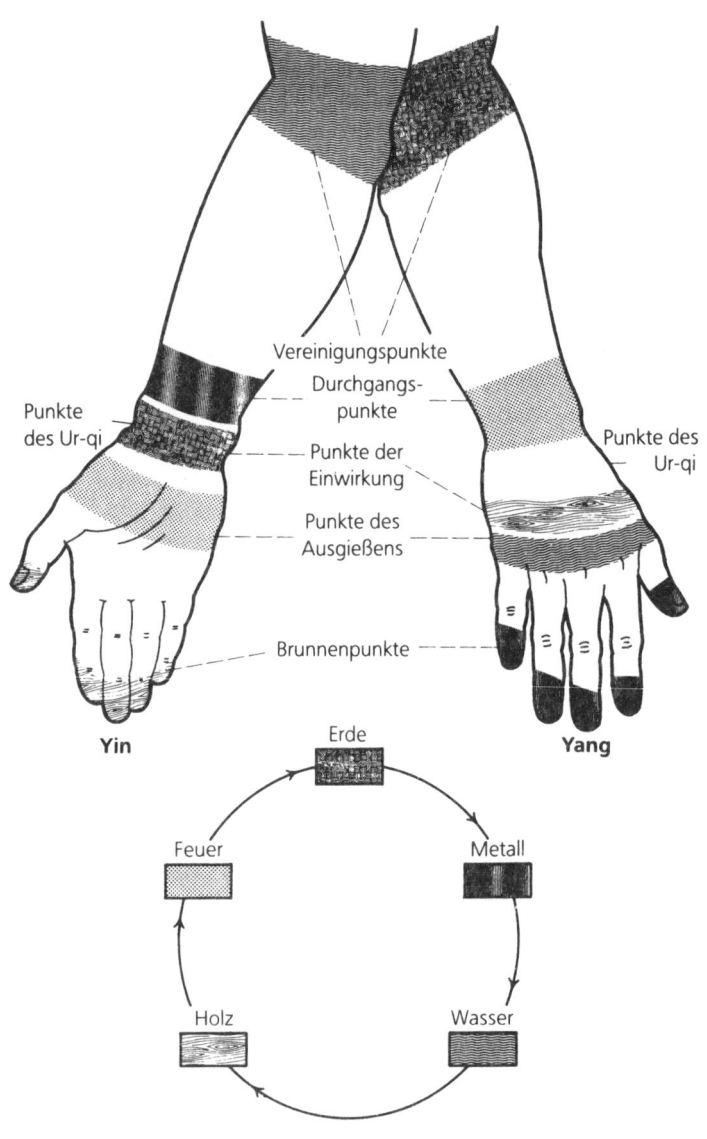

Abb. 43 Die Zonen der »Fünf Einflußpunkte« an der oberen Extremität

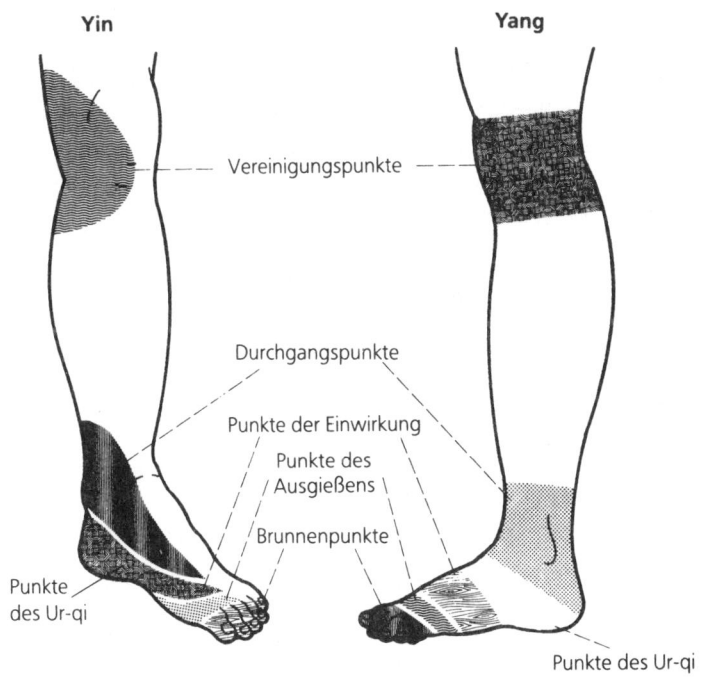

Abb. 44 Die Zonen der »Fünf Einflußpunkte« an der unteren Extremität

Ein Beispiel soll diesen Sachverhalt kurz aufzeigen: Im Funktionsbereich »Lunge« haben wir eine energetische Schwäche, ein energetisches Defizit diagnostiziert. Das therapeutische Anliegen besteht also darin, dieses Defizit auszugleichen, den Mangel zu beheben, den Funktionsbereich »Lunge« zu stützen. Jetzt erinnern wir uns, daß der Funktionsbereich »Lunge« der Wandlungsphase »Metall« zugeordnet ist. Nach der Hervorbringungsreihenfolge der Wandlungsphasen liegt vor der Wandlungsphase »Metall« die »Erde«, die »Erde« fungiert demnach als »Mutter« in bezug auf die Wandlungsphase »Metall«. Dadurch, daß aus der »Erdphase« die »Metallphase« entsteht, ist es möglich, über diese Wandlungsphase, also konkret über den Reizpunkt auf der Leitbahn des Funktionskreises »Lunge«, der als »Erde« qualifiziert ist, stützend auf die gesamte »Metallphase«, also auf den Funktionsbereich »Lunge«, einzuwirken.

Ein zweites, sehr häufiges Beispiel beschreibt eine energetische Überladung, eine energetische Redundanz im Bereich des Funktionskreises »Leber«. Der Funktionsbereich »Leber« ist der Wandlungsphase »Holz« zugeordnet. Auf die Wandlungsphase »Holz« folgt nach der Hervorbringungsreihenfolge die Wandlungsphase »Feuer«, so daß diese als »Kind« der »Holzphase« bezeichnet werden kann. Das »Kind« sorgt wiederum dafür, daß der »Mutterphase« Energie entzogen wird, im konkreten Fall also, daß man über den Reizpunkt, der der Wandlungsphase »Feuer« entspricht und der auf der Hauptleitbahn des Funktionsbereiches »Leber« im Bereich des Grundgelenkes der großen Zehe liegt, besonders ideal Energie aus dem Funktionsbereich »Leber« ableiten kann.

Beispielhafte Akupunkturpunkte und ihre Leitbahnen

Kaum jemand dürfte auf den Gedanken kommen, Pflanzen nur mit einem botanischen Kürzel zu bezeichnen, denn häufig sind in den Pflanzennamen auch viele Informationen enthalten. Niemand würde auch seine Wohnung innerhalb einer Stadt mit den Koordinaten eines Stadtplans angeben, da der Name einer Straße oft mehr als eine bloße Ortsbestimmung ist. Erstaunlicherweise hat es sich jedoch bei den Akupunkteuren im Westen eingebürgert, die Akupunkturpunkte mit Kürzeln zu versehen, wobei diese Kürzel die Leitbahnen benennen, auf der der jeweilige Punkt liegt, anschließend wird lediglich eine Durchnumerierung der Punkte vorgenommen.

In der traditionellen chinesischen Literatur, den heutigen chinesischen Veröffentlichungen wie in der chinesischen Praxis sind derartige Bezeichnungen unbekannt. Jeder Akupunkturpunkt, jeder Reizort hat, wie auch jeder Muskel oder jeder Nerv, einen Namen. Und dieser Name enthält häufig soviel Informationen, daß man aus ihm entweder seine genaue Lage ableiten kann oder noch viel häufiger konkrete Rückschlüsse auf seine Wirkung, seine klinische Bedeutung ziehen kann.

Aber der Name ist natürlich nicht das einzige, was über einen Akupunkturpunkt zu sagen ist, von mindestens gleicher Bedeutung ist seine Lage, seine genaue Bestimmung auf der Körperoberfläche.

Für den Behandelnden oder für den sich selbst Behandelnden, also wenn man Akupressur an sich selbst betreibt, ist als drittes von eminenter Bedeutung, was für eine Art der Wirkung bei der Reizung dieses Punktes erzielt wird. Das Kriterium der Wirkrichtung ist unmittelbar vergleichbar mit den Aussagen der Wirkrichtung bei den Heilpflanzen. Wie bei den Pflanzen heißt es beispielsweise auch hier: »Treibt ›Windschädigungen‹ aus«, oder »Löst den Fluß des *qi*«, »Senkt das Yang des ›Leberfunktionsbereiches‹ ab«, etc.

Die Annäherung an die Vorstellungen der westlichen Medizin wird dadurch erreicht, daß man heute in China wie im

Westen im Zusammenhang mit jedem Akupunkturpunkt eine Indikationsliste erstellt, Krankheitsbefunde, klinische Störungen auflistet, zu deren Behandlung sich der jeweilige Reizpunkt eignet.

Eine weitere interessante und häufig auch wichtige Information ist, in welcher speziellen Weise ein Reizpunkt qualifiziert ist. Es kann von erheblicher Bedeutung sein und erleichtert die Auswahl eines solchen Punktes, ob er beispielsweise zu den klassischen »fünf Einflußpunkten« gehört oder zu den »Sammlungspunkten der Bauchseite«. Die Zugehörigkeit charakterisiert solch einen Reizpunkt natürlich und gibt von vornherein deutliche Hinweise auf seine Wirkrichtung.

Im nun folgenden sollen die Hauptleitbahnen im einzelnen kurz vorgestellt und von jeder Hauptleitbahn ein wichtiger Akupunkturpunkt beschrieben werden.

Hauptleitbahn des Funktionsbereiches »Lunge«
(Großes Yin der Hand):

Über die Leitbahn des Funktionsbereiches »Lunge« lassen sich im wesentlichen Erkrankungen des Lungenbereiches, Erkältungs- und Entzündungserkrankungen im Bereich von Kopf und Rachen behandeln. Aber es sind auch Störungen des Bewegungsapparates, also Schulterschmerzen, Ellbogenschmerzen, die im Bereich der Ausbreitung dieser Leitbahn liegen, therapierbar. Das gesamte Wirkspektrum reicht noch sehr viel weiter, da auch sämtliche psychischen Aspekte des Funktionsbereiches »Lunge« wie Traurigkeit und Depression, aber auch seine Beziehungen zu anderen Funktionsbereichen, insbesondere dem Funktionsbereich »Leber«, mit zum Tragen kommen. Alle mit ihm verbundenen Aspekte sind nur aus einem entsprechenden Lehrbuch zu ersehen.

Als beispielhaften Reizpunkt wollen wir den Punkt »Lükken«, den siebenten Punkt auf der Leitbahn (lat.: *pulmonalis* 7, Abk.: P 7) beschreiben. Er liegt ungefähr 1½ Daumenbreiten von der Handgelenksfalte entfernt (Abb. 46). Seine Wirkung besteht darin, die Energien des Funktionsbereiches »Lunge« zu

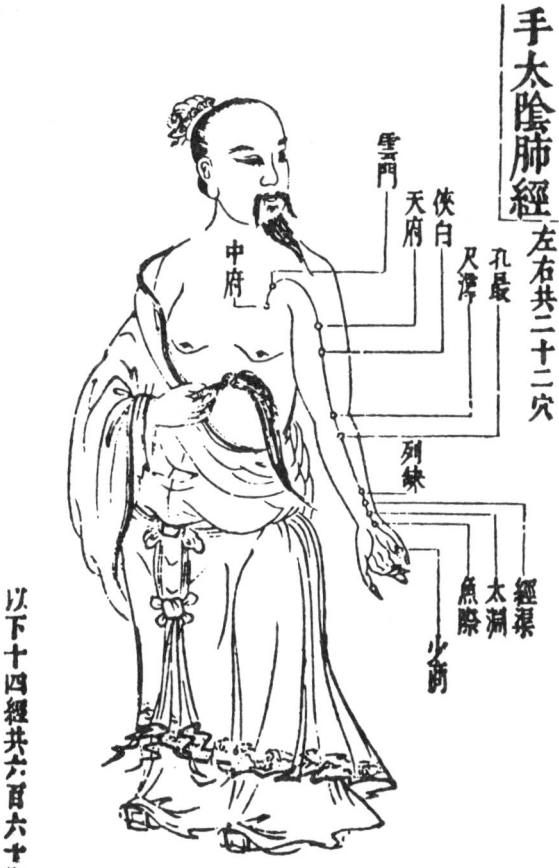

Abb. 45 Großes Yin der Hand
»Lungen«-Leitbahn *(cardinalis pulmonalis)*
Alle klassischen Leitbahnabbildungen aus:
Leijing Tuyi von Zhang Jiebin, veröffentlicht 1624.

lösen sowie »Windschädigungen« zu zerstreuen. Eine weitere wesentliche Wirkung besteht darin, daß damit der Energiefluß in der »aufnehmenden Leitbahn« wiederhergestellt und harmonisiert wird. Diese letzte Wirkung geschieht aufgrund einer zusätzlichen energetischen Verbindung von diesem Ort zu der Leitbahn auf der Bauchseite. Klinisch liegt die besondere Bedeutung dieses Reizpunktes in der durch ihn möglichen Thera-

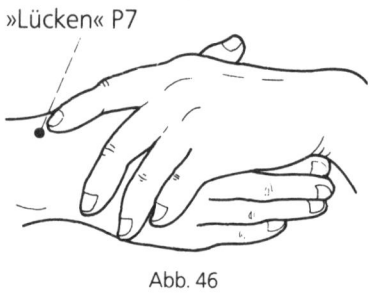

Abb. 46

pie von Asthma und bronchitischen Beschwerden. Hierbei handelt es sich um die Blockade einer normalerweise fließenden Energie im Funktionsbereich der »Lunge«, wobei sowohl eine Aufladung schädigender Energie dafür sorgen kann als auch ein energetischer Schwächezustand. Entsprechend muß die Therapie abgestimmt werden, indem man einmal ausleitend nadelt, im anderen Falle eine energetisch zuführende Technik benutzt. Dadurch, daß aber auch »Windschädigungen« ausgetrieben werden, eignet sich dieser Reizort auch bei Erkrankungen, die nach chinesischer Vorstellung als »interne Winderkrankungen« verstanden werden, beispielsweise Fazialis-Parese oder Halbseitenlähmung nach Schlaganfall, Kiefersperren oder sogar eine epileptiforme Symptomatik.

Hauptleitbahn des Funktionsbereiches »Dickdarm« (Überstrahlung des Yang der Hand):

Die komplementäre Leitbahn, also die dazugehörige Yang-Leitbahn des Funktionsbereiches »Dickdarm«, enthält 20 Reizpunkte, die sich entsprechend dem Yang-Charakter dieser Leitbahn mehr für die Behandlung äußerer, oberflächlicher Erkrankungen eignen. Hierbei handelt es sich um die Oberfläche des Funktionsbereiches »Lunge«, also Prozesse der Haut und der Schleimhaut, denn diese Oberfläche ist ja integraler Bestandteil jenes Funktionsbereiches. Sämtliche Hauterkrankungen – aber auch Schnupfen, Erkältungen und Schulterschmerzen – eignen sich besonders gut für die Therapie. Auch

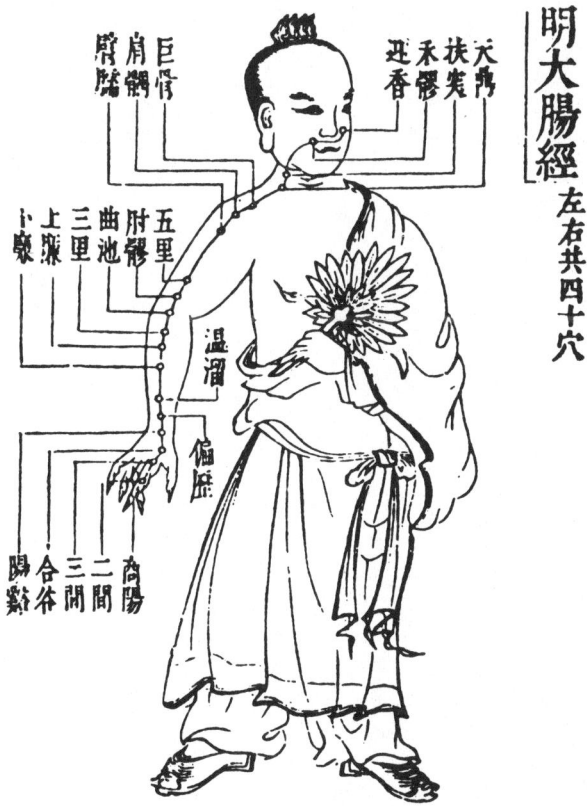

Abb. 47 Überstrahlung des Yang der Hand
»Dickdarm«-Leitbahn *(cardinalis intestini crassi)*

bei Zahnschmerzen hat sich die Behandlung besonders über die am Zeigefinger liegenden Punkte bewährt.

Als beispielhaften Punkt und gleichzeitig einen der am häufigsten gebrauchten Punkte in der Akupunktur überhaupt, wollen wir den vierten Punkt (lat.: *intestini crassi* 4, Abk. IC4) dieser Leitbahn mit dem Namen »Vereinte Täler« betrachten. Der Name rührt in diesem Fall von einer Beschreibung seiner Lage, da bei abgespreiztem Daumen eine entsprechende Vertiefung zwischen Daumen und Zeigefinger entsteht.

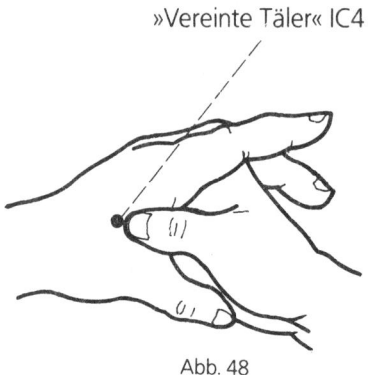

»Vereinte Täler« IC4

Abb. 48

Der Punkt liegt ungefähr in der Mitte des zweiten Mittelhandknochens.

Besonders bedeutend ist seine Qualifikation als »Punkt über den man das Ur-qi«, also die angeborene konstitutionelle Energie dieses Bereiches, unmittelbar beeinflussen und auch aktivieren kann. Hierin liegt wohl ein wesentlicher Grund für seine Bedeutung.

Die Reizung dieses Punktes ermöglicht es, »Windschädigungen« zu zerstreuen, die Oberfläche zu lösen, Schmerz zu verhindern und niederzudrücken und die Netzleitbahn durchgängig zu machen.

Im Frühstadium von grippalen Infekten ist dieser Punkt von außerordentlicher Bedeutung, wobei Fieber, Schüttelfrost, Kopfschmerzen, Steifheit des Nackens und Nasenfluß bereits aufgetreten sein können. Aber auch bei »inneren Windschädigungen« mit Kopfschmerzen, Gehörverlust, Trübsichtigkeit, Kiefernsperre, hohem Blutdruck, apoplektischen Zustandsbildern, Paresen, ist die Reizung dieses Punktes indiziert. Hauterkrankungen wie Exantheme oder Windpocken gehören aufgrund ihres Bezuges zur Oberfläche und ihren Fähigkeiten, »Windschädigungen« auszuleiten, zu den Indikationsgebieten.

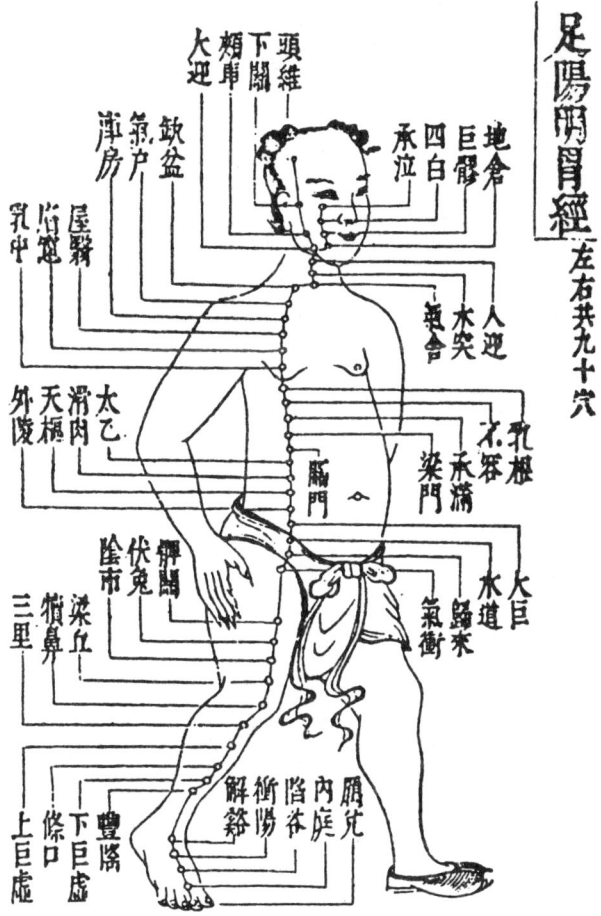

Abb. 49 Überstrahlung des Yang des Fußes
»Magen«-Leitbahn *(cardinalis stomachi)*

Hauptleitbahn des Funktionsbereiches »Magen«
(Überstrahlung des Yang des Fußes):

Die Leitbahn des Funktionsbereiches »Magen« zieht vom Gesichtsschädel an der Vorderseite des Körpers hinunter bis zur Spitze der zweiten Zehe. Die 45 Einflußpunkte, die auf dieser Leitbahn liegen, wirken sowohl auf lokale Geschehen im Kopf,

Körper und auch Beinbereich, aber darüber hinaus teilweise auf das gesamte Funktionsgefüge.

Als wichtigsten Punkt dieser Leitbahn, und wohl auch am allerhäufigsten gebrauchten Punkt in der Akupunktur-Therapie überhaupt, wollen wir uns mit dem Einflußort unterhalb des Knies näher beschäftigen. Der Punkt heißt »Der dritte Weiler am Fuß« und ist der 36. Einlaßpunkt auf dieser Leitbahn (lat.: *stomachi* 36, Abk. S36). Der Name will besagen, daß man in diesem Weiler, in diesem Dorf, bei einer Reise noch einmal Reserven tanken kann, noch einmal Proviant nachfassen kann, und der Begriff »dritter« hat, wie meistens im Chinesischen, keine ordnende oder abzählende Bedeutung, sondern weist symbolhaft auf die Dreiheit, die Ganzheit, das Zusammenspiel aller drei Potenzen, nämlich Himmel, Erde und Mensch. Er besagt also, daß hier die vollständige für alle Bereiche relevante Energie bevorzugt aufgenommen werden kann. Der Funktionsbereich »Magen« ist als Teil des Funktionsbereiches »Milz« der »Erde« zugeordnet, gleichzeitig sind die Punkte auf den Yang-

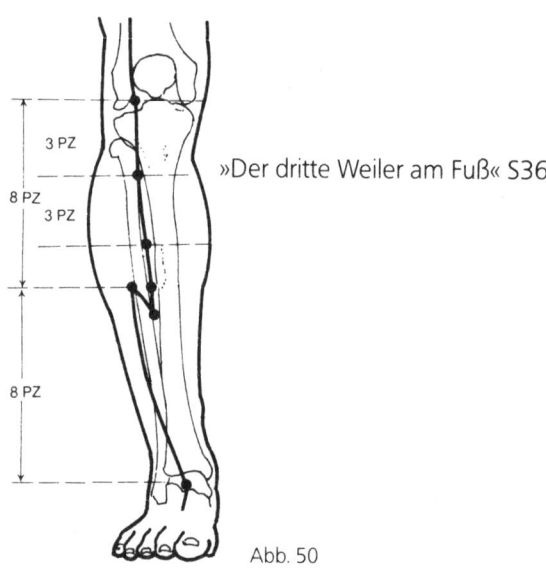

Abb. 50

Leitbahnen, die im Bereich des Knies oder Ellbogens liegen, als »Erde« qualifiziert. Weiterhin stellt dieser Zugang die unmittelbare Verbindung zum inneren Bereich dar (Vereinigungspunkt). All jene zusätzlichen Eigenschaften unterstützen die Tatsache, daß man über diesen Akupunkturpunkt so umfassend und zentral auf diesen Bereich einwirken kann.

Dies allein reicht schon als Begründung für die große Bedeutung dieses Akupunkturpunktes in der Therapie. Denn schließlich ist es bei jeder Behandlung einer Erkrankung eine Vorbedingung, daß zunächst die »Mitte«, also die Bereiche der Wandlungsphase »Erde«, nämlich die Funktionskreise »Milz« und »Magen«, gestützt und stabilisiert werden. Erst im Anschluß daran kann man eine Erkrankung in einem der anderen Funktionsbereiche erfolgreich behandeln. Denn der Bereich der »Mitte« repräsentiert die erworbene Konstitution, stellt die nötige Energie für Assimilations- und Integrationsleistungen zur Verfügung, ist der energetische Dreh- und Angelpunkt des Individuums. Deshalb gehörte es schon immer zur prophylaktischen Gesundheitspflege in China, gerade diesen Punkt häufig zu massieren oder zu erwärmen, um mit dieser Selbstbehandlung die Konstitution zu kräftigen und dem körperlichen Verfall entgegenzuwirken.

Herausragende Bedeutung hat dieser Punkt natürlich bei unmittelbaren Erkrankungen des »mittleren Bereiches«. Sämtliche Formen von Oberbauchbeschwerden, Magenschmerzen bis hin zum Magengeschwür, Gedunsenheit des Körpers, aber auch Abgeschlagenheit und Müdigkeit gehören zu den Symptombildern. Aber auch dann, wenn andere Funktionsbereiche pathologisch verändert sind, beispielsweise wenn die Energie des »Leber«-Funktionsbereiches nach oben schlägt und Symptome, wie hoher Blutdruck, Wallungen im Kopf, Schwindelanfälle, auftreten, kann man durch die Stützung der »mittleren Bereiche« über diesen Punkt dafür sorgen, daß eine Harmonisierung auch der übrigen Körperfunktionen eintritt.

Dieser wichtige Akupunkturpunkt liegt eine Handbreit unterhalb der Kniescheibe und eine Daumenbreite seitlich außen neben der Schienbeinkante.

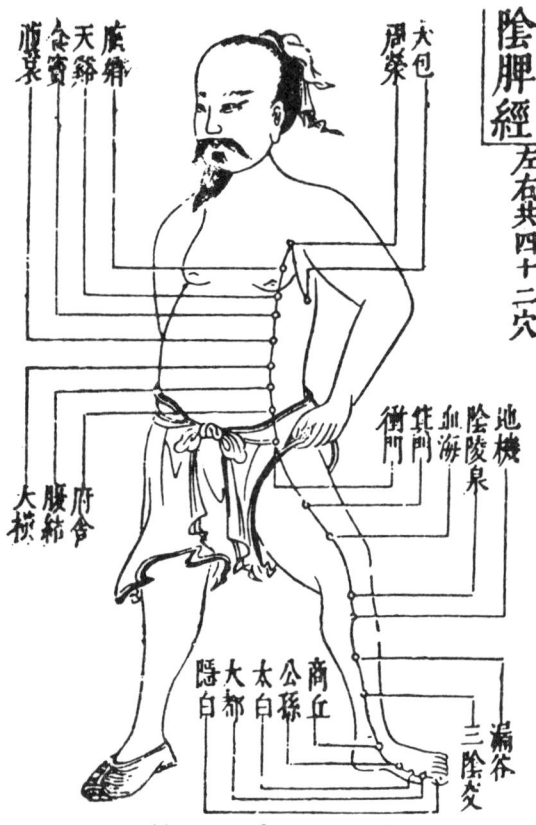

Abb. 51 Großes Yin des Fußes
»Milz«-Leitbahn *(cardinalis lienalis)*

Hauptleitbahn des Funktionsbereiches »Milz«:
(Großes Yin des Fußes)

Der erste Energiekreislauf wird geschlossen durch die Leitbahn des Funktionsbereiches »Milz«, die vom Großzehenbereich an der Innenseite des Beines wieder hinauf in den Brustbereich führt. Viele Einflußpunkte auf dieser Leitbahn wirken natürlich auf die »Mitte« und auf die typischen Störungen in diesem Bereich. Typische Störungen sind, wie erwähnt, »Feuchtigkeitsschädigungen«, aber auch Schleimbefunde, was klinisch dazu führt, daß Übelkeit, Erbrechen, Durchfallneigung oder auch

Verstopfung, gestörte Verdauung und Völlegefühl, Abgeschlagenheit und Gedunsenheit des Körpers auftreten.

Als herausragender Akupunkturpunkt gilt der sechste Punkt dieser Leitbahn (lat.: *lienalis* 6, Abk.: L6), der eine Handbreit über dem inneren Knöchel liegt. In dieser Stelle kreuzen sich die drei Yin-Leitbahnen des Beines, deshalb heißt dieser Punkt auch die »Vereinigung der drei Yin«. Dadurch, daß auch die anderen Leitbahnen hier durchziehen, wird sein Wirkspektrum deutlich erweitert, und es besteht nicht nur eine Einflußmöglichkeit auf den »mittleren« Funktionsbereich, sondern auch auf den »Leber«- und »Nierenbereich«. So ist sein Einsatz einmal bei Schwächebefunden der »Mitte« und »Feuchtigkeitsüberlagerungen« angebracht, wobei Verdauungsstörungen, Übelkeit, kolikartige Schmerzen im Unterleib, Abgeschlagenheit, Müdigkeit und Gliederschwere, aber auch Brechdurchfälle, zu beobachten sind. Andererseits zeigt dieser Punkt aber auch eine bedeutende Wirkung bei Schwächezuständen im »Nierenbereich« mit schwachen kraftlosen Beinen, Miktionsstörungen, Unfruchtbarkeit oder Geburtsschwierigkeiten.

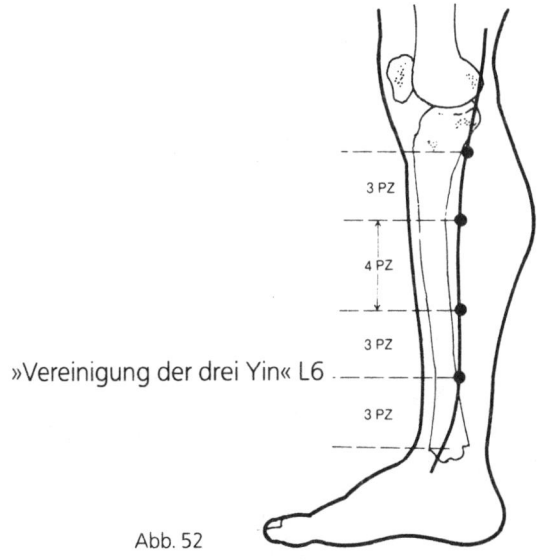

Abb. 52

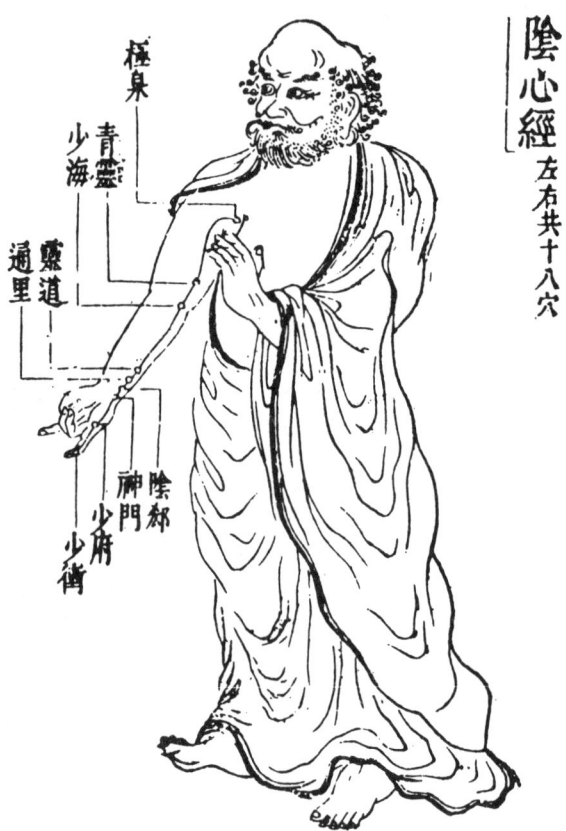

Abb. 53 Kleines Yin der Hand
»Herz«-Leitbahn *(cardinalis cardialis)*

Hauptleitbahn des Funktionskreises »Herz«:
(Kleines Yin der Hand)

Der zweite Zyklus beginnt mit der »Herzleitbahn«, wobei der Energiefluß von der Brust an der Innenseite des Armes bis hinunter zum kleinen Finger geht. Auf dieser Leitbahn finden sich neun Einflußpunkte. Sie ermöglichen es, einerseits Einfluß auf den »Herz«-Bereich zu nehmen, also auf die aktuelle Projektion des Menschen, auf seine Kohäsion als Individuum, auf die koordinierenden Kräfte der Person. Wenn diese Kräfte gestört sind, wenn sie pathologisch abweichen, kann es von der Schlafstörung bis zu psychiatrischen Krankheitsbildern kommen, welche die Gebrochenheit, die Inkohärenz der inneren Kräfte widerspiegeln.

Auf jeder Leitbahn gibt es, wie wir oben schon erwähnt haben, einen Punkt, über den man das Ur-*qi* des jeweiligen Funktionsbereiches mobilisieren und aktivieren kann. Dieser Punkt ist auf dieser Leitbahn der siebente Einflußort (lat.: *cardialis* 7, Abk.: C7). Er befindet sich unmittelbar hinter dem Erbsenbein, die Chinesen nennen ihn die »Breite Straße der Heiterkeit«. Aus dieser Namengebung geht schon hervor, daß über diesen Punkt Einfluß auf die Stimmung des Menschen genommen werden kann, wobei Freude und Heiterkeit assoziiert werden. Denn indem man auf diesen Punkt einwirkt, stützt man den »Herzbereich«, kräftigt ihn und senkt damit nach außen schlagende Energieteile ab. Letztere werden erkennbar in manischem Verhalten, Neigung zu Lachanfällen, großer Unruhe und Reizbarkeit, Ängstlichkeit und Schreckhaftigkeit. Vor allem treten in solchen Fällen auch Schlaflosigkeit auf, denn wenn die Aktivität des Tages sich nicht mehr zurückziehen kann, keine Absenkung mehr erfährt, findet kein gesunder Schlaf statt, es kommt zu nächtlicher Unruhe und zu Schlafstörungen. Deshalb spielt dieser Akupunkturpunkt bei der Behandlung der Schlaflosigkeit eine ganz zentrale Rolle.

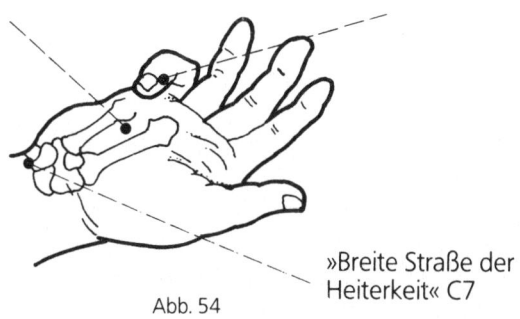

Abb. 54   »Breite Straße der Heiterkeit« C7

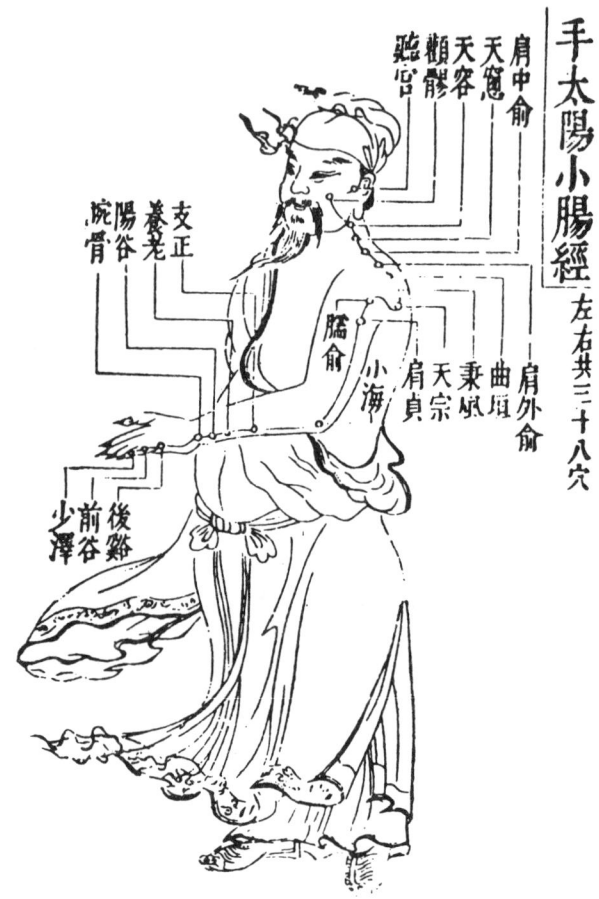

Abb. 55 Großes Yang der Hand
»Dünndarm«-Leitbahn *(cardinalis intestini tenuis)*

Hauptleitbahn des Funktionsbereiches »Dünndarm«:
(Großes Yang der Hand)

Über die Leitbahn des Funktionsbereiches »Dünndarm« fließt die Energie vom kleinen Finger an der Außenseite der Hand, also als Yang-Leitbahn, über die Schulter zum Kopf und Ohrbereich. Als außenliegende Leitbahn mit 19 Einlaßpunkten übt man darüber ganz wesentliche Einflüsse auf außen induzierte Erkrankungen aus, wie Infekte, lokale Verspannungen, Fieber und Schmerzsymptomatik und zusätzlich auf Erkrankungen des Ohres wie Ohrensausen, Ohrgeräusche, Schwindel und Schwerhörigkeit. Als beispielhafter Akupunkturpunkt sei hier der »Hintere Wasserlauf« genannt, der dritte Punkt dieser Leitbahn (lat.: *intestini tenuis* 3, Abk. IT3), den man am einfachsten dann findet, wenn man eine Faust schließt und diesseits des Grundgelenkes des kleinen Fingers am Ende der Falte, dort wo das »weiße in das rote Fleisch« übergeht, wie es im Chinesischen heißt. Der Punkt dient sowohl dazu, äußere Schädigungen in diesem Bereich auszuleiten und die Muskeln und Sehnen dadurch zu entkrampfen. Aber er hat noch eine andere alte daoistische Bedeutung. Durch seine Reizung kann man die Energiebahn (»Leitbahn der Steuerung«), die in der Mitte des Körpers über den Rücken verläuft, also über die Dornfortsätze der Wirbelkörper, durchgängig machen und damit den Rücken entspannen und Schmerzen lindern. Bei Störungen des Gehörs und Ohrgeräuschen ist dieser Punkt besonders dann indiziert, wenn diese Beschwerden im Anschluß an eine infektiöse, zum Beispiel grippale Erkrankung entstanden sind.

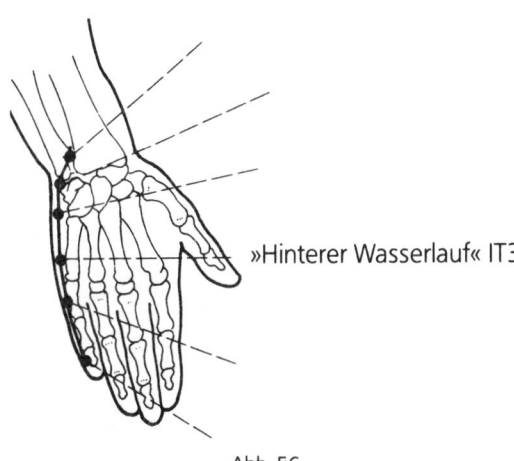

Abb. 56

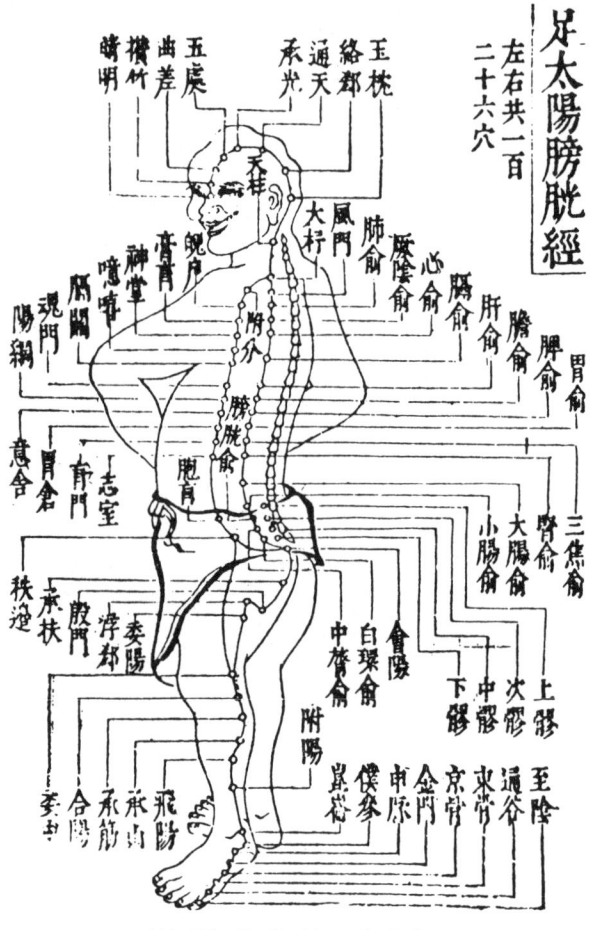

Abb. 57 Großes Yang des Fußes
»Blasen«-Leitbahn *(cardinalis vesicalis)*

Hauptleitbahn des Funktionsbereiches »Blase«:
(Großes Yang des Fußes)

Die Leitbahn des Funktionsbereiches »Blase«, die vom inneren Augenwinkel über den Scheitel parallel zur Wirbelsäule an die Hinterseite des Beines verläuft und von hier abwärts bis an die Außenseite des Fußes, stellt die längste und umfangreichste

Energiebahn auf dem menschlichen Körper dar. Insgesamt 67 klassische Einlaßpunkte werden aufgeführt, durch die man einen Zugang finden kann. Am Rücken liegen die sogenannten »Einflußpunkte des Rückens«, wobei jedem Funktionsbereich, also den gesamten zwölf Funktionsbereichen und darüber hinaus weiteren vier Bereichen, einer dieser Einflußpunkte zugeordnet ist. So ist es möglich, auch in Anlehnung an unser segmentales Denken, auf die aktive Seite eines jeden funktionellen Bereichs von hier aus einzuwirken. Denn schließlich ist der Rücken ja als Yang qualifiziert und diese Leitbahn als »Großes Yang«.

Da diese Leitbahn den gesamten Rücken mit zwei parallelen Ästen überzieht, ist es nicht verwunderlich, daß bei Rückenbeschwerden, Verspannungen, Verrenkungen bis hin zu Frakturen eine Einwirkung über diese Leitbahn möglich ist.

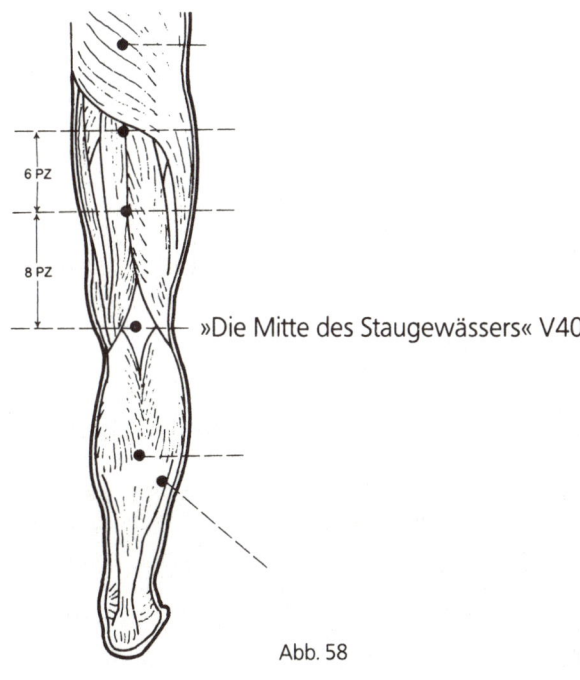

Abb. 58

Einer der hervorragenden Punkte für den Rückenbereich liegt in der Mitte der Kniekehle (lat.: *vesicalis* 40, Abk.: V40) und heißt aufgrund dieser Lage und seiner Funktion auch »Die Mitte des Staugewässers«. Bei Rückenbeschwerden aller Art empfiehlt es sich, diesen Punkt zu massieren und nach unten zu reiben, und man wird feststellen, daß bei nachlassenden Rückenbeschwerden auch die Empfindlichkeit in diesem Punkte deutlich zurückgeht. Bei stärkeren Beschwerden wird der Behandelnde diesen Ort gerne nadeln, um an diesem Einflußort die gestaute, blockierte Energie herauszuleiten.

Da dieser Punkt im Kniebereich liegt, und somit wieder einer der Einflußpunkte ist, die die Verbindung nach innen herstellen, ist es leicht verständlich, daß durch seine Beeinflussung auch eine Stützung und Kräftigung des ihm zugehörigen Funktionsbereiches, nämlich des Funktionsbereiches »Niere« erreicht werden kann. Dadurch, daß auf diese Weise auch die gesamte Muskulatur entspannt wird, kommt es auch zu einer Stützung des »Leberfunktionsbereiches«.

Hauptleitbahn des Funktionsbereiches »Niere«:
(Kleines Yin des Fußes)

Mit der Leitbahn des Funktionsbereiches »Niere«, die von der Fußsohle an der Innenseite des Beines hinauf bis zum Brustbereich führt, wird der zweite Umlaufzyklus des *qi* geschlossen. Mit den Reizpunkten auf dieser Leitbahn wirkt man in erster Linie auf das tiefste Fundament, auf die Basis des Individuums, nämlich auf den Funktionsbereich »Niere« ein. Störungen im Ausbreitungsgebiet der Leitbahn, die 27 Eintrittsöffnungen aufweist, werden ebenfalls durch Behandlung dieser Punkte angegangen.

Zwischen dem Klein- und Großzehenballen, nahezu in der Mitte der Fußsohle, liegt der Ausgangspunkt dieser Leitbahn, der sogenannte »Brunnenpunkt« (lat.: *renalis* 1, Abk.: R1). Da dieser erste Punkt tatsächlich einer Quelle entspricht, wird er auch »Emporsprudelnde Quelle« genannt. Durch die Stimulation dieses Punktes wird die Energie des Funktionsbereiches

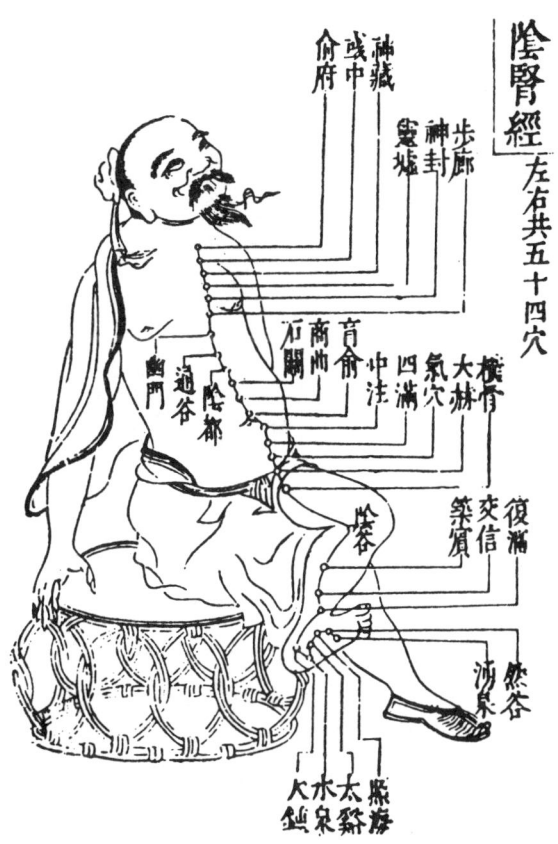

Abb. 59   Kleines Yin des Fußes
»Nieren«-Leitbahn *(cardinalis renalis)*

»Niere« nach außen gehoben, bereitgestellt und damit das gesamte Widerlager, die »Wasserphase«, aufgebaut und stabilisiert. Da Schlaflosigkeit häufig dadurch bedingt ist, daß das Zusammenspiel zwischen hochschlagender Energie und absenkendem Widerlager oder, anders ausgedrückt, zwischen dem Funktionsbereich »Herz« als Aktivität und dem Funktionsbereich »Niere« als stofflichem Widerpart keine Harmonie besteht, kann durch die Stimulation dieses Punktes eine Besse-

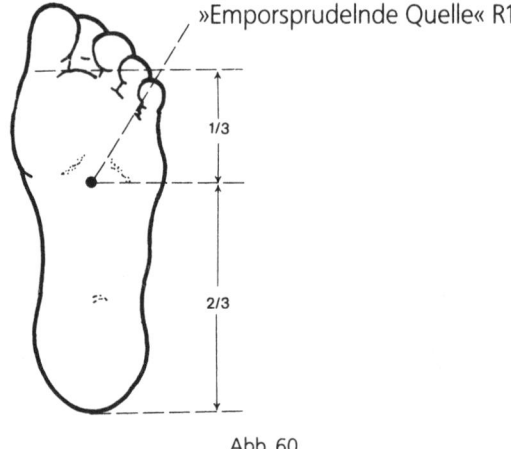

Abb. 60

rung erreicht werden. Aber die Bedeutung dieses Akupunkturpunktes ist natürlich noch wesentlich größer. Durch ihn wird die Bereitstellung der angeborenen Energie angeregt und das gesamte Potential der Veranlagung mitaktiviert. Deshalb kommt diesem Akupunkturpunkt ähnlich wie dem bereits beschriebenen »Dritten Weiler am Fuß« auf der »Magenleitbahn«, eine große Bedeutung in der Gesundheitshygiene und in der Prophylaxe zu. Die Bereitstellung und Aktivierung des angeborenen Potentials ist von einer ähnlichen Bedeutung und Wichtigkeit wie die Stützung der erworbenen Konstitution. In klassischen Quellen wird die »Emporsprudelnde Quelle« neben dem »Dritten Weiler am Fuß« zur Selbstbehandlung durch Massage immer wieder empfohlen.

Hauptleitbahn des Funktionsbereiches »Herzbeutel«:
(Weichendes Yin der Hand)

Die Leitbahn des »Herzbeutels« führt zu Beginn des dritten Zyklus das *qi*, und wieder sind es neun Zugänge, die einen Einfluß auf das energetische Geschehen erlauben. Auf der Innenseite des Armes verlaufend, handelt es sich hierbei natür-

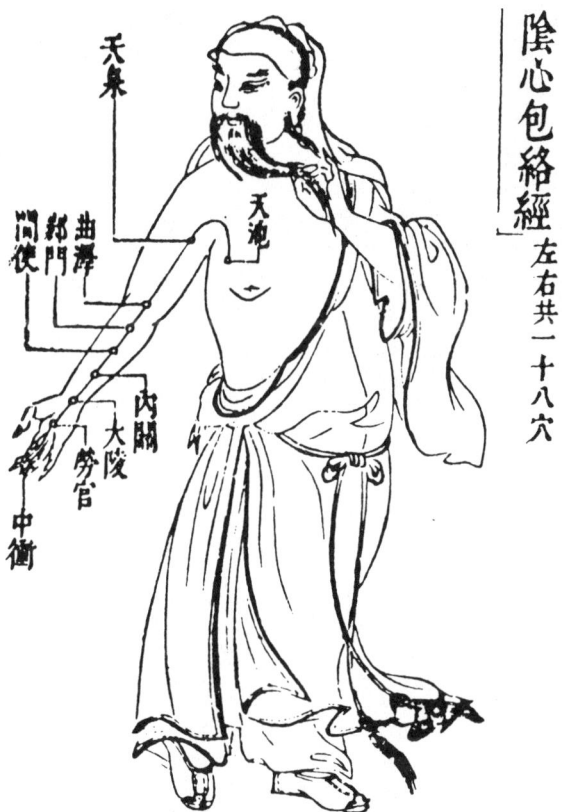

Abb. 61 Weichendes Yin der Hand
»Herzbeutel«-Leitbahn *(cardinalis pericardialis)*

lich wieder um eine Yin-Leitbahn. Da die Leitbahn, wie auch der Funktionsbereich, in einer sehr engen Beziehung zum Funktionsbereich »Herz« steht, ähneln sich auch die Wirkeigenschaften, die man über die Eintrittsöffnungen auslösen kann, sehr stark. Während jedoch der Bezug von der Leitbahn des Funktionsbereiches »Herz« primär auf die emotionellen, psychischen, mentalen Aspekte Bezug nimmt, dominiert hier die Einflußnahme auf das organische und funktionelle Geschehen. Sehr wirksam bei Schmerzen im Brustbereich, kardialen

Schmerzen, auch Oberbauchbeschwerden bis hin zu schmerzhafter Menstruationsstörung ist der Punkt »Inneres Paßtor« (lat.: *pericardialis* 6, Abk.: PC6), der zwei Daumenbreiten von der Handgelenksfalte entfernt am Unterarm liegt. Der Name »Paßtor« drückt Sperre und Enge aus und besagt, daß an dieser Stelle der Energieverlauf bedroht ist und die Offenhaltung dieser Station eine weitreichende Bedeutung für das nachfolgende Geschehen besitzt. So werden bei Stimulation dieses Punktes der »Herzbereich« und die gesamte »Mitte« gestützt und harmonisiert und dadurch auch sediert. Dadurch, daß der Fluß des *qi* reguliert wird, werden die Schmerzen gestillt und eventuelle schädigende Faktoren können ausgeleitet werden.

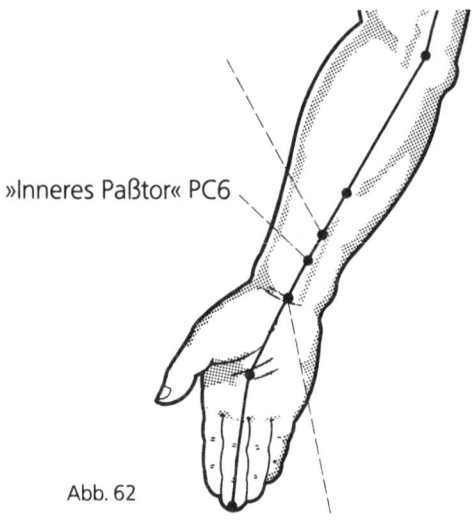

Abb. 62

Hauptleitbahn des Funktionsbereiches »Drei Wärmebereiche«:
(Kleines Yang der Hand)

Die Leitbahn der »Drei Wärmebereiche« führt die Energie vom Fingerbereich zurück, verläuft als Yang-Leitbahn über die Außenseite des Armes bis in die Ohrregion und endet lateral an der Augenbraue. Als außenliegende Leitbahn können über sie sehr

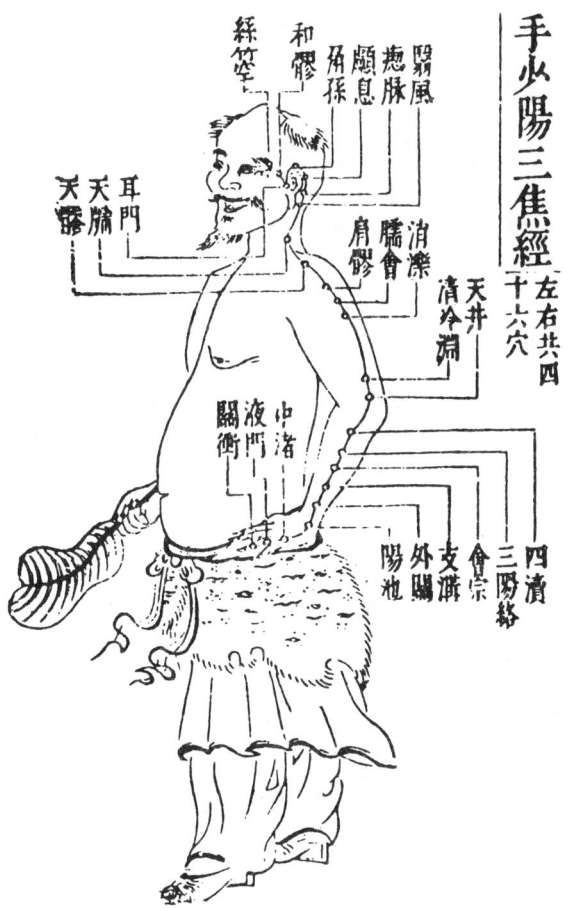

Abb. 63   Kleines Yang der Hand
»Drei Wärmebereiche«-Leitbahn *(cardinalis tricalorii)*

viele schädigende äußere Einflüsse ausgeleitet werden, viele der 23 Einflußpunkte dienen in erster Linie zur Öffnung der Oberfläche, Lösung des gesunden *qi*-Flusses und Ausleitung der schädlichen Belastungen.

So wird beispielsweise über den Punkt »Äußeres Paßtor«, der genau auf der Gegenseite des »Inneren Paßtores« liegt, ebenfalls zwei Daumenbreiten vom Handgelenk entfernt auf der Außenseite des Unterarmes (lat.: *tricalorii 5*, Abk.: T5), in erster Linie die Oberfläche geöffnet, »Wärmeschädigungen« werden zerstreut und die Leitbahnen durchgängig gemacht, so daß sich Blockaden des Energieflusses beseitigen lassen. Aus diesem Grund hat sich seine Reizung bei Schmerzen im Ausbreitungsgebiet der Leitbahn, aber auch bei Ohrensausen, Taubheit und selbst bei Lähmungserscheinungen im Gesichtsbereich bewährt.

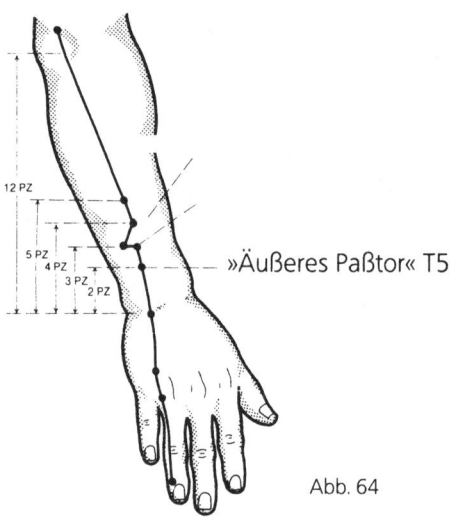

Abb. 64

Hauptleitbahn des Funktionsbereiches »Gallenblase«:
(Kleines Yin des Fußes)

Die anschließende Leitbahn des Bereiches »Gallenblase« führt die Energie vom Schädelbereich an der Flankenseite des Körpers über die Außenseite des Beines bis hinunter zur vierten Zehe. Die Einflußöffnungen dieser Yang-Leitbahn sind geeignet, Schädigungen im Äußeren abzuleiten und den Körper davon zu befreien. Andere der 44 Punkte bieten jedoch auch die

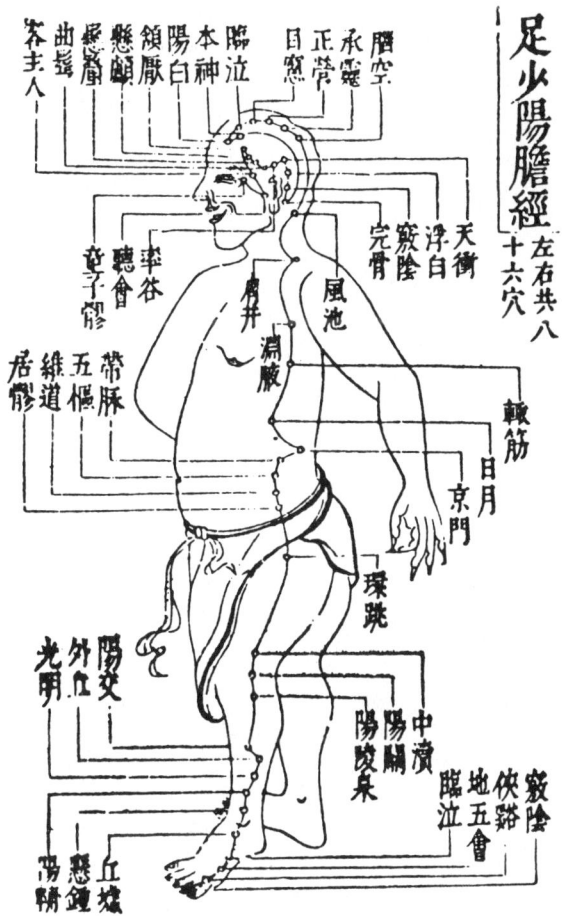

Abb. 65 Kleines Yang des Fußes
»Gallenblasen«-Leitbahn *(cardinalis fellea)*

Möglichkeit, einen tiefergreifenden Einfluß auf das energetische Geschehen auszuüben, ganz vergleichbar mit jenen auf der Leitbahn des Funktionsbereiches »Magen«, nur daß sich hier die Wirkungen auf den »Leberbereich« erstrecken. So spielen vor allem im Beinbereich mehrere Punkte eine große Rolle in der Behandlung von Krampfzuständen, Spasmen,

Verspannungen bis hin zu einer epileptiformen Symptomatik oder auch Kopfschmerzen, Augenbeschwerden, Sehstörungen.

»Teich des Windes« F20   Abb. 66

Ein sehr häufig verwendeter Punkt dieser Leitbahn liegt im Nackenbereich (lat.: *felleus* 20, Abk.: F20) und heißt »Teich des Windes«. Allein schon der Name deutet darauf, daß es sich hierbei um eine Ansammlung, eine Stauung, eben ein ruhendes Gewässer handelt, in dem sich eine spezifische Schädigung, nämlich die »Windschädigung«, ansammelt und zeigt. Das hat auch eine diagnostische Bedeutung, denn bei derartigen »Windstörungen«, sei es, daß es sich um Erkältungsprozesse oder grippale Infekte handelt, sei es, daß ein »innerer Wind« mit hohem Blutdruck, Paresen oder gar einer Schlaganfallsymptomatik vorliegt, treten hier häufig spontane Schmerzen oder mindestens Druckbeschwerden auf. Deshalb verwundert es auch wenig, daß schon die klassische Literatur immer wieder angibt, daß man über diesen Punkt »Windschädigungen« zerstreuen und damit die Sinnesorgane, also Ohren und Augen, befreien und klären kann. So spielt dieser Punkt sowohl eine Rolle bei akuteren infektiösen Erkrankungen, bei Augensymptomen, bei dem Gefühl von Schleiern vor den Augen, bei geröteten Augen, bei juckenden Skleren, aber auch bei halbseitigen Lähmungen, Krämpfen, Spasmen oder Gleichgewichtsstörungen.

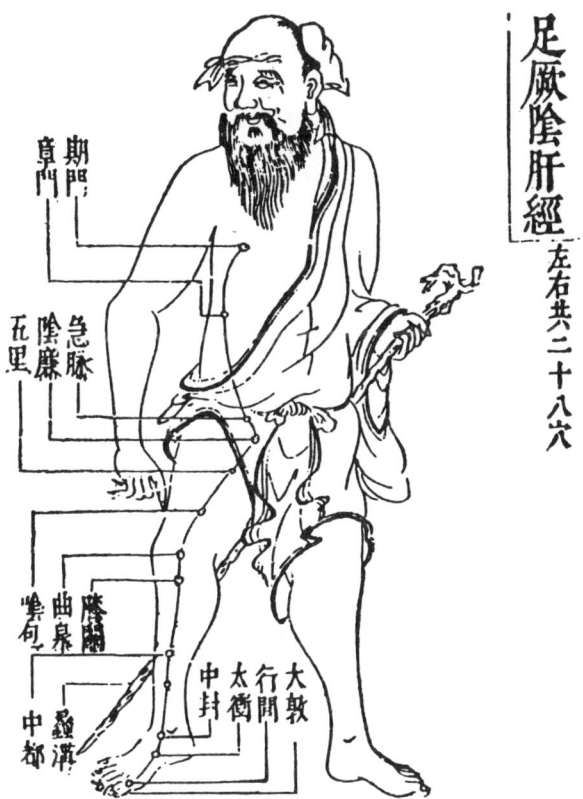

Abb. 67 Weichendes Yin des Fußes
»Leber«-Leitbahn *(cardinalis hepatica)*

Hauptleitbahn des Funktionsbereiches »Leber«:
(Weichendes Yin des Fußes)

Mit der Leitbahn des Funktionsbereiches »Leber« wird der dritte Umlauf der Energie beendet, die von der großen Zehe an der Innenseite des Beines bis in den Brustbereich hinauf zurückgeführt wird. Durch die 14 Einflußpunkte dieser Leitbahn ist in erster Linie eine Einwirkmöglichkeit auf diesen Funktionsbereich gewährleistet, wobei die Ausleitung und auch Harmonisierung dieses energetischen Potentials bevorzugt behandelt wird. Denn die Energie des »jungen Yang«, eben der problematische, zum Pathologischen neigende Aspekt im Funktionsbereich »Leber«, hat die Neigung, nach außen zu schlagen, sich übermäßig zu gebärden, sich anzusammeln und zu stauen, sich zu erhitzen und emporzulodern.

Kühlung, Harmonisierung und Regulierung des »Leber-*qi*« wird beispielsweise über die »Breite Troßstraße« erreicht. Dabei handelt es sich um den dritten Einflußpunkt (lat.: *hepaticus 3*, Abk.: H3), der zwischen dem ersten und zweiten Mittelfußknochen liegt. Da es hier sehr leicht zu Stauungen und Ansammlungen von Energiepotential kommt, ist es empfehlenswert, diesen Punkt häufig zu massieren und zur Zehe hin auszustreichen. Er ist indiziert bei Blockaden der Energie, bei stechenden Schmerzen und Spannungsgefühl in der Brust und in den Flanken, bei Ausscheidungsstörungen sowohl des Stuhlgangs als auch des Urinabganges, bei Schmerzen im Genitalbereich und gynäkologischen Beschwerden. Bei einer hochschlagenden Energie aus dem »Leberbereich« kommt diesem Punkt eine große therapeutische Bedeutung zu, da durch ihn eine Überspannung, ein Hypertonus, abgesenkt und ausgeglichen werden kann.

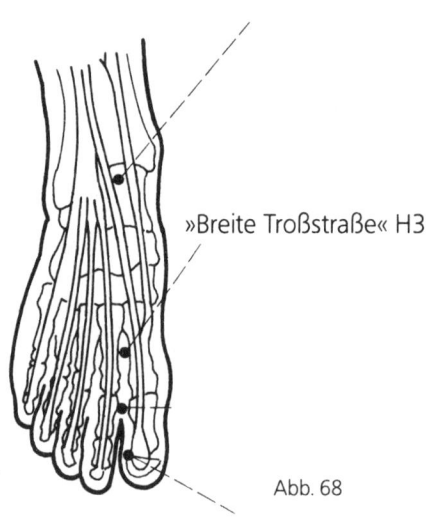

»Breite Troßstraße« H3

Abb. 68

Unterstrichen wird die Bedeutung dieses Punktes dadurch, daß er nicht nur einer der fünf hervorgehobenen Einflußpunkte ist, sondern gleichzeitig der Ort, an dem man das »Ur-*qi*« erreichen und mobilisieren kann. Aus diesen Gründen nimmt er auf dieser Leitbahn auch eine Sonderstellung ein.

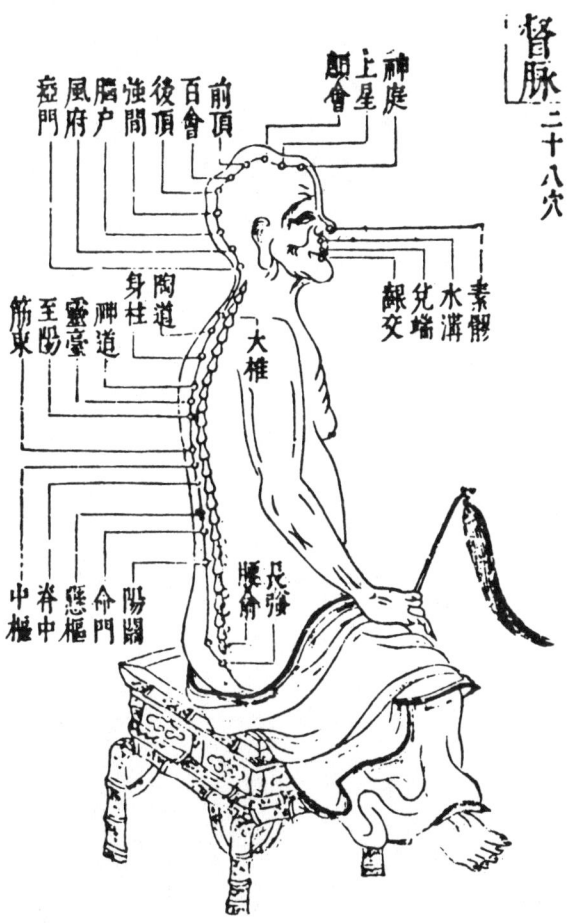

Abb. 69   Leitbahn der »Steuerung« *(sinarteria regens)*

Leitbahn der »Steuerung«:

Die »Leitbahn der Steuerung« erstreckt sich auf dem Rücken in der Medianen vom Steißbeinbereich nach oben, entlang der gesamten Wirbelsäule, über den Kopf und endet schließlich, nachdem sie über die Nase gezogen ist, im Oberlippenbereich. Diese Leitbahn bildet die Verbindung zwischen dem Genitalbereich, sämtlichen Yang-Leitbahnen und dem Kopf, in dem sich ja alle Yang-Leitbahnen treffen. Diese »Steuerungsleitbahn« stellt also sozusagen einen Sammelpunkt aller Yang-Leitbahnen dar. Von den 28 Punkten auf dieser Leitbahn ist sicher einer der wichtigsten der 14. (lat.: *regens* 14, Abk.: RG14), der unter dem letzten, dem siebenten, Halswirbel liegt. Es ist der »Punkt aller Strapazen«, der bei totaler Erschöpfung, vollkommener Niedergeschlagenheit und Abgeschlagenheit Anwendung finden sollte. Denn bei seiner Reizung wird einerseits die Energie der

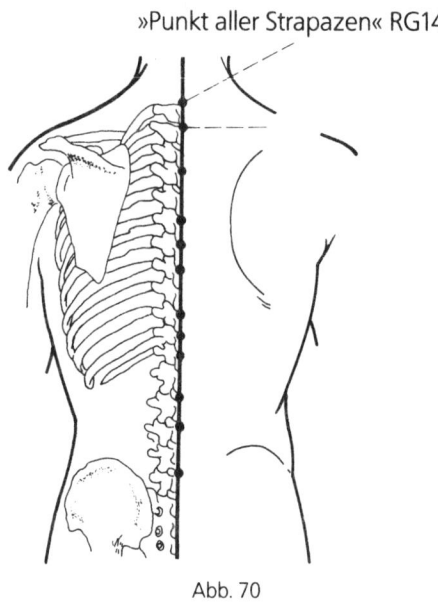

Abb. 70

»Mitte« gestützt und reguliert, andererseits werden Hitze- und Fieberschädigungen abgeleitet und abgesenkt; dadurch, daß der »Leber«- und »Lungenbereich« gekräftigt wird, werden auch Krämpfe gelöst, die Oberfläche wird offen- und die Sinne werden freigehalten. Deshalb ist dieser Punkt bei Fieber, Erschöpfung und Kraftlosigkeit, bei Verspannungen des Schultergürtels und Rückenschmerzen, bei Steifheit des Nackens und Atembeschwerden sehr hilfreich.

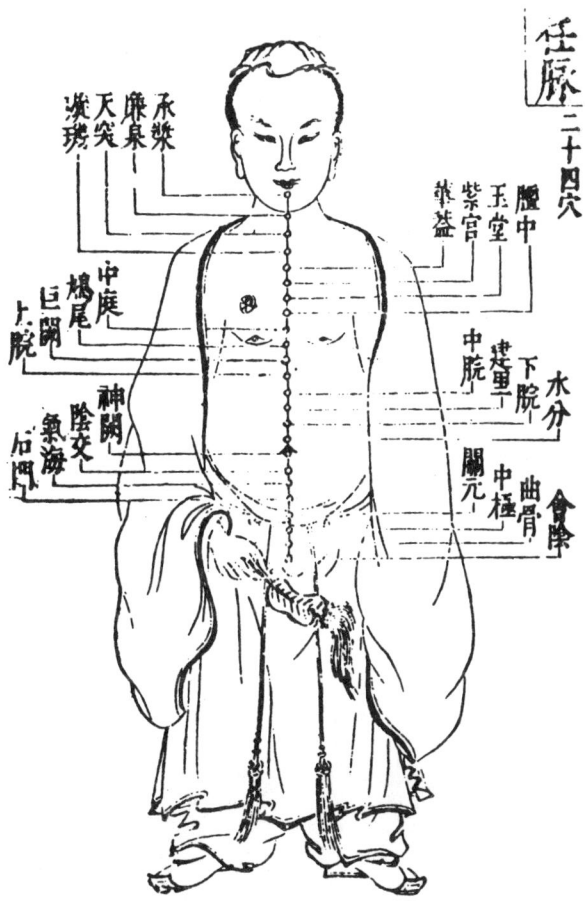

Abb. 71   »Aufnehmende«-Leitbahn *(sinarteria respondens)*

»Aufnehmende Leitbahn«

Die »Aufnehmende Leitbahn« zieht sich, vergleichbar der »Steuerungsleitbahn«, in der Medianen, jedoch auf der Bauchseite, nach oben. Dadurch, daß sie an der Bauchseite, die als Yin qualifiziert ist, verläuft, steht sie mit allen Yin-Leitbahnen in Verbindung und dient auch als Ausgleichsreservoir, als Meer für die Yin-Energie, also die gesamte stoffliche Energie. Man bezeichnet sie aus diesem Grunde auch gerne als »Meer der Yin-Leitbahnen«.

Auf dieser Leitbahn befinden sich sehr viele Sammlungspunkte spezifischer Energieformen, beispielsweise auch der Sammlungspunkt für den Funktionsbereich »Herzbeutel«. Dieser Sammlungspunkt liegt genau zwischen den Brustwarzen (lat.: *respondens* 17, Abk.: RS17), in der Mitte der Brust und wird deshalb auch als »Vorhof der Brust« bezeichnet. Gleichzeitig stellt dieser Punkt auch den »Zusammenfluß des qi« dar, es ist also der energetische Einflußort, an dem sich die aktive Energie besonders stark ansammelt. Bei allen energetischen Stauungen

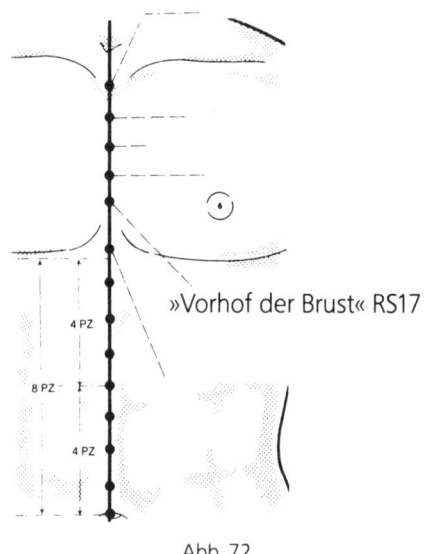

Abb. 72

in der oberen Körperhälfte, also asthmatischen Zuständen oder kardialen Störungen wie pektanginösen Beschwerden, wird dieser Punkt druckempfindlich. Hier staut sich das *qi* sehr häufig, und es muß durch diese »aufnehmende Leitbahn« nach unten weitergeleitet werden. Hierzu ist häufig eine Akupunktur-Therapie notwendig. Unter den klinischen Bildern findet man Atemnot, Husten und Asthma, aber auch Schluckbeschwerden, Beklemmungsgefühl, bronchiale Verschleimung, Völlegefühl und Stauungsgefühl in der Brust sowie auch Schilddrüsenvergrößerungen. Auch eine Stauung in den Brüsten zählt zu den wichtigen Indikationen.

Die Technik der Behandlung

Die Einlaßpunkte, die Öffnungen, die Orte, an denen man auf den Energiekreislauf Einfluß nehmen kann, lassen sich natürlich in unterschiedlicher Weise behandeln. Die einfachste Form der Stimulation ist das Tasten, Drücken, Massieren, das, was in einer unglücklichen Übersetzung als »Akupressur« bezeichnet wird (*acus* heißt im Lateinischen Nadel, aber bei der Akupressur wird ganz bewußt nicht mit Nadeln gearbeitet).

Diese Form der Massage, des Reibens und Drückens bestimmter energetischer Punkte ist natürlich besonders zur Selbstbehandlung geeignet. Jeder Mensch kann bei sich selbst die empfindlichen Punkte finden und diese entsprechend behandeln. Bei diesem Verfahren gewinnt auch jeder sehr schnell einen Eindruck davon, ob die Behandlung wirksam ist, Erleichterung bringt und somit der Heilung dient. Als begleitende Therapie hat es sich sehr bewährt, daß Patienten nach entsprechender Unterweisung zu Hause wichtige Punkte weiterhin massieren, um den Heilungsverlauf, der durch eine ärztliche Behandlung in Gang gebracht wurde, aufrechtzuerhalten und zu verbessern. Erstaunlich ist dabei, wieviel die Patienten über ihren Körper hinzulernen, wie kontrolliert und sensibel sie sich abtasten und in der Folgezeit über bestimmte Sensationen berichten können, was für den Gesamtverlauf häufig von Bedeutung ist. Im alten China war, wie schon erwähnt, die

Selbstbehandlung bestimmter Akupunkturpunkte allein aus prophylaktischen Gründen sehr verbreitet und wurde immer wieder in den klassischen Texten empfohlen. Im Vordergrund standen dabei einmal der »Verbindungspunkt« auf der Leitbahn des »Magenfunktionskreises« (»Dritter Weiler am Fuß«), der, wie erwähnt, eine Handbreit unter der Kniescheibe außen neben der Schienbeinkante liegt. Über diesen Punkt ist es möglich, die erworbene Konstitution, den gesamten »mittleren Bereich«, effektiv zu stützen und zu stabilisieren. So wird berichtet, daß sich Soldaten vor einem größeren Marsch mit einer Wärmetherapie über diesen Einflußpunkt behandelten, um für die kommenden Strapazen besser gerüstet zu sein.

Der andere klassische Punkt, der für eine Massage geeignet ist, liegt unter der Fußsohle zwischen dem Ballen der großen und der kleinen Zehe, etwas weiter in Richtung Ferse, wobei dieser schon erwähnte Brunnenpunkt auf der »Nieren«-Leitbahn dazu dient, die angeborene Konstitution, also die Lebensbasis schlechthin, zu kräftigen, zu aktivieren und das angeborene Potential als Energiebeitrag bereitzustellen. Schließlich kann damit auf das tiefliegende *qi* Einfluß genommen werden, das man wie Wasser aus einem Brunnen emporzieht und dem Körper als Energiereserve zur Verfügung stellt.

Von wesentlich größerer Bedeutung als die Massagetherapie und auch weit bekannter ist die Akupunktur-Therapie mit Nadeln. Der Name Akupunktur (zusammengesetzt aus dem Lateinischen *acus* = Nadel und *pungere* = stechen) besagt, daß es sich um das Einwirken mit Nadeln auf die beschriebenen Reizpunkte handelt. Die Nadelung kann dabei in ganz unterschiedlicher Weise erfolgen. Man kann sehr oberflächlich oder relativ tief stechen, sehr dünne Nadeln oder sehr grobe und dicke verwenden. All dieses richtet sich in der Hauptsache nach der Diagnose, wobei zum Beispiel bei oberflächlichen Erkrankungen auch oberflächlicher genadelt wird als bei tiefliegenden Erkrankungen. Andererseits werden energetische Aufladungszustände, also immer dort, wo ein Zuviel an energetischem Potential besteht, mit großkalibrigen Nadeln abgeleitet, bei

Schwächezuständen wird man dagegen sehr zurückhaltend vorgehen. »Hitzebefunde« werden viel energischer abgeleitet – wobei man sogar teilweise Blut austreten läßt – als »Kälteschädigungen«. Die Nadelung dient primär einer Ableitung von Energie. Es wird ein Zugangspunkt auf der Haut geöffnet, durch den energetisches Potential entweichen kann.

Diesen Vorgang kann man durch eine besondere Technik noch verstärken, wobei man dann von einer ableitenden Technik spricht.

Möchte man andererseits bei einem energetischen Schwächezustand energetische Kräfte hinzufügen, so erscheinen Nadeln nur bedingt als günstiges Instrument. Wenn man sie jedoch verwendet, sollte erstens ein relativ dünnes Kaliber benutzt werden, damit nicht soviel Energie entweichen kann, vor allem aber muß man durch eine spezifische Technik darauf bedacht sein, dem Körper durch bestimmte Bewegungen, Drehungen, Hebe- und Senkvorgänge Energie zuzuführen. Mit anderen Worten: Es ist auf keinen Fall damit getan, die Akupunkturpunkte, seien sie auch noch so sorgfältig ausgewählt, alle in gleicher Weise zu behandeln, lediglich eine Nadel zu setzen und dann abzuwarten. Vielmehr muß entsprechend der Diagnose bei der Behandlung differenziert werden.

Da die Energiezuführung mit der Nadel Schwierigkeiten bereitet, erhöht man das energetische Potential, indem man über den Akupunkturpunkten Beifußkraut abbrennt. Das Beifußkraut wird dabei in kleinen glühenden Kegeln unmittelbar auf die Haut gesetzt, zwischen Haut und Beifuß kann aber auch eine Ingwerscheibe geschoben werden, oder man brennt Zigarren aus Beifußkraut ab und nähert die glühende Spitze wiederholt dem jeweiligen Reizpunkt. Diese Art der Reizeinwirkung heißt im Westen »Moxibustion«. Der Name kommt von dem japanischen Wort *mogusa*, was soviel wie Erwärmung eines Akupunkturpunktes bedeutet. Das Erwärmen eines Akupunkturpunktes mit solchen Brennkegeln oder mit einer erhitzenden Zigarre ist, wie gesagt, in erster Linie bei energetischen Schwächezuständen oder bei Kältezeichen indiziert.

Dies sind die wichtigsten in Frage kommenden Verfahren, wenn man mit dem Instrumentarium der Akupunktur-Therapie arbeiten möchte. In neuerer Zeit haben sich noch verschiedene technische Zusatzmethoden hinzugesellt. Dazu gehören die Behandlung der Akupunkturpunkte mit Laser-Strahlen, mit Tonwellen unter Zuhilfenahme eines Tongenerators oder die Unterspritzung der Akupunkturpunkte mit diversen Pharmaka. Nach wie vor wird in der traditionellen chinesischen Medizin jedoch primär mit der Nadlung, der Erwärmung und der Massage therapiert. Mit diesen Reizformen lassen sich alle gewünschten Wirkungen in einer kontrollierten und auch eindeutigen Weise erzielen, die neueren technischen Spielarten scheinen dagegen teilweise eher von sehr fragwürdiger Bedeutung zu sein.

10

Praktizierte chinesische Medizin

Voraussetzung für eine Behandlung nach den Vorstellungen und Maßstäben der traditionellen chinesischen Medizin ist eine nach deren Regeln vorgenommene Diagnose, das heißt, daß zunächst die klinischen Indizien nach den Regeln der chinesischen Diagnostik bewertet werden müssen. Dem Arzt, der sich des Instruments der chinesischen Medizin bedienen will, nützen westliche Krankheitsbegriffe und Untersuchungsergebnisse nur sehr wenig. Die Arbeit des traditionellen chinesischen Arztes orientiert sich stets am Elementaren und unmittelbar Erlebbaren. So mag der Patient eine noch so differenzierte westliche Diagnose vorweisen, wenn er jedoch beispielsweise nebenbei berichtet, daß er unter auffallend starkem Durst leidet, so ist dies ein wichtiger Hinweis darauf, daß ein »Säftemangel« oder eine »Hitzeschädigung« vorliegt. Wenn der Patient gleichzeitig noch betont, daß es ihn nach kühlen oder sehr kalten Getränken verlangt, unterstreicht dies den Hinweis auf eine »Hitzeschädigung«. Was immer der Patient sonst für eine Diagnose im westlichen Sinne mitbringen mag, allein eine solche unmittelbare Empfindung des Patienten wird dazu führen, daß mit kühlenden, die »Säfte« erhaltenden Maßnahmen gearbeitet werden muß.

Oder wenn andererseits der eine Patient über Inappetenz klagt, ein anderer an Übergewicht leidet, ein dritter eine extreme Abgeschlagenheit und Müdigkeit angibt und ein vierter schließlich an einer immer wiederkehrenden Nasen-Nebenhöhlen-Entzündung (Sinusitis) leidet, und wenn bei allen vier Patienten ein gedunsener Zungenkörper mit Zahneindrücken und einem weißlich feuchten Zungenbelag auftreten, so verweist ein solches Zungenbild, ungeachtet der verschiedenen westlichen Diagnosen, bei allen vier Patienten auf eine »Feuchtigkeits«- und »Schleimbelastung«, und damit untrüglich auf eine Schwäche im Bereich der »Mitte«.

Und wenn schließlich ein angespannter Puls an der getasteten Arterie am Handgelenk, die sich wie eine Instrumentensaite anfühlt, registriert wird, so weist alles darauf hin, daß der Funktionsbereich »Leber« oder die ihn typischerweise belastende Energie, nämlich eine »Windschädigung«, an diesem Geschehen beteiligt sind. Wie immer die westliche Diagnose lauten mag, aus Sicht der chinesischen Medizin wird man auf alle Fälle darauf zu achten haben, die »Windschädigung« zu eliminieren, auszuleiten oder mindestens zu dämpfen, das energetische Potential des »Leberfunktionsbereiches« zu erweichen, abzusenken oder zu befrieden, wie es im chinesischen Klassiker heißt.

Obwohl man sich des Instruments der chinesischen Medizin nur dann bedienen kann, wenn vorher eine Diagnose nach ihren Regeln erstellt wurde, soll hier zunächst von einigen westlichen diagnostischen Aussagen ausgegangen und erst daran Überlegungen aus der Perspektive der chinesischen Medizin angeknüpft werden, weil uns im Westen natürlich unsere eigenen medizinischen Aussagen verständlicher sind. Außerdem wird dabei erkennbar, daß sich eine westliche Diagnose häufig mit ganz bestimmten Krankheitszuständen und Erklärungsmöglichkeiten im Sinne der chinesischen Medizin deckt. Verschiedene dieser Krankheiten und die dabei gemachten klinischen Erfahrungen sollen hier beschrieben werden, um zu demonstrieren, daß die chinesische Medizin in der täglichen Praxis eine gut anwendbare und erfolgversprechende Medizin darstellt.

Grippe und Erkältungskrankheiten

Inzwischen gibt es wohl niemanden mehr, der bei einer Erkältung oder einem grippalen Infekt nicht die Ohnmacht unserer Schulmedizin erlebt hätte. Der alte Spruch scheint nach wie vor Gültigkeit zu haben: »Entweder man behandelt eine Erkältungskrankheit nicht, dann dauert sie acht Tage, oder man behandelt sie, dann dauert sie eine Woche.«

Um so beeindruckender ist es dann immer wieder für alle Betroffenen, wenn diese Regel durchbrochen wird und plötzlich Hilfsmittel zur Verfügung stehen, die diese unangenehm belastende Zeit deutlich verkürzen und eine echte Erleichterung darstellen.

Bei uns wird in solchen Fällen meist »Omas Apotheke« bemüht, also Naturheilmethoden der europäischen Tradition, wie beispielsweise die Einnahme von Lindenblütentee, die Benutzung von Wickeln oder gar Einläufe. Diese Verfahren zeigen bei korrekter Benutzung ja auch in der Tat eine beachtliche Wirkung. Wesentlich differenzierter ist jedoch die Anwendung der chinesischen Medizin. Denn aus ihrer Sicht ist Erkältung eben nicht gleich Erkältung und Grippe nicht gleich Grippe.

Ich erinnere mich noch gut an einen Kollegen im Krankenhaus, der mich bat, seinen Nachtdienst zu übernehmen, da er sich mit über 40 Grad Fieber dazu nicht mehr in der Lage sah. Eine relativ kurze Untersuchung und eine rasch erstellte chinesische Diagnose führten dazu, daß er den passenden chinesischen Heiltee bekam, den er noch am gleichen Abend in großer Menge zu sich nahm. Schon am nächsten Morgen meldete der Kollege eine deutliche Besserung seines Allgemeinbefindens, der Kopf war frei geworden, das Fieber deutlich abgefallen, die Gliederschmerzen vergangen, und die allgemeine Stabilität hatte wieder deutlich zugenommen. Nachdem er auch am Folgetag eifrig das Dekokt zu sich genommen hatte, arbeitete er am übernächsten Tag schon wieder auf der Station, und niemand sah ihm an, daß er eine hochfieberhafte Episode durchgemacht hatte.

Um dem Kollegen die richtigen Heilmittel zu geben, mußte jedoch vorher sauber differenziert werden. Sicher war, daß eine schadhafte pathologische Energie von außen eingedrungen war, aber es war zu unterscheiden, ob sie zu »Kälte«- oder zu »Hitzezeichen« geführt hatte, ob die Symptome in erster Linie auf eine »Windschädigung« oder ein »Feuchtigkeitszeichen« hinwiesen. Solche Überlegungen waren durch die Befunderhebung zu klären. Erst im Anschluß daran konnten die passenden Arzneimittel angewandt werden. Denn der Traum der pharmazeutischen Industrie ist weder im Westen noch in China zu realisieren: Ein »fertiges Grippemittel«, eine fixierte Wirkstoffkombination, wird es nicht geben, der Hintergrund und die Konstitution, auf denen diese Krankheit entsteht, sind zu vielfältig und unterschiedlich. Um Erfolge bei der Behandlung von Erkältungskrankheiten zu haben, muß darauf geachtet werden, ob Symptome, wie eine blasse Zunge mit einem dünnen, feuchten Zungenbelag, Durstlosigkeit, Schüttelfrost und reichlicher Urin auftreten, oder ob andererseits ein roter Zungenkörper mit einem trockenen, gelben Zungenbelag vorliegt, die Pulse beschleunigt sind, Verstopfungsneigung besteht und erhöhter Durst, ob es sich also um einen »Kälte«- oder einen »Wärmebefund« handelt. Ohne diese Unterscheidung ist eine erfolgversprechende Therapie nicht durchzuführen. Denn in dem einen Falle benötigt man »wärmende« Arzneimittel, im anderen aber »kühlende« oder gar »kalte«. Das Kraut der Ephedra (*herba Ephedrae*) weist beispielsweise einen »warmen« Charakter auf, öffnet die Poren, treibt Schweiß aus, ist in der Lage, entsprechende schädigende Einflüsse herauszuleiten. Bei »Hitzebefunden« ist jedoch das Kraut der Minze (*herba Menthae*) angebracht, da es »kühlend« und ausleitend wirkt. Ebenfalls kühlend wirken Chrysanthemenblüten, die besonders dann verschrieben werden, wenn zusätzlich Augenbefunde wie Augenrötung, Tränenfluß, Konjunktivitis, aber auch entzündliche Halsprozesse auftreten. Bei Schleimbelastungen, bronchialen Beschwerden und vermehrtem Hustenreiz kann man die frische Ingwerwurzel mit hinzugeben, wobei allerdings zu beachten ist, daß die Ingwerwurzel einen »warmen« Charakter hat.

Der Huflattich (*Tussilago farfarae*) ist auch bei uns als schleimlösendes und hustenstillendes Pflanzenarzneimittel bekannt. Wenn solche Unterscheidungen nicht korrekt eingehalten werden, kann es bei einer fehlerhaften Anwendung zu einer Verschlimmerung des gesamten Krankheitsbildes kommen. Außerdem sind zusätzliche Zeichen zu beachten, beispielsweise, ob Schleimentwicklung eingesetzt hat, ob die Oberfläche noch geschlossen ist und Schweißlosigkeit besteht, oder ob schon Schweiß austritt, und die Öffnung der Oberfläche bereits ausreichend vorhanden ist. Auch Zusatzsymptome wie Husten, Atembeschwerden, Übelkeit usw. sind von jeweils spezifischer Bedeutung. Nicht nur, daß Grippe und Grippe nicht dasselbe sind, jeder Patient bedarf auch einer individuellen Betrachtung und für jeden Patienten wird man ein ganz individuelles Rezept zu erstellen haben.

Bei Erkältungskrankheiten steht die Behandlung der Oberfläche im Vordergrund. Die Oberfläche ist Teil des Funktionsbereiches »Lunge«, und die Schädigung, die bei Erkältungskrankheiten oder einem grippalen Infekt von außen in den Körper eindringt, führt in erster Linie zu einer Irritation, zu einer Störung in diesem Oberflächenbereich. Die schadhafte Energie muß wieder herausgeleitet werden. Deshalb muß die Oberfläche durchlässig werden, muß permeabel bleiben. In jedem Falle hat das Hauptgewicht darauf zu liegen, die Öffnung der Oberfläche zu gewährleisten, wobei es egal ist, ob dies mit Hilfe von Arzneimitteln oder hierzu geeigneten Akupunkturpunkten geschieht. Die Akupunkturpunkte liegen dabei natürlich ebenfalls auf der Leitbahn, die mit dem Funktionsbereich »Lunge« im engsten Kontakt steht.

Der schon erwähnte Akupunkturpunkt »Vereinte Täler« (4. Punkt auf der Leitbahn des Funktionsbereiches »Dickdarm«), der im Dreieck zwischen dem Mittelhandknochen des Zeigefingers und des Daumens liegt, ist in ganz hervorragender Weise geeignet, die Öffnung der Oberfläche zu bewirken, gleichzeitig kann man über ihn die schadhafte Energie unmittelbar ausleiten. Immer wieder läßt sich im Frühstadium von Erkältungskrankheiten beobachten, daß sie bei Verwendung dieses Einflußpunktes vollständig abgefangen und neutralisiert werden können.

Die therapeutischen Möglichkeiten der chinesischen Medizin erlauben es, gleichgültig ob man Arzneimittel oder Akupunkturpunkte verwendet, akuten Infekten spezifisch zu begegnen. Nicht allein darin, daß der schädigende Einfluß eliminiert, sondern auch dadurch, daß gleichzeitig einer »Feuchtigkeits«- und »Schleimbelastung« entgegengewirkt werden kann, eine »Erwärmung« und Anregung der gesamten Dynamik erzielt oder »Kühlung« und Dämpfung einer übermäßigen Hitzeentwicklung bewirkt werden kann, zeigen sich die große Flexibilität und vielfältigen Möglichkeiten dieser Therapie. Häufig läßt sich die angestrebte Wirkung mit einem einzigen Rezept oder mit entsprechend zusammengestellten Akupunkturpunkten erzielen.

Nach einem Infekt bleiben häufig Reste, Überbleibsel, Störungen als lästige Residualbefunde zurück. So treten bei Kindern nach einer Erkältungskrankheit oft immer wieder aufflakkernde Ohrenschmerzen bei jeder leichten Unterkühlung, jedem Luftzug oder beim Schwimmen auf. Aus Sicht der chinesischen Medizin handelt es sich um eine blockierende »Kälteschädigung«, die in der »Leitbahn der Drei Wärmebereiche« zurückblieb, die sich von der Hand bis in den Ohrbereich erstreckt. Die vorherige »Windschädigung« und die »Kälteblockade« muß deshalb in solchen Fällen ausgeleitet werden, der Fluß des qi ist in der Leitbahn wiederherzustellen. Häufig läßt sich dies sehr leicht mit Akupunktur an den Einflußpunkten auf den genannten Leitbahnen erreichen.

Die Art, wie wir bei uns Erkältungskrankheiten, grippale Prozesse, behandeln, gibt Anlaß zu Besorgnis. Einerseits werden derartige Infekte ignoriert, wird von der Banalität solcher Krankheitsprozesse gesprochen, an denen angeblich noch niemand gestorben sei, andererseits beginnt in dem Augenblick eine massive Therapie, in dem der Infekt als Krankheit ernstgenommen wird. Antibiotika und fiebersenkende Medikamente werden eingesetzt, die aber nur auf Teile des krankmachenden Prozesses einwirken. Große Teile des schädigenden Einflusses bleiben auf diese Weise im Körper. Vagabundierende Valenzen erzeugen chronische Beschwerden, von denen sich der Patient oft nur sehr langsam erholt. Latente »Windschädigungen« bleiben bestehen, vor allem dringen diese Prozesse in die tieferen Schichten, in das Yin, in die »Säftebereiche« vor. »Hitzeschäden« im »Säftebereich« sind die Folge. Diese Art von Prozessen schwelen oft endlos weiter. Ob im Anschluß schließlich die Mandeln operiert werden oder die Nebenhöhlen gefenstert werden, das schadhafte energetische Potential sinkt trotzdem Stufe für Stufe tiefer ab. In späteren Jahrzehnten können beliebige Krankheiten die Folge sein. Ganze Bereiche können dadurch geschädigt werden, eine latente Anfälligkeit die Folge sein, rheumatische, umherwandernde Prozesse können daraus resultieren, aber auch generalisierte allergische Situationen entstehen.

Alle Erkrankungen beginnen klein und harmlos, und Erkältungskrankheiten gehören in der Tat zu den alltäglichen und häufigsten Auseinandersetzungen des Individuums mit der Umwelt. Aber die jeweilige Auseinandersetzung muß auch zu Ende geführt werden. Das heißt, daß die schadhaften Einflüsse vollständig eliminiert werden müssen. Noch sinnvoller ist es, die eigenen Abwehrkräfte schon vorher zu kräftigen, um solche schädigenden Auseinandersetzungen gar nicht erst führen zu müssen.

Die chinesische Medizin verwendet sehr viel Zeit und Energie darauf, um den schadhaften Einwirkungen schon früh gezielt entgegenzutreten. Sind sie dann doch in den Körper eingedrungen, konzentriert sich die chinesische Medizin darauf, die schadhaften Prozesse vollständig zu eliminieren und das körperliche Gleichgewicht wiederherzustellen. Erkältungskrankheiten sind in ihrer Langzeitwirkung mit einer Hydra vergleichbar. Dadurch, daß wir einer solchen Hydra einige Köpfe abschlagen, indem mit dem groben Werkzeug der antibiotischen Behandlung kälteschockähnliche Zustände erzeugt oder gar punktuell operative Maßnahmen durchgeführt werden, läßt sich keine vollständige Genesung erzielen. Deshalb ist es eine der wichtigsten Aufgaben des Arztes, der chinesische Medizin betreibt, der Spur nachzugehen, die sich oft durch die ganze Biographie eines Patienten zieht. Viele Erkrankungen und Störungen im Erwachsenenalter haben jedenfalls ihren Ursprung in den frühen »banalen« schadhaften Entgleisungen, die wir Erkältungskrankheiten nennen.

Erkrankung der Atemwege: Schnupfen, Heuschnupfen, verstopfte Nase

Die Schnupfensymptomatik mit einer erschwerten Atmung durch die Nase, einem Sekretfluß oder gar einem Stockschnupfen ohne Sekret kennen wir im wesentlichen in zwei verschiedenen Zusammenhängen: erstens in Begleitung einer Erkältungskrankheit, wo wir vom dünnflüssigen weißen bis zum zähen gelben oder gar grünen Sekret die unterschiedlichsten Erscheinungsweisen vorfinden. Zweitens begegnet uns eine solche Symptomatik im Zusammenhang mit allergischen Geschehnissen, wobei wir meist von einem »Heuschnupfen« sprechen. Aus chinesischer Sicht ist die Nasenöffnung die spezifische Körperöffnung des Funktionsbereiches »Lunge«. Und noch umfassender manifestiert sich der Funktionsbereich »Lunge« in der gesamten Körperoberfläche, also in der gesamten Haut und auch in den Schleimhäuten. Wenn in diesen Bereichen wesentliche Krankheitserscheinungen auftreten, bedeutet dieses zuerst einmal, daß die spezifische Energie, die diese Oberflächenbezirke versorgt, nämlich die Wehrenergie, also die Kraft, die die Abwehr leistet, geschwächt ist. Durch eine solche latente Schwächung der Abwehrenergie oder dadurch, daß über längere Zeiten hinweg schädigende Einflüsse im Körper vorhanden sind, kommt es zu einer erhöhten Anfälligkeit und dem gehäuften klinischen Bild eines Schnupfens oder auch eines Heuschnupfens. Im ersten Fall, bei einer Erkältung, wird die Abwehrenergie durch eine schadhafte Energie von außen, durch eine »kalte Windschädigung« überwunden, und es kommt zu einer Akkumulation im Nasenbereich. Aufsteigende »Feuchtigkeits«- und »Schleimprozesse« aus der »Mitte« verdichten sich in diesem Bereich. Im zweiten Fall führt ein inadäquater Reiz, nämlich die Berührung mit einem Allergen, zum klinischen Bild eines akuten Schnupfens, wir sprechen vom allergischen Schnupfen.

In der chinesischen Medizin geht es darum, die krankhaften Energiebeiträge herauszuleiten, die von außen eingedrungene »Windschädigung« zu zerstreuen und gleichzeitig die Wehrenergie im Funktionsbereich der »Lunge« zu kräftigen, die Abwehranlage zu erhöhen. Gleichzeitig kann es je nach Erscheinungsbild wichtig sein, die »Feuchtigkeitsbelastung« therapeutisch anzugehen, die hartnäckige Verschleimung mitzutherapieren oder andererseits gar den »Säftebereich« des »Lungen«-Funktionskreises zu stützen, falls dieser durch chronische Prozesse in Mitleidenschaft gezogen worden ist.

Sowohl die Akupunktur als auch die Arzneimitteltherapie liefert hier Möglichkeiten für das ärztliche Handeln. So kann man beispielsweise als Akupunkturpunkte mehrere Reizorte auf der Leitbahn am Arm, die dem Funktionsbereich »Lunge« zugeordnet sind, stimulieren. Besonders bewährt haben sich Punkte auf der gepaarten Yang-Leitbahn, die dem Funktionsbereich »Dickdarm« zugeordnet ist und von der wir bereits den 4. Reizpunkt »Vereinte Täler« (IC4) kennen, der im Bereich des Handrückens im Winkel zwischen dem Strahl des Mittelhandknochens des Zeigefingers und des Daumens liegt. Über diesen Einlaßpunkt kann einerseits das »ursprüngliche *qi*«, die Ursprungsenergie für diesen Bereich mobilisiert und aktiviert werden, andererseits kann darüber die belastende »Windschädigung« ausgeleitet werden.

Die medikamentöse Therapie zielt ebenfalls auf eine Öffnung der Oberfläche, auf eine Ausleitung der Noxen. Vor allem kann mit ärztlichen Maßnahmen eine Stützung des *qi*, eventuell eine Erhaltung des »Säftebereiches« und eine »Ernährung des Yin« erreicht werden. Sehr hilfreich für die Durchgängigmachung der Nase kann die Umwandlung des »Schleimprozesses« sein, wie sie sich beispielsweise mit den Blüten des Magnolienbaumes erreichen läßt.

In solchen Fällen bewährt sich auch eine diätetische Behandlung mit Reis. Denn der Reis stützt den »Lungenfunktionsbereich«, er leitet belastende »Feuchtigkeit« aus, wandelt »Schleimprozesse« um und kann damit neben einer Kräftigung auch eine Klärung dieses Bereiches mit herbeiführen. Eine konsequente Reis-Diät wird in derartigen Erkältungsphasen jedem die Bedeutung und die Möglichkeiten dieser einfachen Therapie erkennen lassen.

Eine junge Patientin berichtete mir im Frühjahr, daß sie seit dem vorangegangenen Herbst an einem hartnäckigen Schnupfen leide, der trotz verschiedener Therapieversuche mit westlichen Heilmitteln nicht zu lindern sei. Selbst nach sechs Monaten zeigte der lästige Fließschnupfen auch im Frühjahr noch keine Besserungstendenz. Nach der gesamten Befunderhebung und Wertung der einzelnen Symptome zeigte sich, daß der Funktionsbereich der »Lunge« deutlich geschwächt war und daß sich in diesem eine von außen induzierte Schädigung festgesetzt hatte. Die Schädigung hatte inzwischen weiter um sich gegriffen und zu Symptomen wie tränenden, leicht entzündlichen Augen geführt. Die entsprechende Medikation zielte in erster Linie auf eine Stabilisierung der Abwehrenergie und auf eine Austreibung der »Windschädigung«. Die klassische chinesische Medizin hält ein Rezept bereit, das den Namen »Schutzschild gegen Windkrankheiten« trägt. In ihm sind Arzneikomponenten enthalten, die sowohl eine Austreibung der »Windschädigung« als auch eine gleichzeitige Stützung der Wehrenergie ermöglichen. Nachdem dieses Rezept durch zusätzliche Medikamente, die auf die Augensymptomatik wirkten, erweitert worden war, und die Patientin diese Rezeptur über eine Woche eingenommen hatte, war die Nase frei, es wurde kein Sekret mehr abgesondert, und auch das Augentränen und die Windempfindlichkeit waren vollständig gewichen.

Der Patient K. litt bei gleichzeitig großer Erkältungsneigung bereits seit zehn Jahren unter Heuschnupfen. Der Heuschnupfen trat regelmäßig in den Monaten April und Mai auf. Da er mich schon im März konsultierte, konnte ich ihn prophylaktisch behandeln. Die Behandlung zielte natürlich in erster Linie auf eine Stabilisierung der Oberfläche sowie auf eine Kräftigung des gesamten Funktionsbereiches der »Lunge«. Diese Behandlung wurde bis in die Sommermonate hinein durchgeführt, und im Herbst konnte der Patient erfreut feststellen, daß in diesem Jahr praktisch keine Heuschnupfenbeschwerden aufgetreten waren. Auch die Erkältungsneigung war deutlich zurückgegangen. Schwere, belastende Infekte sind in der Folgezeit nicht mehr aufgetreten.

Beim Patienten Z. bestand die Heuschnupfensymptomatik schon seit ungefähr 20 Jahren. Die Hauptzeit fiel in die gesamten Sommermonate, also Mai bis August. Dabei traten neben Juckreiz in der Nase eine Verschleimung und gehäuftes Niesen auf, begleitet von Augenrötung und geschwollenen Augenregionen sowie einem geschwollenen Gaumen und ständig laufender Nase. Große Windempfindlichkeit und die Tendenz zu starker bronchialer Verschleimung gingen damit einher. Der Patient erschien bereits mit der ausgeprägten Symptomatik, deshalb entschieden wir uns, in erster Linie eine Akupunkturtherapie durchzuführen. Das wesentliche Ziel der Therapie lag dabei auf einer Öffnung der Leitbahnen, dem Durchgängigmachen des Energieflusses, einer Stabilisierung der Wehrenergie und der gesamten Oberfläche bei gleichzeitiger Ausleitung der schädigenden Energieanteile. Pro Sitzung wurden drei bis vier Akupunkturnadeln verwendet. Besonders eindrucksvoll war, daß nach jeder Behandlung die gesamte Heuschnupfensymptomatik mit Juckreiz, fließender Nase, Niesen und den anderen Symptomen fast völlig behoben werden konnte. Nach einigen Tagen schlich sich allerdings eine leichte Symptomatik wieder ein. Die Behandlung ermöglichte es dem Patienten, die Sommermonate ohne wesentliche Belästigung zu überstehen und ungeschmälert seinen beruflichen Pflichten nachzugehen.

Das 13jährige Mädchen plagte sich bereits seit drei Jahren mit einer ausgeprägten Heuschnupfensymptomatik. Hauptsächlich in der Hochsommerzeit, im Juni und im Juli, war das Kind für vier bis sechs Wochen so stark beeinträchtigt, daß es häufig aus der Schule nach Hause geschickt werden mußte. Gerötete

Augen, geschwollene Lider, Juckreiz in der Augenregion und starke Tränenentwicklung waren die Symptome. Dabei lief die Nase und förderte ständig ein dünnflüssiges Sekret zutage. Begleitet wurde dieses Bild von starken Drüsenschwellungen, besonders unter dem Arm, aber auch im Halsbereich. Oft waren Konzentrationsstörungen, allgemeine Müdigkeit und völlige Zerschlagenheit die Folge. Das Kind mußte nach Hause gehen, sich zurückziehen, sich hinlegen. Der Besuch der Schule und das Spielen mit anderen Kindern waren in dieser Zeit unmöglich.

Das klinische Bild zeigte, daß die »Windschädigung« deutlich über den Funktionsbereich »Lunge« hinaus entwickelt war und den Funktionsbereich der »Leber« (die Augensymptome, auch die spezifischen Schwellungssymptome) befallen hatte. Puls und Zungenbefund bestätigten diese Annahme. Deshalb bestand die Therapie in erster Linie in einer Austreibung der »Windschädigung« aus dem gesamten Leitbahnsystem und einer »Kühlung« und Absenkung des energetischen Niveaus. Chrysanthemenblüten waren ein wesentlicher Bestandteil der Rezeptur. Der anschließende Verlauf war sehr eindrucksvoll. Das Kind spielte in den frühsommerlichen Wochen mit den Freundinnen draußen auf den Wiesen, Blumen und Gräser hatten zu blühen begonnen. Schlagartig setzte die Symptomatik ein, die oben beschriebenen Störungen entwickelten sich. Das Kind ging nach Hause, trank von der als Tee zubereiteten Medizin, und eine halbe Stunde später waren sämtliche Symptome wieder abgeklungen. Dies ereignete sich in den nachfolgenden Tagen noch einige Male, aber nachdem das Kind ungefähr drei bis vier Tage lang das chinesische Dekokt zu sich genommen hatte, war es völlig beschwerdefrei. In diesem Sommer traten auch dann keine Symptome mehr auf, wenn das Mädchen im Freien spielte.

Entzündungen der Nasen-Nebenhöhlen
(*Sinusitis*)

Wenn die Schleimstauungen fortbestehen und der Energiefluß sich nicht befreien kann, kommt es häufig nach entsprechenden Erkältungskrankheiten mit Schnupfenbildern zu einem entzündlichen Prozeß im Bereich der Nasen-Nebenhöhlen. Wir sprechen von einer *Sinusitis* und meinen damit, daß die Höhlen, die neben dem Nasenbereich liegen, affiziert sind und der »Wind«-, »Feuchtigkeits«- und »Hitzeprozeß« in diesen Räumen weiterläuft. Sowohl das klinische Bild als auch die daraus resultierenden therapeutischen Schritte weisen Parallelen zum akuten Schnupfen auf. Es geht auch hier darum, die schädigenden Faktoren, wie »Wind«- und »Feuchtigkeitsbelastung«, und die erst sekundär entstandene »Hitze«-Symptomatik, das »Entzündungsgeschehen«, auszuleiten. Dabei ist es wieder vorrangig, den Energiefluß in diesem Bereich zu befreien.

Seit Monaten bestand bei einer Patientin eine chronische Kiefernhöhlenentzündung, die Beschwerden waren noch dadurch erhöht worden, daß eine Operation im Ohrbereich auf der gleichen Seite stattgefunden hatte. Seit dieser Zeit klagte die Patientin, die sehr sportlich, vital und stabil wirkte, über permanente tobende Schmerzen in der rechten Kiefernhöhle, die bei jeder sportlichen Betätigung oder wenn die Patientin zu schwitzen begann, extrem zunahmen.

Zunächst mußte der Hitzestau, der »Entzündungsprozeß« aus diesem Bereich abgeleitet und ein gesunder Energiefluß wiederhergestellt werden. Da die Nebenhöhlen vor allem von den Leitbahnen überzogen werden, die zum Funktionsbereich »Dickdarm« beziehungsweise zum Funktionsbereich »Magen« in naher Beziehung stehen, eignen sich diese Energiestraßen besonders für die Akupunktur-Therapie. Die sensible Reaktion der Patientin zeigte, daß die Einflußorte gut gewählt waren. Bei jeder Manipulation im Handbereich empfand sie die aufsteigende Wärme, die sich bis in die Nebenhöhlen erstreckte. Nach wenigen Behandlungen kam es zu einer deutlichen Linderung des Beschwerdebildes. Die Patientin konnte wieder Sport treiben, Berge besteigen, Witterungseinflüsse machten ihr nichts mehr aus.

Husten

Husten ist natürlich in erster Linie auf eine Störung im Funktionsbereich »Lunge« zurückzuführen. Allein das Symptom des gestörten Rhythmus der Atmung, das zwangsweise durch den Husten auftritt, zeigt eine Störung dieses funktionellen Bereiches. Denn beim gesunden Menschen sorgt der Lungenfunktionsbereich als Instanz der Rhythmisierung für die Beibehaltung stabiler rhythmischer Prozesse.

Die häufigste Form des Hustens findet sich im Zusammenhang mit den Erkältungskrankheiten. Hierbei handelt es sich um einen von außen durch »Wind« und »Kälte« verursachten Husten, wobei als zusätzliche Symptome die verstopfte Nase, der Schnupfen, Kopfschmerzen, äußeres Frösteln und der Auswurf von dünnem Schleim auftreten. Therapeutisch wird man in erster Linie darauf achten, die »Windschädigung« wieder aus dem Körper herauszutreiben und den normalen Umlauf der Energie herzustellen.

Bei einem Fortbestehen der Symptomatik und einer geschwächten Widerstandslage im Funktionsbereich der »Lunge« kann aus dem hellen, weißlichen ein zäher gelber oder grünlicher Auswurf entstehen, sehr viel Schleim belastet dann die Bronchien, vermehrter Durst und ein fieberhaftes Gefühl kommen hinzu. Gleichzeitig tritt ein gelblicher Zungenbelag auf und auch entsprechende Pulszeichen, die darauf deuten, daß sich eine innere »Hitzeschädigung« entwickelt hat. In einem solchen Fall ist der Krankheitsprozeß schon wesentlich tiefer nach innen vorgedrungen, und es bedarf drastischerer Maßnahmen, um diese Entgleisung zu korrigieren. Kühlende Medikamente sind notwendig bei gleichzeitiger Anwendung von stützenden Maßnahmen, die den Funktionsbereich der »Lunge« kräftigen.

Und als dritte häufige Variante findet sich eine vermehrte Schleimbildung in den Bronchien, entweder als chronischer oder als allergischer Prozeß, wobei die permanente Belastung des bronchialen Bereiches zu einem immer wiederkehrenden, von viel Schleim begleiteten Husten führt. Aus chinesischer Sicht ist in diesem Falle auch die »Mitte« mitbetroffen, denn dieser Bereich ist für den Umsatz von Schleim und »Feuchtigkeit« zuständig, und wenn dessen Funktionen eingeschränkt sind, kommt es zu einer derartigen Schleimansammlung. Die Therapie wird sich also in dieser Situation auf den »Lungenfunktions-« und den »Mitte-Bereich« konzentrieren, um eine verbesserte Schleimumsetzung zu erreichen.

Im Gegensatz dazu entsteht beim endogenen Husten aufgrund einer übergroßen Trockenheit ein ständiges trockenes Hüsteln. Infolge einer Schwäche im Funktionsbereich der »Niere«, im Säftebereich, kann dann sehr viel »Hitze« entstehen, die den Funktionsbereich der »Lunge« derartig stark belastet, daß hier vermehrter Hustenreiz auftritt. Der Husten wird nicht durch äußere Einflüsse verursacht, sondern aufgrund eines energetischen Ungleichgewichtes oder Defizites in anderen Bereichen.

Eine 43jährige Patientin klagte über eine seit Jahren bestehende chronische Bronchitis mit Hustenreiz, täglich mehrfachem Auswurf, der leicht grünlich tingiert war, insbesondere in den Morgenstunden nach dem Aufstehen. Gleichzeitig bestand eine deutliche Verstopfungsneigung sowie vermehrte Schweißbildung im Kopfbereich und das Bedürfnis nach kühlen Getränken. Eine Neigung zur depressiven Verstimmung überlagerte das gesamte Symptombild.

Die Beurteilung der gesamten klinischen Zeichen ergab im wesentlichen einen vermehrten »Hitzebefund«, wobei diese »Hitzezeichen« ganz wesentlich dadurch zustande kamen, daß der Funktionsbereich der »Lunge« seine pflichtgemäße Kühlfunktion nicht mehr erfüllen konnte. Es bestand eine offensichtliche Schwäche, ein energetisches Defizit im Bereich dieses Funktionskreises, die auch in der psychischen Verfassung Ausdruck fanden. Denn gerade die Neigung zur depressiven Verstimmung zeigt die nach innen gekehrte, dem »jungen Yin« entsprechende Verfassung und unterstreicht einmal mehr die mangelnde Ausbreitung des aktiven qi, der aktiven Energie, die von diesem Funktionsbereich ebenfalls vorgenommen werden muß. Die sehr starke Schleimbildung und der leicht gedunsene Körperbau verwiesen zusätzlich auf eine Schwäche im Bereich der »Mitte«. Therapeutisch war also in erster Linie der »Mitte-Bereich« zu stützen, der Schleim umzuwandeln, die »Feuchtigkeit« zu eliminieren und der »Lungen«-Funktionsbereich durch Kühlung zu stärken.

Zu erreichen war dies mit einer medikamentösen Therapie und einer sie begleitenden Akupunkturbehandlung. Es wurden also kühlende Medikamente verwendet, die gleichzeitig den Schleim umsetzten, stützende Arzneimittel für den »Mitte«-Bereich eingesetzt und gleichzeitig wurde mit Akupunkturmaßnahmen der Energiefluß im »Lungen«-Bereich verbessert. Nach wenigen Behandlungen kam es zu einer deutlichen Besserung und schließlich zu einem völligen Abebben der Hustenreizung, die bronchitischen Beschwerden gingen vollständig zurück, Auswurf war nicht mehr vorhanden, auch die Neigung zur Verstopfung normalisierte sich, die Schweißabsonderung und auch der vordem unruhige Schlaf traten nicht mehr auf.

Ein zweites Beispiel handelt von einer 70jährigen Patientin, die seit Monaten über einen derart starken Reizhusten klagte, daß sie täglich in den frühen Morgenstunden durch heftigste Hustenattacken erwachte. Diese Hustenanfälle steigerten sich jedesmal innerhalb von 20 Minuten derartig exzessiv, daß sich die Patientin nicht mehr beruhigen konnte, Schweißausbrüche und völlige Erschöpfung die Folge waren, sie schließlich nahezu kollaptisch zusammenbrach und völlig entkräftet war. Der Auswurf war hell und zäh, aber die Schleimproduktion sehr gering. Da dieser Zustand seit Monaten bestand und medikamentös von der Schulmedizin nicht zu bessern war, kam die Patientin in einem verzweifelten Zustand in die Behandlung.

Insgesamt handelte es sich bei diesem Krankheitsbild um eine Schleimstauung im Funktionsbereich der »Lunge«, die durch eine »Kälteschädigung« bedingt war. Hier lag das therapeutische Ziel natürlich in erster Linie darin, den Schleim im bronchialen Bereich zu lösen, umzuwandeln und gleichzeitig die »Kälteblockade« zu beseitigen und den Energiefluß wiederherzustellen. In diesem Sinne wurden auch hier sowohl Arzneimittel eingesetzt als auch eine zurückhaltende Akupunkturtherapie angewandt. Schon nach der ersten Behandlung ging die Anfallshäufigkeit mit den extrem erschöpfenden Hustenattakken deutlich zurück, und nachdem die Patientin die Medikamente einige Tage zu sich genommen hatte, erlebte sie eine vollkommen beschwerdefreie Woche. In der darauffolgenden Beobachtungszeit, die sich über Monate erstreckte, traten nur noch ganz vereinzelt Hustenanfälle auf. Der gebesserte Zustand konnte mit der vorsichtigen Anwendung von Heilkräutern erhalten werden.

Der dritte Fall handelt von einer 38jährigen Patientin. Frau B. hatte vor ungefähr drei Jahren einen Infekt durchgemacht und seit dieser Zeit einen quälenden Husten behalten. Seit zwei Jahren führte dieser Husten zu nächtlichen Attacken, wobei er hauptsächlich trocken und krampfartig in Erscheinung trat. Die Nachtruhe der Patientin war schwer beeinträchtigt, diverse Arzneimittel der Schulmedizin waren ausprobiert worden, ohne daß sich eine Besserung erkennen ließ. Die Haut der Patientin war in letzter Zeit spürbar trocken geworden, die Haare spröde.

Ein anhaltender schädigender Prozeß hatte bei der Patientin den Säftebereich stark dezimiert. Therapeutisches Ziel mußte es sein, das Yin, die Säfte im Funktionsbereich der »Lunge«, zu ergänzen und wiederaufzubauen. Die Patientin war an dem Tag, an dem sie in die Praxis kam, im Begriff, eine längere Reise anzutreten. Eine Medikation, die die Säfte stützte, nahm sie mit auf die Reise. Sie meldete sich erst Monate später wieder und erzählte, schon nach wenigen Tagen der Medikamenteneinnahme habe der Husten nachgelassen, es gäbe keine nächtlichen Attacken mehr, die Bronchien seien völlig frei, auch der Zustand der Haut hatte sich geändert, sie war feuchter und weicher geworden.

Asthma

Die chinesische Medizin kennt den Begriff »Asthma« nicht, sie spricht entweder von »Keuchatmung«, also stark erschwerter Atmung, oder verwendet bei einer Schleimbelastung den Begriff »Rasselatmung«. Hinzu kommt natürlich der Husten. Die »Keuchatmung« manifestiert sich wiederum auf der Achse zwischen energetischer Aufladung, energetischer Fülle, einer Überladung, einer Redundanz oder andererseits einer energetischen Erschöpfung, einer Defizienz, einer ausgeprägten Schwäche. Wenn man also von einer »Keuchatmung« im Chinesischen spricht, ist diese Ausdrucksweise dahingehend zu präzisieren, ob es sich im »Lungenfunktionsbereich« um eine übermäßige energetische Ansammlung und Stauung handelt oder ob im Gegenteil die Konstitution über Gebühr erschöpft und die Reserven geschmälert sind. Klinisch ist dies relativ leicht zu entscheiden. Im ersten Fall findet man eine auffallend laute, eben deutlich keuchende Atmung, eine beschleunigte Atmung und kraftvolle beschleunigte Pulse. Meistens entsteht die Entgleisung dadurch, daß eine »Kälteschädigung« ähnlich wie bei den Infektionen, von der Oberfläche in die Tiefe sinkt und hier zu einer Blockade im Funktionsbereich der »Lunge« führt. Ganz im Gegensatz dazu beruht die Erschöpfung im Funktionsbereich der »Lunge« entweder auf einer konstitutionellen Schmälerung des gesamten Energiehaushaltes oder darauf, daß chronische Prozesse zu einer Unterhöhlung des energetischen Niveaus führten. Auch eine tiefliegende konstitutionelle Schwäche im Funktionsbereich der »Niere« kann für diese Symptomatik bedingend sein. Klinisch finden wir dann oft das typische emphysematöse Schulteratmen, das erschwerte Ausatmen bei schnappendem Einatmen und die geschwächten, wenn auch hochliegenden Pulse. Hierzu kann sich noch ein Schleimbefund gesellen, so daß eine »Rasselatmung« entsteht. Bei Atembeschwerden kann gegebenenfalls auch Schleim mitentstehen, der vom Patienten ausgeworfen wird. Falls eine solche Schleimproduktion vorhanden ist, muß unterschieden werden, ob es sich um «Kältesymptome« mit reichlichem hellen und dünnen Schleim handelt oder um ein »Hitzesymptom« mit zähem festen oder gar gelbem Auswurf. Die Farbe des Schleims ist natürlich nicht das einzige Indiz für die Bewertung nach »Hitze«- oder »Kältezeichen«, als zusätzliches Symptom kommt die Farbe des Zungenkörpers hinzu, auch der Pulsbefund und die übrigen klinischen Zeichen, die einmal auf eine Erhöhung, zum anderen auf eine Verminderung der gesamten Körperdynamik verweisen.

Bei der Therapie der verschiedenen asthmatischen Zustände, sowohl des chronischen als auch des akuten Asthmas, des Asthmas mit Schleimbelastung wie auch des trockenen Asthmas, des emphysematösen und auch des allergischen Asthmas geht es stets darum, den Energiefluß im Funktionsbereich der »Lunge« in Gang zu bringen, zu harmonisieren und zu stützen und gleichzeitig die bedingenden Faktoren, die erschwerenden Begleitumstände, herauszuleiten und auszuräumen. Einmal muß also ein von außen eingedrungener Infekt herausbefördert werden, ein anderes Mal soll auf eine Schleimbelastung, die auf eine Schwäche der »Mitte« schließen läßt, eingewirkt werden. Im dritten Fall ist die konstitutionelle Basis des Funktionsbereiches der »Niere« zu stützen, während im nächsten Fall eine deutliche »Hitzesymptomatik«, eine »entzündliche« Begleiterkrankung therapiert werden muß. Auf jeden Fall steht bei der Therapie des Asthmas die positive Beeinflussung des energetischen Geschehens im Funktionsbereich der »Lunge« im Vordergrund.

Das wiederholt erwähnte Kraut der Ephedra (*herba Ephedrae*) ist eines der zentralen Heilmittel für derartige Prozesse, weil es den Energiefluß im Funktionsbereich der »Lunge« wiederherstellt. Es empfiehlt sich jedoch nicht als Einzelmittel, da durch ein ausgewogenes Rezept auch die Begleitbefunde immer mittherapiert werden sollten.

Auch die Akupunktur bietet natürlich Möglichkeiten, dieses therapeutische Ziel zu erreichen. Interessant sind besonders die sogenannten »Einflußpunkte des Rückens«, die beiderseits neben der Wirbelsäule liegen und als spezielle Einflußpunkte auf einen bestimmten Funktionsbereich wirken. Zwei Daumenbreit neben dem zweiten Brustwirbel, wie auch neben dem dritten Brustwirbel, finden sich Einflußpunkte auf den »Lungenbereich«, über die es explizit heißt, daß sie den Funktionsbereich der »Lunge« entfalten, stützen und harmonisieren. Dies entspricht genau unserer Absicht, und deshalb scheinen diese Einflußpunkte besonders geeignet für eine Therapie des Asthmas zu sein. Hinzu kommen andere Einflußorte wie beispielsweise ein Punkt unmittelbar unter dem siebenten Halswirbel, der genau über der Wirbelsäule auf der »Leitbahn der Steuerung« liegt. Die Bedeutung dieses »Punktes aller Strapazen« genannten Punktes besteht darin, daß er die Oberfläche offenhält und es somit ermöglicht, schädigende Prozesse auszuleiten. Über ihn können aber auch bestimmte Funktionsbereiche gekräftigt werden.

Diese drei Punkte wurden von zwei chinesischen Klinikergruppen als zentrales Therapiekonzept gewählt, um an einem größeren Patientenkollektiv die Wirksamkeit der Akupunktur bei Asthma nachzuweisen. Die eine Arbeit stammt von der Hochschule für traditionelle chinesische Medizin in Henan, die andere von der Universität Shanghai. Im ersten Falle wurden 111 Patienten behandelt, im zweiten Falle in Shanghai knapp 300 Patienten. Die drei genannten Punkte wurden je nach individueller Situation, entsprechend einem Zusatzbefund, wie zum Beispiel Schleimbelastung, konstitutionelle Schwäche usw. mit zusätzlichen Akupunkturpunkten kombiniert. Auch westliche Untersuchungsmethoden wurden hinzugezogen, um dem westlichen Wunsche nach sogenannten harten Daten entgegenzukommen. So wurde das Expirationsvolumen gemessen oder auch die Leukozytenwerte und andere klinische Daten. Die Ergebnisse waren weitgehend identisch, die Henan-Gruppe gelangte zu einer positiven Rate von über 98 Prozent, wobei sämtliche Patienten zehnmal behandelt und mehr als ein Jahr nachbeobachtet wurden. Die Shanghai-Gruppe registrierte einen positiven therapeutischen Effekt von über 99 Prozent, wobei die Behandlung hier in der Regel in Form einer Moxibustion (Erwärmung der Punkte) durchgeführt wurde.

Derart positive Ergebnisse bedürfen kaum noch des Kommentares, werfen aber die Frage auf, warum eine solche einfache und so wenig aufwendige, für den Patienten nicht belastende und außerordentlich ökonomische Therapie nicht längst als Standardtherapie bei uns Eingang gefunden hat. Das Argument, daß angeblich keine gesicherten statistischen Daten vorliegen, kann man in diesem Falle jedenfalls nicht vorbringen, da zwei Hochschulen, unabhängig voneinander, zwei saubere klinische Studien nach westlichem Vorbild angefertigt haben.

Als der 7jährige Junge in die Behandlung kam, litt er seit dreieinhalb Jahren an Asthmazuständen. In der letzten Zeit hatte sich das Asthma derart verschlechtert, daß er keine Nacht durchschlafen konnte, mit Giemen, Pfeifen und spastischen Zuständen aufwachte und viel Schleimauswurf hatte. Die Mutter mußte regelmäßig mehrfach nachts ihrem Sohn helfen abzuhusten, in Ruhe durchzuatmen und wieder Luft zu bekommen. Im Winter nahmen diese Attacken immer besonders stark zu, da die feuchte kalte Herbst- und Winterluft das Asthma massiv verschlechterte. Diese schwierigen Zeiten überbrückten die Eltern mit den üblichen Medikamenten, die in Tabletten oder Sprayform gegeben wurden, mit denen jedoch das nächtliche Erwachen und die nächtlichen Anfälle nicht ausgeschaltet werden konnten.
Der Junge wurde in ähnlicher Weise wie in den erwähnten chinesischen Arbeiten mit einer Akupunkturtherapie behandelt, wobei ihm zusätzlich eine Medikation verordnet wurde. Das Kraut der Ephedra (*herba Ephedrae*) diente als Hauptarznei. Als die Mutter mit ihrem Sohn nach etwa einer Woche wiederkam, war sie sehr verlegen und stotterte beinahe. Schließlich sagte sie wörtlich, sie wage es kaum zu sagen, aber seit der kleine Patient in der Praxis gewesen sei, habe er durchgeschlafen und keine Asthmaanfälle mehr gehabt. Besonders erstaunt war sie darüber, daß trotz der gerade herrschenden ungünstigen Witterung ein derartig prompter Umschwung aufgetreten war. In der Folgezeit stabilisierte sich der Zustand, in der einjährigen Nachbeobachtungszeit traten keine schweren Asthmaanfälle mehr auf.

Hauterkrankungen

Hauterkrankungen sind ein typisches Beispiel dafür, wie fragwürdig die bei uns gängige ärztliche Spezialisierung ist. Aus chinesischer Sicht sind solche Störungen nur Teil des gesamten Erscheinungsbildes eines Patienten. Natürlich sind Hautkrankheiten in erster Linie oberflächliche Krankheiten, mithin Störungen, die der äußersten Schicht, also dem Funktionsbereich der »Lunge« zuzurechnen sind, und somit ist es sehr naheliegend, daß sich die therapeutischen Schritte an diesem Funktionskreis orientieren. Daß sich hinter Hautkrankheiten jedoch oft mehr verbirgt, zeigt das nachfolgende Beispiel.

Die 4jährige Patientin hatte schon als Säugling Milchschorf. Juckende, trockene Ekzeme traten sehr bald auf, insbesondere in den Beugen der großen Gelenke. Von Neurodermitis war die Rede. Die allergischen Krankheiten, die bei uns so unverhältnismäßig stark zunehmen, vor allem aber die Neurodermitis, die unerklärlicherweise eine rapide steigende Verbreitung erfährt, sind in den letzten Jahren für die pädiatrische Medizin zu einer ganz spezifischen Herausforderung geworden. Dieses kleine Mädchen hatte also besonders am Handgelenk und im Ellbogenbereich trockene, ekzematös veränderte Gelenksfalten. Befeuchtung, eventuell »Hitzeausleitung« war notwendig. Durch Stimulierung der Stützungseinflußpunkte auf dem Rücken, die besonders auf den Funktionsbereich der »Lunge« wirken, aber auch durch den »Verbindungspunkt« der Leitbahn des Funktionsbereiches »Dickdarm« (IC11), dem Yang-Bereich des »Lungenfunktions«-Bereiches, wurde eine auffallende Besserung erreicht. Kühlung, eine Ausleitung des »Hitzebefundes«, hatte stattgefunden, der Besserungsprozeß blieb labil und stagnierte schließlich. Neue Hauterscheinungen traten auf. Eine umfassende Untersuchung zeigte einen blassen, gedunsenen, weißlich belegten Zungenkörper, das Körpergewebe war pastös und weich. Die geschwächte »Mitte«, eine »Feuchtigkeitssymptomatik«, blockierte die Entstehung von genügend Säften im »Lungen«-Funktionsbereich. Das Yin der »Mitte« konnte den *pulmonalen* »Säftebereich« nicht hinreichend ernähren. Deshalb brachte erst die Stützung der »Mitte« und die Umwandlung der »Feuchtigkeitssymptomatik« Fortschritte. Chinesische Heilmittel in sehr niedriger, für das Kind ausreichender Dosierung wurden dafür eingesetzt. Infekte und übermäßiger Genuß von Süßigkeiten führten jedoch vorübergehend zu einem Rückschlag. Infekte belasteten den »Lungen«-Funktionsbereich über Gebühr, die Süßigkeiten erzeugten erneut einen »Feuchtigkeitsbefund« in der »Mitte«. Erst nach einigen Wochen war eine ausreichende Stabilisierung erreicht. Dann führten auch solche Attacken zu keinem Rezidiv mehr. Die anschließende Beobachtungszeit von nahezu zwei Jahren zeigte eine glatte, normal feuchte, völlig unauffällige Haut.

Die 30jährige, lebhafte junge Frau litt bereits seit acht Jahren an Hautallergien und einem Heuschnupfen. Nach der Geburt des dritten Kindes war ihr Körper mit roten Flecken übersät, und besonders im Unterarm- und Handbereich war zusätzlich ein trockenes, schuppiges, etwa zehn Zentimeter großes, sich ausbreitendes Ekzem aufgetreten. Die Patientin hatte mehrere Fachärzte konsultiert, der Kinderarzt, der das Neugeborene versorgte, hatte den Verlauf genau beobachtet.

Bei dieser Patientin hatte sich ein heiße »Windschädigung« aufgrund einer Verminderung des Säftepotentials im Funktionsbereich der »Lunge« ausgebreitet. Sehr ähnlich wie im vorangehenden Fall wurde als einziger Einflußpunkt der »Verbindungspunkt« der »Überstrahlenden Yang-Leitbahn der Hand« (der Leitbahn, die zum Funktionsbereich »Dickdarm« gehört) stimuliert. Von ihm wissen wir, daß dadurch die Prozesse gekühlt, »Windzustände« ausgeleitet und der Trocknung von Hautprozessen entgegengewirkt werden kann. Der Kinderarzt mochte das, was in den nächsten Tagen geschah, kaum glauben. Geradezu schlagartig kam es zu einem Abklingen des unangenehmen Ausschlages, das Ekzem verlor von Tag zu Tag an Größe. Unterstützend wurden auch Arzneimittel verordnet, die das Yin, den Säftebereich des »Lungen«-Funktionskreises ernähren, und gleichzeitig den »Windbefund« austreiben sollten.

Der 36jährige Patient besaß einen Reiterhof. Er kam natürlich viel mit Tieren zusammen, und von Zeit zu Zeit erkrankte auch eines der Pferde. Deshalb leitete man den pustulösen, eitrigen Ausschlag im Gesicht zunächst von einer Ansteckung durch ein erkranktes Tier ab. Der inzwischen eine Woche alte Ausschlag sah anfangs aus wie eine unscheinbare Bartflechte. Doch dann waren plötzlich die Augen verschwollen, die Skleren rot, die Haut wurde fleckig, bekam eitrige Auflagerungen und zeigte pustulös eruptive Exantheme. Kopfschmerzen und Stiche in den Beinen, Schwindel und gelbgrünliches Sekret aus der Nase begleiteten diese Hauterscheinungen.

Offensichtlich handelte es sich um »Hitze«- und »Windschädigungen« im Bereich der »Lunge« und der »Leber«. Entsprechend wurde der Mann behandelt. Am ersten Tag mit Akupunktur, danach mit einem Rezept. Mit Chrysanthemenblüten wurde eine Auflage auf das gesamte verwundete Gesicht gemacht. Die Besserung am nächsten Tag war unverkennbar. Der Patient hatte trotzdem Angst. Er fühlte sich entstellt, das ganze Gesicht war hochrot entzündet mit teils offener Haut, aus der ein gelbes Sekret herausfloß. Er konsultierte einen Dermatologen, der ihn an die Hautklinik der Universität überwies. Eine Diagnose erhielt er dort jedoch nicht, auch keine eindeutige Therapie, Antibiotika wurden ihm empfohlen. Der Patient war ratlos. Erneut erhielt er eine Medizin aus chinesischen Heilmitteln und weitere Auflagen mit Chrysanthemenkompressen. Nach drei Tagen war alles vorbei, die Augen abgeschwollen, keine Spur mehr von Rötung, der Hautprozeß abgeklungen, die entzündete Haut schuppte nicht mehr, wurde glatt und reizlos.

Erkrankungen des Magen- und des Darmbereiches

Magenbeschwerden, Schmerzen im Oberbauchbereich, Übelkeit, Brechreiz, Appetitlosigkeit und Völlegefühl sind nicht nur als alleinige Beschwerdebilder sehr verbreitet, sondern treten sehr häufig gemeinsam mit anderen Störungen auf. Die »Mitte« ist es, die aus chinesischer Sicht bei all diesen Störungen betroffen ist. Der Bereich, der für die Assimilation von energetischen Einflüssen zuständig ist, die Instanz, die die Integration von neuen Einflüssen vorzunehmen hat, ist in ihrem freien Leistungsspektrum eingeschränkt, bedrängt oder sogar blockiert. In den leichtesten Fällen kommt es zu einer Unbekömmlichkeit bestimmter Speisen, zu einem zeitweisen Unwohlsein und einer flüchtigen Indisponiertheit. Wir kennen die Störungen unter bestimmten Umständen, zum Beispiel das Schwangerschaftserbrechen oder die Reaktion auf emotionelle Belastungen, Magen- und Bauchschmerzen durch Streß, Ärger, Anspannung. Wenn derartige Entgleisungen des energetischen Gefüges lange anhalten, kommt es zu organischen Veränderungen. Entzündliche Reizzustände, gastritische Beschwerden entstehen. Anhaltende Stauungen und Blockaden können zu geschwürigen Läsionen führen (Magengeschwür, *Ulkus ventriculi* oder *duodeni*). Und wenn sich darüber hinaus »Feuchtigkeitsprozesse«, »Schleimprozesse« zunehmend verdichten, wenn energetische Blockaden hartnäckig werden, kann es zu Einstauungen, energetischen Ansammlungen bis hin zu konkreten Verhärtungen, also tumorösen Prozessen, kommen.

Aus der Sicht der chinesischen Medizin stellen sich auch die Erkrankungen im Bauchbereich in einer äußerst diffizilen und individuell zu klärenden Erscheinungsweise dar. Sehr häufige Entstehungsmuster sind allerdings eine Dysbalance zwischen den Kräften des »Leber«-Funktionsbereiches und der »Mitte«, wobei die aktiven Yang-Kräfte des »Leber«-Bereichs die »Mitte« überwältigen und sozusagen wie einen Flaschenhals zusammenschnüren. Spannung, Aufstoßen, Schmerzen mit Druckgefühl, emotionelle Abhängigkeit, aber auch ein gespannter Puls, der sich wie eine Instrumentensaite anfühlt, weisen auf eine solche Entgleisung. Eine andere häufige Entstehungsweise ist eine Schwäche im Bereich der »Mitte«, die dazu führt, daß der »Mitten«-Bereich seine wesentlichen Funktionen nicht mehr wahrnehmen kann, die Umsetzung, die Klärung nicht stattfindet, »Feuchtigkeit«, Nebelkammersituation, »Versumpfung des Terrains«, entsteht. Wir sprechen von »Feuchtigkeitssymptomen« (*humor*), Verschleimungszeichen, Blockaden. Wegweisende Symptome sind die blasse gedunsene Zunge, der schlüpfrige Puls, Völlegefühl und Appetitlosigkeit.

Ein früherer Mitarbeiter in der Klinik litt seit Jahren, wenn nicht gar Jahrzehnten, unter permanenten Magenreizungen, Neigung zu gastritischem Sodbrennen mit einer auffälligen Verschlimmerung der gesamten Symptomatik bei Ärger, Streß und Aufregung, aber auch Alkohol- und Kaffeegenuß. Der Zungenkörper war deutlich gerötet, der Pulsbefund zeigte eine Schwäche des energetischen Potentials in der »Mitte« bei gleichzeitigem Herausdrängen des Energiepotentials im Funktionsbereich der »Leber«.

Die therapeutischen Überlegung zielte also darauf ab, den »Mitte«-Bereich zu stützen und gleichzeitig die Energie aus dem »Leber«-Bereich in ihre Schranken zu verweisen, auszuleiten und zu besänftigen. Hierzu wurde lediglich ein Einflußpunkt benutzt. Wie schon mehrfach erwähnt, eignet sich besonders der »Vereinigungspunkt« auf der »Magen«-Leitbahn, nämlich der Einflußort »Dritter Weiler am Fuß« für eine Harmonisierung und Kräftigung der »Mitte« bei gleichzeitiger Besänftigung der störenden Yang-Energien. Dieser Einflußort wurde mit einer stützenden Nadelstimulationstechnik solange stimuliert, bis vor allem im Bauchbereich ein ausreichendes Wärmegefühl entwickelt werden konnte. Schon die ersten Behandlungen führten zu einer deutlichen Linderung der Beschwerden, nach wenigen Behandlungen war es zu einer anhaltenden Beschwerdefreiheit gekommen.

Eine junge Patientin von 23 Jahren zeigte nach anhaltenden häuslichen Auseinandersetzungen und Spannungen im Elternhaus eine vergleichbare Schmerzsymptomatik. Die psychosoziale Situation war unübersehbar, und bei jedem Gespräch mit der Patientin spürte man, daß sie schon beim bloßen Denken an die häusliche Situation mit brennenden, stechenden Schmerzen im Bereich der Magengegend reagierte. Diese psychische Belastungssituation führte bei der jungen Patientin zu einer Einstauung, zu einer Disharmonie des inneren Energiegefüges, zu einer Abdrängung und Blockierung des gesamten »mittleren«

Flusses. Wegen der deutlich erkennbaren »Hitzezeichen« mußte bei der Medikation darauf geachtet werden, daß diese kühlend wirkte. Angelehnt an ein klassisches Rezept konnte mit einer einmaligen Medikation, welche die Patientin über fünf Tage einnahm, eine völlige Beschwerdefreiheit erreicht werden, wobei auch eine monatelange Nachbeobachtung keinen Rückfall zeigte. Das therapeutische Bemühen bestand im wesentlichen darin, die angespannte und blockierte Energie des »Leber«-Funktionsbereiches zu dämpfen, abzusenken und geschmeidig zu machen und gleichzeitig die eingeengten und gestauten Prozesse der »Mitte« wieder zu lösen und durchgängig zu machen. Die »Feuchtigkeitseinstauung« war umzuwandeln, der Energiefluß wieder zu harmonisieren.

Natürlich war die psychosoziale Situation die »Ursache« für die Beschwerden dieser jungen Patientin. Aber die Umwelt eines Kranken entzieht sich sehr häufig, wenn nicht sogar in der Regel, der Macht des Arztes. Auf die sozialen Verhältnisse und die zwischenmenschlichen Kontakte des Patienten kann der Arzt in der Regel kaum einwirken. Zwar kann man auch in Verbindung mit der chinesischen Medizin dem Patienten seine Situation bewußt machen, ihm das Bezugssystem zwischen psychischen und körperlichen Beschwerden verdeutlichen und ihm rein verbal helfen, mit seinen Problemen anders umzugehen, doch viele Menschen ärgern sich konstant über ihre Vorgesetzten und haben dennoch keine Möglichkeit, sich von ihnen zu befreien. Sie können weder den Arbeitsplatz wechseln, noch ihren Chef erschießen. Andere leiden unter einer bedrückenden familiären Situation, der sie sich aus den verschiedensten Gründen nicht entziehen können. Deshalb gehört es zu den Pflichten des Arztes, die Lebensfähigkeit im organischen wie im psychischen Bereich stabiler, elastischer und geschmeidiger zu machen. Denn aus der Sicht der chinesischen Medizin besteht seine Aufgabe in erster Linie darin, den Patienten von innen her zu harmonisieren, ihn kräftiger und widerstandsfähiger, gleichzeitig aber auch weicher und fließender zu machen. Wenn der innere energetische Fluß ungehindert ist, es zu keinen Blockaden und Stauungen kommt, die integrative

Instanz und das Selbstbewußtsein stabil sind, dann ist es dem Menschen aus sich heraus möglich, anders mit den äußeren Attacken umzugehen.

Die Kräfte, die den Energiefluß modulieren und aus dem »Leber«-Funktionsbereich nach außen drängen, die die Emotionen umsetzen und häufig in Verhärtung und Starre münden, andererseits aber jene, die den integrativen Puffer der »Mitte« bilden, bilden die bei uns so stark durch Streß und Frustrationen belastete und geforderte Achse.

Häufig ist es unsere Aufgabe, das Wechselspiel zwischen emotionellem Antrieb und aufnehmender »Mitte« geschmeidig zu halten, indem wir einerseits die »mittleren« Bereiche stützen, andererseits für eine Erweichung und Elastizität des »jungen Yang«-Bereiches sorgen. Fehlerhafte Ernährung, physische wie auch psychische Erschöpfung verschlechtern die Voraussetzungen, deshalb können umgekehrt eine gute Ernährung, ausreichender Schlaf und die nötige Entspannung wichtige Stützen der Therapie sein. Dadurch, daß man diese Bereiche kräftigt und harmonisiert, versetzt man das Individuum in die Lage, mit Reizen von außen, mit Anforderungen aus der Umwelt, besser umzugehen, in sich stabiler zu bleiben und damit nicht so schnell energetisch zu entgleisen.

Das Shanghai-Institut für Akupunktur legte 1984 eine Studie über 41 Patienten mit gastroskopisch gesicherten Ulkus-Befunden vor, bei denen entweder ein Magen- oder ein Zwölffingerdarmgeschwür festgestellt worden war. Nach einer recht groben Differentialdiagnose wurden die Patienten einer zweimonatigen Akupunkturtherapie unterzogen. Man stellte im wesentlichen zwei Grundvoraussetzungen für die Erkrankung fest, nämlich erstens eine energetische Schwäche im Bereich der »Mitte« und im zweiten die schon erwähnte Disharmonie zwischen den Energiepotentialen der Funktionsbereiche »Leber« und »Magen«. Nach zweimonatiger Akupunkturtherapie gingen die klinischen Symptome wie Magenschmerzen, Völlegefühl, saures Aufstoßen und Erbrechen bei über 90 Prozent der Patienten deutlich zurück. Bei 73 Prozent der Untersuchten war das Ulkus nicht mehr nachzuweisen.

In den Magen- und Darmbereich gehören auch häufige Krankheitsbilder, wie »Durchfall« und »Verstopfung«. Bei uns leiden sehr viele Patienten unter einer derartigen Störung, ohne daß sie gezielt behandelt werden können. Gerade die Stuhlverstopfung währt häufig Jahrzehnte lang und führt häufig zum Mißbrauch von Abführmitteln. Leider macht die Unsitte, die Abführmittel in beliebiger Weise zu benutzen, auch vor unseren Krankenhäusern nicht Halt, wo diese Tabletten beim allabendlichen Rundgang der Nachtschwester mit einer ähnlichen Großzügigkeit angeboten werden wie die Schlafmittel, da Stuhlverstopfung schließlich nicht als ernstzunehmende Erkrankung, sondern lediglich als subjektive Störung gilt.

Einer der häufigsten und auch wichtigsten Akupunkturpunkte, die für die Therapie sowohl der Diarrhö als auch der Obstipation, also des Durchfalls und der Verstopfung, gebraucht wird, ist der Einflußpunkt zwei Querfinger beidseitig neben dem Nabel. Er ist in der Lage, den Energiefluß in der unteren Körperhöhle, also auch im Darmbereich, wiederherzustellen, zu harmonisieren und eventuelle Blockaden zu lösen. Denn wie schon sein Name »Angelpunkt des Himmels« sagt, handelt es sich hier um eine regulierende und harmonisierende Instanz, die die Gesamtheit der aktiven und dynamischen Einflüsse erfaßt. Häufig ist dieser Einflußpunkt bei den genannten Störungen spontan schmerzhaft. Er zählt im übrigen zu den energetischen »Sammlungspunkten« auf der Bauchseite, wobei sich in diesem Punkt ganz besonders das *qi* aus dem Darmbereich sammelt. Die chinesischen Kollegen vom Shanghai-College für traditionelle chinesische Medizin benutzten ihn als zentralen Einflußpunkt und einen weiteren, der sich auf dem Bein befindet, um die Wirksamkeit der Akupunktur bei akuter nichtbakterieller Dysenterie zu demonstrieren. Von den 34 Patienten waren innerhalb von zehn Tagen 80 Prozent geheilt, nach 14 Tagen waren es sogar über 95 Prozent. Eine gleich große Kontrollgruppe, die mit westlichen Arzneimitteln therapiert wurde, zeigte nach 14 Tagen nur eine 78prozentige Erfolgsquote.

Der genannte »Angelpunkt des Himmels« kann aber nicht

nur bei Diarrhö erfolgreich eingesetzt werden, ein deutscher Kollege hat eine sehr schöne Aufstellung von Patienten mit Verstopfungsneigung angefertigt, die er erfolgreich über diesen Punkt behandelt hat. Ergänzt wurde die Behandlung dieses »Sammlungspunktes« auf der Bauchseite mit dem dazugehörigen »Einflußpunkt am Rücken«.

Aus dem College für traditonelle chinesische Medizin in Tian-Yin liegt eine Arbeit über 108 Fälle von Obstipation vor. Erschwerend war bei dieser Arbeit, daß ein Großteil der Patienten unter einer Hirnschädigung litt und deshalb einer Behandlung nur begrenzt zugänglich war. Dennoch war es möglich, mit bestimmten Akupunkturpunkten im Bauchbereich ganz ähnlich dem »Angelpunkt des Himmels« und einem Einflußort am Unterschenkel sehr gute Resultate zu erzielen. Die Erfolge traten in der Regel unmittelbar nach der Akupunktur ein. Auch hier lag die Erfolgsquote bei über 95 Prozent.

Bei der Stuhlverstopfung (Obstipation) handelt es sich in der Regel um eine Dezimierung der Säfte in diesen Bereichen. Eine Verminderung der Säfte kann durch unterschiedliche Bedingungen hervorgerufen werden. So können entzündliche Prozesse dazu führen, daß Flüssigkeit verbraucht wird, die Säfte konsumiert werden. Überhaupt sind »Hitzebefunde« aus chinesischer Sicht dazu angetan, das Säftepotential zu schmälern und somit der Entstehung einer Obstipation Vorschub zu leisten. Viele der bei uns bekannten habituellen Obstipationen hängen jedoch weniger mit einem Säftemangel als vielmehr mit einer Trägheit in der Bewegung, im Fluß des *qi* und auch der Säfte zusammen. Aus diesem Grunde bewährt es sich sehr häufig, bestimmte Akupunkturpunkte zu verwenden, die lediglich den *qi*- und Säfte-Fluß antreiben und somit zu einer Harmonie in diesem unteren Bereich beitragen. Sehr häufig ist es möglich, durch Stimulation eines Einflußortes auf dem Unterarm, auf der Leitbahn der »Drei Wärmebereiche« gelegen, diesen Effekt zu erzielen und eine prompte Wirkung auszulösen.

Auch die Arzneimittel wie Leinsamen (*semen Lini*) oder die Rhabarberwurzel (*rhizoma Rhei*) führen zu einer zusätzlichen

Befeuchtung, Kühlung und Ausleitung der bewegten Säfte. Bewährt haben sich in der chinesischen Medizin auch zusätzlich Arzneimittel wie die Pfirsich- oder die Prunussamen. All diese Mittel zielen in erster Linie darauf, die Säfte im unteren Bereich durchgängig und fließend zu machen. Nur bei ganz hartnäckigen Prozessen wählt man zur Therapie sehr stark kühlende und »Hitze« ausleitende Medikamente, um eine Verstopfung zu lösen.

Die Durchfallneigung entspricht aus chinesischer Sicht primär einer »Kälteschädigung« in der unteren Körperhöhle. Das qi kann sich in diesem Bereich nicht ausreichend absenken. Natürlich können – wie auch bei uns – die Bedingungen für das Entstehen einer Durchfallerkrankung unterschiedlicher Natur sein, von einer bakteriellen Infektion, wie zum Beispiel mit Salmonellen, bis hin zu einem schwächenden tumorösen Prozeß.

Einer meiner Patienten klagte über monatelange Durchfallbeschwerden bei gleichzeitigen Schmerzen im Oberbauch, allgemeiner Müdigkeit, Konzentrationsschwäche. Der Patient machte auf den ersten Blick einen sehr gesunden, lebhaften und auch sportlichen Eindruck. Der monatelange Durchfall hatte ihn nicht davon abgehalten, täglich seine Joggingübungen durchzuführen oder sonstigen sportlichen Aktivitäten nachzugehen. Dennoch begann der Patient zunehmend unter seiner verminderten Leistungsfähigkeit zu leiden. Der Befund ergab, daß überwiegend »Kältesymptome« gefunden wurden, bei gleichzeitigen Anzeichen für eine Schwäche im Bereich der »Mitte«. Aus diesem Grund bestand die Therapie aus zwei Hauptrichtungen, nämlich einerseits der Erwärmung der unteren Körperhöhle und zweitens der Stützung des gesamten »mittleren« Bereiches. Dieses wurde sowohl mit Akupunktur bzw. Moxibustion vorgenommen als auch mit einer Arzneimitteltherapie. Nach insgesamt fünf Behandlungen hatte sich der Zustand des Patienten soweit gebessert, daß er keine Beschwerden mehr empfand und deshalb die Therapie für ausreichend hielt. Der Stuhl hatte sich gefestigt, die Belastbarkeit war wieder besser geworden. Auch ein vorher teilweise aufgetretener

Nachtschweiß war jetzt vollständig zurückgegangen. Die neugewonnenen Kräfte veranlaßten den Patienten, zu einer größeren Bergtour aufzubrechen, die er unbeschadet überstand. Auch die Oberbauchbeschwerden traten nicht wieder auf.

Leber-Galle-Erkrankungen

Es gibt kaum ein Organ, bei dem die Diskrepanz zwischen angesammeltem Wissen einerseits und der Hilflosigkeit bei seinen Erkrankungen andererseits so eklatant zutage tritt wie bei der Leber. Die westliche Physiologie und Biochemie haben nahezu sämtliche Stoffwechselvorgänge, die in der Leber stattfinden, entschlüsseln können. Andererseits gilt in der Klinik weiterhin der lakonische Satz: Eine Lebertherapie gibt es nicht. Dieses trifft auf entzündliche Prozesse im Leberbereich wie die Hepatitis genauso zu wie auf deren Folgezustände, die belastenden chronischen Verlaufsformen, den fibrotischen Umbauprozessen wie der Leberzirrhose. In all diesen Fällen gibt es keine spezifische Therapie in der westlichen Medizin. Deshalb werden selbst in unseren Krankenhäusern Anleihen bei der Naturheilkunde gemacht. Die Mariendistel (*Silybum marianum*) oder Hausmittel, wie feuchte, warme Wickel, kommen dann zu unerwarteter Ehre.

Aus Sicht der chinesischen Medizin sind natürlich alle Erkrankungen der Leber, von der Entzündung bis zum Umbauprozeß, von der Schwellung bis zur tumorösen Veränderung jeweils einer eigenen Diagnose zu unterziehen. Aber auch der Entzündungsprozeß, die akute Hepatitis, die mit einer Gelbsucht einhergehende Gesamtsymptomatik, läßt sich aus chinesischer Sicht in verschiedene Kategorien einteilen. Immer handelt es sich in erster Linie um eine Erkrankung der »Mitte« mit mehr oder minder stark ausgeprägten »Feuchtigkeits«- und »Hitzezeichen«. So findet man Symptome wie allgemeine Abgeschlagenheit, Müdigkeit, Völlegefühl, Inappetenz, Übelkeit, Brechreiz, dicker klebriger Zungenbelag. Bei einer gleichzeitigen »Hitzeschädigung« kommen Verstopfung, hohes Fieber, trockener Mund und eine gelbe Färbung des Zungenbelages hinzu. In der Regel handelt es sich um die Kombination einer »Hitze«- und »Feuchtigkeitsschädigung« im »mittleren« Bereich. Der Funktionsbereich der »Leber« spielt bei diesen Erkrankungen nur eine ganz untergeordnete Rolle. Das wesentliche therapeutische Anliegen besteht aus chinesischer Sicht darin, die gesamte »Mitte« zu kräftigen, den Bereich zu stärken, der für eine normale Assimilation und für eine normale Umsetzung der Nahrung zuständig ist, aber auch die Abwehrkraft und die erworbene Konstitution zu stabilisieren. Dadurch gewinnen Aussagen der Klassiker an Gewicht wie etwa: »Ist der Funktionsbereich der ›Mitte‹ König, so können keine Schädigungen von außen eindringen« oder: »Erhält man die Gradläufigkeit, man könnte auch sagen die innere Stabilität, dann können die schadhaften Einflüsse dem Individuum nichts anhaben.« Aus chinesischer Perspektive geht es also in erster Linie darum, den »mittleren« Funktionsbereich zu sanieren und gleichzeitig die schädigende Noxe, in diesem Falle die »feuchte Hitze« herauszutreiben und mit gezielten Maßnahmen zu neutralisieren. Natürlich bedarf es dafür einer individuellen Abstimmung, denn bei dem einen Patienten überwiegt das ikterische Bild (die Gelbfärbung der Haut), bei dem anderen steht die Oberbauchsymptomatik mit Übelkeit, Druckgefühl, Inappetenz und Blähungsneigungen im Vordergrund und bei einem dritten besonders das hohe Fieber. Alle Symptome, alle relevanten Daten, wie natürlich auch der Zungen- und Pulsbefund, sind zu berücksichtigen, und in individueller Weise ist jeweils auch die Rezeptierung vorzunehmen. Mehrere Rezepte, die in der klassischen chinesischen Medizin überliefert werden, können dabei als Basisrezepturen verwendet werden, erfahren aber eine entsprechende individuelle Variation.

Innerhalb einer solchen Gesamtrezeptur findet die Rhabarberwurzel als ausleitende, die »Hitze« eliminierende und purgierende Droge häufig Verwendung. Aber es gibt auch sehr positive Ergebnisse aus dem Bereich der Akupunktur. So berichtet beispielsweise eine Forschungsgruppe für Leberkrankheiten am Krankenhaus für traditionelle chinesische Medizin in

Hobei von der Behandlung von 212 Patienten, die an einer akuten ikterischen Hepatitis erkrankt waren. Der größte Teil dieser Patienten wurde mit einer sehr einfachen Akupunkturtherapie behandelt, und zwar lediglich über drei Punkte im Beinbereich. Gewählt wurde der 3. Einflußort auf der Hauptleitbahn des Funktionsbereiches »Leber« (H3) zwischen dem Strahl der ersten und der zweiten Zehe; der Anfangspunkt des Funktionsbereiches »Niere« (R1), der zwischen den Fußballen in der Mitte der Fußsohle liegt, und schließlich der eine Handbreit unterhalb der Kniescheibe liegende, in die Tiefe führende »Verbindungspunkt« »Der dritte Weiler am Fuß«. Daß man dadurch einen tiefgehenden Einfluß auf die gesamte »Mitte« erreichte, zeigen die Ergebnisse der chinesischen Arbeitsgruppe. Die Patienten, die in der beschriebenen Weise therapiert wurden, gesundeten innerhalb von 14 Tagen vollständig, die Patientengruppe, die einer westlichen Therapie unterzogen wurde, brauchte zur vollständigen Heilung die doppelte Zeit, nämlich 28 Tage. Auch die klinischen Daten, wie die Verbesserung bestimmter Laborwerte, spiegelte den positiven Einfluß der Akupunkturwirkung deutlich wider.

Größer als das Problem der Behandlung der akuten Leberkrankheiten ist in der Regel die Therapie der chronischen Verlaufsformen. Denn diese Störungen verfolgen die Patienten, mit einem akuten Ereignis beginnend, in wechselnder Form, häufig ein Leben lang. Die medizinische Terminologie unterscheidet bei den chronischen Formen im Anschluß an eine Hepatitis zwischen einer chronisch persistierenden Hepatitis und einer chronisch aggressiven Hepatitis, wobei allein schon der Name die Unterscheidung im Schweregrad deutlich macht.

Aber selbst Patienten, die aus westlicher Sicht aufgrund ihres histologischen Befundes keiner dieser beiden klassischen Gruppen angehören, klagen häufig jahre- oder jahrzehntelang über wechselnde, häufig diffuse Beschwerdebilder, die sie oft sehr stark belasten. Dies ist wieder eine der Domänen der chinesischen Medizin, da sie derartige Funktionsentgleisungen, die häufig ohne meßbares organisches Korrelat sind, sehr schön und wirkungsvoll korrigieren kann. Aber es gibt auch meßbare Korrekturmaßnahmen, die eine erzielte Wirkung beweisen.

Ein 60jähriger Patient berichtete, daß er in jedem Frühjahr bei routinemäßigen Laborkontrollen sehr starke Transaminasenerhöhungen erlebe. In den Frühjahrsmonaten kam es regelmäßig zu einem Schub der spezifischen Leberenzyme, wobei die Werte den Normbereich um das Zwanzigfache überstiegen. Im Kriege, vor über 40 Jahren, hatte sich der Patient eine Hepatitis B zugezogen, aus der sich eine chronisch persistierende Hepatitis entwickelt hatte, was ihm zuletzt vor fünf Jahren histologisch bestätigt worden war. Seine sonstigen klinischen Beschwerden waren im gesamten Verlauf relativ mild geblieben, und er fühlte sich subjektiv nicht stark beeinträchtigt. Nachdem aufgrund des Gesamtbefundes eine Therapie mit chinesischen Arzneimitteln angesetzt worden war, wurden nach einem Jahr bei den üblichen Laborkontrollen erstmals Antikörper gegen das Hepatitisvirus bei dem Patienten festgestellt, also erstmals eine Leistung des Immunsystems nachgewiesen, das bis zu diesem Termin nicht aktiv geworden war, obwohl der Krankheitsprozeß immerhin über 40 Jahre währte. Im darauffolgenden Frühjahr blieb zur Überraschung aller Beteiligten auch der sonst übliche Schub der Leberenzyme und die damit verbundenen ansteigenden Laborwerte aus.

Ein 30jähriger Patient hatte schon in seinem 8. Lebensjahr eine Hepatitis B durchgemacht. Jetzt klagte er häufig über schneidende Schmerzen im Oberbauch, ziehende Schmerzen im Flankenbereich und bei den kleinen Rippen, Übelkeit, Blähungsneigung und Muskelverspannungen. Er zeigte dabei eindeutig einen geröteten Zungenkörper mit einer Tendenz zum gelblichen Belag. Bei Aufregung oder psychischen Belastungen, Ärger im Beruf oder in der Familie nahmen sämtliche Beschwerden erheblich zu. Die Symptomatik bestand inzwischen seit Jahren, der Patient war nach seinen eigenen Aussagen jahrelang von einem Arzt zum anderen gelaufen, ohne Erleichterung zu finden. Dieses häufige Beschwerdebild nach einer durchgemachten Hepatitis ohne nachweisbare organische

Schäden, ohne Erhöhung irgendwelcher Laborwerte, bekommt man im klinischen Alltag sehr häufig zu Gesicht. Bestimmte Akupunkturpunkte, insbesondere solche, die auf den Funktionsbereich der »Mitte« zur Stützung der konstitutionellen Reserven, aber auch auf den »Leber«-Bereich zur Spannungslinderung einwirkten, brachten bei dem Patienten eine sofortige Erleichterung. Stimuliert wurden vor allem Einflußorte am Fuß, so ein weiteres Mal der 3. Punkt auf der Leitbahn, die zum Funktionsbereich »Leber« einen besonderen Bezug (»Breite Troßstraße«, H3) hat, und Punkte auf der angeschlossenen Yang-Leitbahn mit besonderem Bezug zum Funktionsbereich der »Gallenblase«.

Eine Konsolidierung des gesamten Bildes wurde jedoch in erster Linie mit chinesischen Arzneimitteln erreicht, die stabilisierend und gleichzeitig harmonisierend auf die »Mitte« und den »Leber«-Funktionsbereich wirkten. Eine solche Harmonisierung zwischen dem »Leber«-Funktionsbereich und der »Mitte« läßt sich gut durch die Pfingstrosenwurzel erreichen, unterstützt durch Arzneimittel, die für eine Regulation des qi sorgen, auch die puffernde, ausgleichende Wirkung der Süßholzwurzel wirkt positiv.

Nachdem die 42jährige Mitarbeiterin im Krankenhaus, die vor 13 Jahren eine Hepatitis B durchgemacht hatte, zum wiederholten Male die schulmedizinischen Untersuchungstechniken über sich hatte ergehen lassen, die zwar wichtige Verlaufsdaten, aber keine Heilung brachten, suchte sie Hilfe bei der chinesischen Medizin. Am schlimmsten war die ständige totale Erschöpfung, die Schläfrigkeit und Abgeschlagenheit, die mangelnde Belastbarkeit. Diese mangelnde Leistungsfähigkeit führte auch zu Schwierigkeiten im Kollegenkreis. Denn wer verstand schon die ständige Übelkeit, Inappetenz und Blähungsneigung, wo es doch keinen Hinweis aufgrund der Untersuchungsdaten gab. Auffallend waren auch die Lidschwellungen, die jeden Morgen wie dicke Säcke unter den Augen hingen. Bei diesem ausgeprägten Bild war eine kräftige Medikation nötig. Es galt in erster Linie, die gesamte »Mitte« zu stützen, den »Feuchtigkeitsbefund« umzuwandeln, den Funktionsbereich »Milz« zu kräftigen und das *qi* des »Magen«-Funktionsbereiches abzusenken. Eine belastende, schädigende »Hitzestauung« mußte ausgeleitet werden. Schon nach wenigen Gaben war die Müdigkeit und die Lidschwellung deutlich zurückgegangen, und die Patientin fühlte sich so gekräftigt, daß sie erstmals eine größere Reise unternehmen wollte. Nach Asien konnte sie die Heilmittel sehr gut mitnehmen, auch wenn dies »Eulen nach Athen tragen« hieß. Einen Beutel mit chinesischen Medikamenten kann man in dieser Gegend in jedem Hotel zum Abkochen abgeben. Trotz der großen Anstrengung auf dieser Reise ging es der Patientin danach besser als vorher. Die zurückgebliebene mäßige Lidschwellung, das leichte Völlegefühl und die Abneigung gegen Fleisch konnten im Anschluß an die Reise in Ruhe therapiert werden.

Von der Hepatitis A wird gern behauptet, sie heile vollständig und komplikationslos aus. Aufgrund laborchemischer Daten mag diese Aussage sehr wohl richtig, und schwere chronische Verlaufsformen mögen nicht bekannt sein. Das Bild der 41jährigen Patientin, die vor sieben Jahren eine Hepatitis A durchgemacht hatte, ist jedoch sehr häufig anzutreffen: Seit dieser Zeit klagte sie über starke Blähungsneigung, insbesondere nach Hülsenfrüchten, Fettunverträglichkeit, Übelkeit, Brechreiz, verstärkte Darmgeräusche und häufigem Durchfall. Augenbeschwerden und Sehstörungen, häufiges nächtliches Erwachen und Schweißneigung waren seit drei Jahren hinzugekommen. Seit Jahren litt die Patientin an ausgeprägter Müdigkeit am Tage, Nervosität und Völlegefühl. Der Schlaf führte zu keiner Erholung und Erfrischung, die Patientin empfand gleich am Morgen nach dem Aufstehen das Gefühl der Abgespanntheit und Abgeschlagenheit. Die Zunge und der Pulsbefund unterstützten hier die eindringliche Symptomatik einer »Feuchtigkeitsschädigung« im »mittleren« Funktionsbereich, die als Residuum nach der durchgemachten Hepatitis zurückgeblieben war. Jedenfalls wirkte eine fünfmalige Akupunkturbehandlung, die kräftigend auf den Bereich der »Mitte« einwirkte, so nachhaltig, daß die stabilisierte Patientin nach jahrelanger Pause wieder eine Arbeit aufnahm.

Nierenerkrankungen

Ganz ähnlich wie bei den Folgeerscheinungen einer Hepatitis handelt es sich auch bei Störungen der Niere, insbesondere bei der chronischen Nephritis, aus Sicht der chinesischen Medizin in erster Linie um eine Störung der »Mitte«. Auch hier sind ein aufgedunsener Körper mit Ödemen, Lidschwellungen, Inappetenz, Völlegefühl, Blähungsneigungen bis hin zu erschwerter Urinausscheidung zu beobachten. Dabei treten häufig Müdigkeit, Abgeschlagenheit und Kraftlosigkeit auf. In der überwiegenden Anzahl handelt es sich also um Symptome, die auf eine Schwächung des »mittleren« Bereiches, eben der gesamten erworbenen Konstitution hinweisen.

Mein chinesischer Lehrer berichtete über eine 32jährige Patientin, die als Grundschullehrerin tätig war und seit zehn Jahren an einer chronischen Nephritis litt, was ihr bei Aufenthalten in städtischen Krankenhäusern immer wieder bestätigt worden war. Inzwischen waren selbst urämische Zeichen sowie ein Eiweißverlust über den Urin hinzugekommen. An klinischen Symptomen zeigte sie vor allem eine allgemeine Gedunsenheit, klagte über Hautjucken, Müdigkeit und geringen Appetit und wies eine fahle Gesichtsfarbe und blasse Lippen auf. Schon geringste Speisenaufnahmen führten zu Blähungen und Spannungsgefühlen, zu Brechreiz und Durchfall. Deutlich vermindert war die Urinausscheidung von täglich 100 bis 300 ml. Die Patientin war jahrelang ohne den geringsten Erfolg von den verschiedensten Ärzten sowohl mit westlicher als auch chinesischer Medizin behandelt worden. Inzwischen hatte sie das Vertrauen in jegliche Therapie verloren.

Nachdem aufgrund des gesamten Krankheitsbildes zu erkennen war, daß sowohl die erworbene Konstitution, die gesamte »Mitte« als auch die angeborene Konstitution des Funktionsbereiches der »Niere« aufs äußerste geschädigt waren, entschloß sich mein alter chinesischer Lehrer sehr zurückhaltend, aber gezielt ausschließlich über die Stützung der »Mitte« vorzugehen, wozu er täglich eine Akupunkturnadel einsetzte. Nach einer Woche intensiver Behandlung waren die Übelkeit und das

Hautjucken völlig verschwunden, die Urinausscheidung hatte deutlich zugenommen, und die Gedunsenheit war zurückgegangen. Der erfahrene Arzt benötigte aber noch weitere vier Monate, bis eine vollkommene Genesung eingetreten war. Danach hatten sich auch die Laborwerte – wie die Eiweißwerte im Urin – völlig normalisiert. Jahre später überstand die Patientin eine schwierige Operation wegen einer extra-uterinen Schwangerschaft völlig komplikationslos. Innerhalb eines Beobachtungszeitraumes von über sieben Jahren trat kein Rückfall auf.

Dieses frappierende Beispiel für die Funktionstüchtigkeit der chinesischen Medizin kann allerdings nicht verallgemeinert werden. So wie im Westen in der Medizin, aber auch in anderen Berufen unterschiedliche Qualifikationen und Talente erkennbar sind, gibt es auch in der chinesischen Medizin neben eher mechanisch vorgehenden Handwerkern auch kreative Ärzte. Wenn die letzteren dann noch über einen reichen Erfahrungsschatz verfügen, erzielen sie Heilungen, von denen wir im Westen nur träumen können. Denn auch hier wurde, wie es nur wünschenswert sein kann, sehr gezielt, aber gleichzeitig sehr individuell und sparsam vorgegangen, wobei der jeweilige therapeutische Schritt täglich dem Zustandsbild der Patientin angepaßt wurde. Es wurde also täglich genau die Nadel verwendet, derjenige Akupunkturpunkt therapiert, die notwendig waren.

Erkrankungen des Urogenitalsystems

In der Klinik der Hochschule für traditionelle chinesische Medizin in Zhejiang wurden elf junge Männer mit einer nachgewiesenen Unfruchtbarkeit mit Akupunktur behandelt. Nach den Maßstäben der westlichen Medizin hatte man bei ihnen eine zu geringe Anzahl an Spermien (Oligospermie) sowie deren Immotilität festgestellt.

Wie mehrfach erwähnt, ist der Funktionsbereich der »Niere« das Fundament der *angeborenen* Konstitution. Die »Mitte« ihrerseits stellt als Basis der *erworbenen* Konstitution das notwendige energetische Potential in der aktuellen Situation bereit. Demnach mußte der Funktionsbereich der »Niere« gestützt werden, und zwar über Einlaßpunkte auf der nach ihm benannten Leitbahn sowie auf der »Aufnehmenden Leitbahn«, die über die Mitte der Bauchseite verläuft. Gleichzeitig wurde eine Stützung von seiten der Energiestraße vorgenommen, die einen besonderen Bezug zum Funktionsbereich der »Milz« (»Mitte«) hat und die »Nierenleitbahn« im inneren Unterschenkelbereich kreuzt. Nach einigen Behandlungswochen konnte bei acht Patienten eine normale Spermienanzahl mit einer ausreichenden Motilität festgestellt werden. Noch eindrucksvoller war jedoch, daß innerhalb dieser Zeit vier Patienten mit ihrer Partnerin ein Kind gezeugt hatten.

Und eine andere Arbeit, diesmal vom Medizinischen College in Jiangsu, bestätigt die Möglichkeiten, bei Infertilität oder Dysfunktionen des Genitalapparates regulierend mit der Akupunkturtherapie einzuwirken. Bei dieser Arbeit handelt es sich um 82 Patienten mit einer Ejakulationsstörung. Da hier das regulative Moment im Vordergrund stand, zielten die therapeutischen Überlegungen in erster Linie auf eine Einstimmung des Funktionsbereiches der »Leber«, weil die Leitbahn, die mit diesem Funktionsbereich in enger Verbindung steht, eine Schleifenbewegung ihres energetischen Flusses durch den Urogenitalbereich macht. Also standen Einflußpunkte auf dieser Leitbahn, aber auch auf der in der Mitte des Körpers gelegenen »Aufnehmenden Leitbahn« im Vordergrund, wobei Punkte unmittelbar über der Symphyse verwendet wurden. Von den Männern, die alle unter 40 Jahre alt waren, konnten 70 Patienten, was einer Rate von über 85 Prozent entspricht, als geheilt entlassen werden.

Der 24jährige Patient machte einen aufgeweckten und vitalen, aber gleichzeitig nervösen, überdrehten und verspannten Eindruck. In einer Lawine von Worten berichtete er über seine Beschwerden und seine Vergangenheit. Nach einer emotionsbeladenen, freudlosen Kindheit, engen, bedrückenden Jahren der Reglementierung und Züchtigung litt er unter Krampfneigungen, Verspannungen und zwanghaften Beklemmungsgefühlen, insbesondere in der linken Körperhälfte. Bei Streß und emotioneller Anspannung, bei freudiger oder belastender Erregung durchzogen Schmerzen seinen Bauch- und Brustbereich, kamen Atembeklemmungen hinzu, Sehstörungen und Schmerzen im Genitalbereich. Inzwischen hatte er viele Jahre in medizinischer Betreuung zugebracht. Operative Maßnahmen waren durchgeführt worden, so auch eine Bruchoperation im Hodenbereich. Schon vor Jahren war eine Infertilität festgestellt worden, mehrfach im Laufe der Jahre war die Unfruchtbarkeit bestätigt worden.

Der rote Zungenkörper, die Spitze und die Punkte auf dem Zungenkörper, der schmal angespannte, geladene Puls zeigten die Einstauung, die Überladung, die energetische Blockierung im Funktionsbereich der »Leber« und seiner Leitbahn.

Natürlich war dem Patienten mehrfach die Diagnose »vegetative Dystonie« oder auch des »psychosomatischen Beschwerdebildes« angeboten worden. Entsprechende therapeutische Maßnahmen wie medikamentöse Behandlungen oder gar eine psychotherapeutische Intervention hatten wenig bis gar keine Wirkung gezeigt.

Der Umgang mit Befindensstörungen, die Einordnung *nicht* meßbarer Daten ist gerade eine Domäne der chinesischen Medizin. In diesem Entsprechungssystem werden die Aussagen des Patienten im Kontext zu konkreten und eindeutigen richtunggebenden Angaben. Ausdrücke wie »vegetative Dystonie« oder »psycho-somatische Störungen« werden gegenstandslos, da sich immer Aussagen nach den Leitkriterien, dem Funktionskreisgefüge, also im Sinne der chinesischen Diagnostik, machen lassen.

Die Therapie war auf die klinischen Beschwerden des Patienten ausgerichtet. Seine Unrast, seine Verspanntheit, seine muskulären Schmerzen, Sehstörungen, Beklemmungen. Die Infertilität war kein Thema. Der Funktionsbereich der »Leber« stand im Mittelpunkt des therapeutischen Handelns. Akupunktur über diese Leitbahn und verwandte energetische Straßen, aber auch eine entlastende Arzneimitteltherapie wurden eingesetzt. Dämpfung des »Leberbereiches«, Bewegung des qi, Durchgängigmachung der Stauung waren das Ziel.

Nach einigen Monaten war der junge Mann auch gelöster, entspannter, ruhiger und selbstsicherer geworden. Eher nebenbei erzählte er, daß seine Partnerin ein Kind von ihm erwarte.

Im Alter stellt sich bei Männern häufig das Problem der vergrößerten Prostata (Prostatahypertrophie) ein. Die unangenehmsten Beschwerden, die daraus resultieren, sind erschwerter Urinabgang, Druck im Unterleib, häufiges nächtliches Aufstehen bis hin zum Harnverhalten. Aus chinesischer Sicht stehen in erster Linie zwei Mechanismen hinter dieser Erkrankung, nämlich einmal eine Erschöpfung der Yang-Anteile, der aktiven Anteile des Funktionsbereiches der »Niere«, was mit einem normalen Alterungsprozeß vereinbar ist.

Daraus kann jedoch eine »Hitzeschädigung« im unteren Bereich resultieren, die zu Stauungen des Energieflusses führt. Sowohl das qi als auch die Säfte werden dann blockiert, Schleimprozesse entstehen, die »Hitze« nimmt weiter zu, Entzündungsprozesse können die Folge sein. Dem Krankheitsbild folgend hat der Arzt Dr. Wang aus dem Volkskrankenhaus in Liangcheng in der Inneren Mongolei eine Rezeptur entwickelt, die diesen Mechanismen Rechnung trägt. Das arzneiliche Rezept wandte er bei einer Anzahl von Patienten an, von denen er zwölf Fallbeschreibungen notierte, die wir 1980 in der »Acta Medicina Sinesis« veröffentlichten. Das Rezept zielt in erster Linie auf eine Stützung der Yin-Säfte im Bereich des Funktionskreises der »Niere« sowie auf eine Lösung des qi, also auf eine Bewegung und Beschleunigung der energetischen Säfteanteile, um Stauungen und Blockaden zu überwinden.

Der 65jährige Patient litt seit Jahren unter Miktionsstörungen, die aufgrund einer deutlich tastbaren, vergrößerten Prostata auftraten. Andere, hiervon weitgehend unabhängige Beschwerden wie die Armneuralgie nach einer Operation, Beinschmerzen nach einem Bandscheibenvorfall, eine unklare Oberbauchsymptomatik mit Blähungsneigung, Völlegefühl,

Benommenheit und Schwindel bedrückten den Patienten jedoch viel mehr. So waren die Störungen beim Wasserlassen nicht der Beweggrund, der den Patienten in die Praxis führte. Trotzdem waren ihm das häufige nächtliche Aufstehen, der Druck im Unterbauch und der sehr erschwerte Urinabgang sehr lästig. Also waren auch diese Beschwerden ein Teil der Behandlung.

Die Bewegung der Säfte, die Austreibung des »Schleimbefundes«, die Lösung der Stauung und die Stützung des »unteren« Bereiches, auch des Funktionsbereiches der »Niere«, bestimmten die therapeutischen Leitlinien. Die Behandlung wurde mit Arzneimitteln, die in diesem Sinne wirkten, und einer begleitenden Akupunkturtherapie durchgeführt, wobei Punkte, wie der schon beschriebene »Vereinigungspunkt der drei Yin« (6. Punkt auf der »Milz«-Leitbahn, L6), verwendet wurden. Die Benommenheit, der Schwindel, die Verschleimung im Rachenbereich besserten sich, vor allen Dingen aber mußte der Patient kaum noch nachts aufstehen, das Druckgefühl im Unterbauch wich und der Urin ging leichter ab.

Gynäkologische Erkrankungen

Störungen der weiblichen Regel, Ausflußbeschwerden (Fluor) oder Blutungsanomalien werden in der chinesischen Medizin häufig behandelt.

So weist eine deutlich zu früh auftretende Regel auf einen »Hitze-« oder »Glutprozeß«, eine Störung, die man mit kühlenden Maßnahmen korrigieren kann. Im Gegensatz dazu zeigt eine verspätet auftretende Regel eine Schwächung der Säfte und eine Verminderung des »Blutes« an. Eine ergänzende, diese Bereiche unterstützende Therapie kommt in diesen Fällen zur Anwendung. Massive und starke Blutungen oder eine schwache und nur leicht sickernde Regel haben so ihre spezifische diagnostische Bedeutung und sind einer Therapie insbesondere mit den chinesischen Arzneimitteln normalerweise zugänglich.

Ein häufig vorkommendes Problem bilden auch bei uns die Störungen nach Ausbleiben der Regelblutung in den Wechseljahren. Diese postklimakterischen Erscheinungen mit Hitzewallungen, gehäuften Schweißausbrüchen, Schlaflosigkeit und Unruhezuständen sind zu einer Domäne der westlichen Hormontherapie geworden. Aber auch aus chinesischer Sicht bieten sich hier klare therapeutische Konzepte. Durch das Versiegen der Blutung, die chinesische Medizin spricht von einer »Austrocknung der Säfte«, kommt es zu einer Stauung und Einengung des verbleibenden Säftepotentials. Gestaute »Hitze« ist die Folge, hochschlagende Yang-Anteile zeigen ihre Wirkung in fliegenden Hitzen, Schweißausbrüchen, Schlaflosigkeit. Das therapeutische Konzept ist daher naheliegend, die Absenkung der Yang-Anteile, Befriedung der hochschlagenden Energien und Ergänzung des Säftebereiches.

Die 49jährige Patientin klagte jetzt seit Monaten über Hitzewallungen, die sie jede Nacht mehrfach aus dem Schlaf rissen. Schweißausbrüche, eine innere Unruhe und eine phasenweise absolute Schlaflosigkeit führten zu einer großen Belästigung. Auch tagsüber kam es zu Gesichtsrötungen, heißer brennender Haut und einem belästigenden inneren Unruhezustand. Der Pulsbefund zeigte deutlich eine Stauung, besonders im unteren Bereich, die Regelblutungen hatten schon vor einem halben Jahr aufgehört. Mit der anschließenden medikamentösen Therapie wurde der Säftebereich gestützt sowie die hochschlagenden Yang-Anteile abgesenkt und gesammelt. Schon nach der ersten Woche der Arzneieinnahme waren die Hitzewallungen deutlich zurückgegangen. Nach einigen weiteren Behandlungswochen war der Schlaf schließlich ungestört, Schweißausbrüche traten nicht mehr auf. Das Befinden hatte sich normalisiert, die innere Ruhe und Ausgeglichenheit waren wiederhergestellt.

Eine andere sehr häufige gynäkologische Störung, die in allen Altersstufen zu beobachten ist, sind die mehr oder weniger starken Schmerzen im Zusammenhang mit der Periode. Besonders vor Eintreten der Regel kommt es sehr häufig zu einer

Blockade des *qi*-Flusses im unteren Bereich, wodurch Schmerzen unterschiedlichen Stärkegrades entstehen können.

Die 46jährige Patientin klagte seit Jahrzehnten über Bauchkrämpfe kurz vor der Periode. Starke Schmerzmittel waren jedesmal nötig, da sie ohne eine entsprechende Medikation ihren Beruf gar nicht ausüben konnte. Kurz vor der Regel war die Patientin aber auch trotz der Schmerzmittel noch sehr belästigt, ein allgemeines inneres Verspanntheitsgefühl trat in dieser Zeit auf, Schweißausbrüche bei innerer Erregung begleiteten diesen Zustand. Aus Sicht der chinesischen Medizin war der therapeutische Ansatz offensichtlich. Die *qi*-Blockade im unteren Bereich, die Lösung des Funktionsbereiches der »Leber«, der den energetischen Fluß zu modulieren hat und in diesem Falle erstarrt, verkrampft war, waren die therapeutischen Ziele. Sowohl bestimmte Akupunkturpunkte, die für die Durchgängigmachung, die Befreiung der Leitbahnen, die diesen unteren Bereich versorgen, wirksam sind, als auch spezifische Arzneimittel, die den Fluß des *qi* regulierend bewegen (Regulatoria des *qi*), halfen in kürzester Zeit, das Beschwerdebild, das allmonatlich wieder aufgetreten war, zu beseitigen.

Als Besonderheit aus dem Bereich der gynäkologisch-geburtshilflichen Störungen tritt immer wieder das Phänomen der »Malposition des Feten«, der Steiß- und Querlage des Kindes auf, die zu großen Geburtskomplikationen führen kann. Als Behandlung dieser Geburtserschwernis hat sich die Moxibustion des letzten Einflußpunktes auf der Leitbahn des Funktionsbereiches »Blase«, des Brunnenpunktes (V 67), eines Punktes am Ende der kleinen Zehe, fast schon wundersam bewährt. Es gibt mehrere klinische Arbeiten über dieses erstaunliche Phänomen, das darin besteht, daß man allein durch Moxibustion an diesem Punkt nach wenigen Behandlungen eine befriedigende und dann auch komplikationslose Kindslage erreichen kann.

Durch die Kenntnis der chinesischen Quellen ist das sehr einfach erklärbar. Denn über diesen Akupunkturpunkt wird bezüglich seiner Wirkung sehr klar gesagt: »Kräftigt und harmonisiert die Funktionsbereiche ›Niere‹ und ›Leber‹...« Und hieraus folgt die offensichtliche Stabilisierung der Schwangerschaft und der Geburt. Die klinische Erfahrung zeigt, daß es stimmt.

Stoffwechselerkrankungen

Für jeden westlichen Arzt ist es eine Provokation, wenn chinesische Ärzte behaupten, mit der traditionellen chinesischen Medizin bestünde auch die Möglichkeit, den *Diabetes mellitus* (Zuckerkrankheit) zu behandeln und teilweise sogar zu heilen. Als mir dies vor vielen Jahren von einem alten chinesischen Arzt erzählt wurde, empfand ich es als eine ganz persönliche Herausforderung, die mich in den darauffolgenden Jahren immer wieder beschäftigte. Diabetiker sind bei uns chronisch Kranke, die ein Leben lang mit diesem schicksalhaften Leiden leben müssen. So segensreich die Erfindung des Insulins ist, so belastend ist es für die betroffenen Patienten, in der Abhängigkeit vom täglichen Spritzen zu leben. Die unglaubliche Äußerung des chinesischen Arztes in den Ohren, fuhr ich dann 1984 nach China, um mich vor Ort bei den behandelnden Ärzten nach ihren Resultaten zu erkundigen. In der Akademie für traditionelle chinesische Medizin in Peking gibt es in einem angeschlossenen Krankenhaus eine Diabetikerabteilung, in der intensive Bemühungen unternommen werden, mit dem Mitteln der traditionellen chinesischen Medizin Hilfe zu leisten. Der leitende Professor dieser Abteilung berichtete mir stolz, daß bei etwa 75 Prozent aller noch nicht insulinpflichtigen Diabetiker in seiner Klinik eine Heilung erzielt würde. Aber selbst wenn es sich hier nur um die leichteren Fälle handelte oder um Patienten, die sich im Frühstadium der Erkrankung befanden, ist eine solche Äußerung eine derartige Herausforderung für unser Medizinsystem, daß sie reichen müßte, sich intensiv mit den therapeutischen Möglichkeiten der traditionellen chinesischen Medizin auseinanderzusetzen. Inzwischen liegen uns mindestens ein Dutzend klinischer Arbeiten aus dem chinesischen Sprachraum vor, wo Krankenhausabteilungen oder einzelne Ärzte mit unterschiedlichen Rezepturen oder mit spezifischen Akupunkturbehandlungen sowohl mit sehr individuellen therapeutischen Ansätzen als auch mit statistisch egalisierten Therapieverfahren unterschiedliche Erfolge bei zuckerkranken Patienten erreicht haben. In der Regel war es zu erstaunlichen Resultaten gekommen, teilweise lagen die Heilungsquoten sogar bei 90 Prozent. So wurde im August 1984 auf dem 2. Nationalen Symposium für Akupunktur und Moxibustion in Peking eine Arbeit vorgetragen, die von einer Behandlungsgruppe mit 24 Patienten die sehr positive Heilungsquote von ungefähr 80 Prozent berichtete. Bei der über einige Wochen durchgeführten Behandlung gelang unter Verwendung bestimmter Akupunkturpunkte eine Reduktion des durchschnittlichen Blutzuckerspiegels von anfangs über 300 mg Prozent Glucose im Blut auf schließlich 160 mg Prozent zu senken. Der erste Wert ist eindeutig pathologisch und zeigt eine schwere Stoffwechselentgleisung an, der nach der Therapie erzielte Wert liegt immerhin im oberen Normbereich, wo eine Insulintherapie noch nicht in Frage kommen würde.

Neuere Arbeiten, wie die gerade zitierte, sind natürlich im wesentlichen aufgrund der Forderungen aus dem Westen unter statistischen Aspekten formuliert worden und ignorieren deshalb weitgehend die individuellen Schattierungen. Wenn die alten chinesischen Ärzte in einer viel allgemeineren Formulierung grundsätzlich das Krankheitsbild des *Diabetes mellitus* nicht so beunruhigend sehen wie wir, dann geht dies auch darauf zurück, daß bei jedem Patienten eine sehr persönliche, individuelle, seine Gesamtheit und all seine Aspekte berücksichtigende Diagnose erstellt wird. Gerade der *Diabetes mellitus* ist ein gutes Beispiel dafür, daß der im Westen verwendete Begriff einer Krankheit in dieser Form nicht übersetzbar ist und daß die chinesische Medizin keinen Krankheitsbegriff besitzt, der unsere Vorstellungen von dieser Krankheit abdeckt.

Aus chinesischer Perspektive existiert schon seit Jahrtausenden eine wegweisende Symptomatik, die bereits im »Inneren Klassiker«, also drei Jahrhunderte vor unserer Zeitrechnung, beschrieben wurde und mit dem Begriff »auflösender Durst« (lat.: *sitis diffundens* oder chin: *Xiaoke*) benannt wurde. Aber bei dieser *auflösenden* Krankheit gab es mehr als nur den »auflösenden Durst«. So erfahren wir, daß ein derartiges Krankheitsbild einmal neben dem erhöhten Durst eine vermehrte Urinausscheidung, einen trockenen Mund, einen geröteten Zungenkörper zeigt, ein anderes Mal trotz Abmagerung einen gesteigerten Appetit, wobei sich häufig eine Verstopfungsneigung hinzugesellt und in wieder einem anderen Fall geht dieser auflösende Durst mit kraftlosen Lenden, allgemeiner Schwäche und Impotenz einher. Allein aus diesen angedeuteten Krankheitsbildern ist ersichtlich, daß aus chinesischer Sicht ganz unterschiedliche Störungen den »auflösenden Durst« bedingen und ganz unterschiedliche Funktionsbereiche betroffen sind. Im ersten Fall handelt es sich um eine Störung des Funktionsbereiches der »Lunge«, wobei sich ein »Glutprozeß« in diesem funktionellen Bereich breitgemacht hat. Im zweiten Fall ist vor allem die »Mitte« affiziert und im letzten der Funktionsbereich der »Niere«. So hat die Therapie in allen drei Fällen natürlich ganz unterschiedlich auszusehen, und die Unvergleichbarkeit verschiedener zuckerkranker Patienten wird erkennbar. Eine ausreichend differenzierte Diagnosestellung scheint also Voraussetzung für die Gewinnung eines sinnvollen und erfolgversprechenden therapeutischen Schlüssels zu sein. Statistische Vergleichbarkeit kann bestenfalls so aussehen, daß man ein gesamtes Kollektiv von Diabetikern generell mit dem Instrumentarium der chinesischen Medizin behandelt, nachdem vorher eine ausreichend genaue Diagnostik durchgeführt wurde und daß man die Gesamtheit der Ergebnisse mit einer Gruppe von Patienten vergleicht, die beispielsweise in westlichen Abteilungen therapiert worden ist.

Fettsucht (*Adipositas*)

In China wird gesagt, die »äußere Darstellung« des Funktionsbereiches der »Mitte« sei die »Form des Fleisches«. Das bedeutet, daß eine Körperform, die aus der Kontrolle gerät, ein teigiges Gewebe, geschwollene Körperpartien, Fettablagerungen, Gedunsenheit, Erscheinungen also, die die äußere Körperform beeinträchtigen, in den Zuständigkeitsbereich dieses Funktionskreises fallen. Wenn *Adipositas* vorliegt, handelt es sich aus chinesischer Sicht entweder um eine Schwäche der »Mitte« oder um gleichzeitig auftretende »Schleimprozesse«.

Unterschiedlichste Mechanismen können dann dazu führen, daß Patienten ein Übermaß von Nahrung zu sich nehmen, Mengen, die sie nicht mehr verarbeiten können. Ein unkontrolliertes In-sich-Hineinschaufeln kann gerade aufgrund einer Schwäche im Funktionsbereich der »Mitte« entstehen, da der Bedarf, der innere Sog, aufgrund einer Schwächesituation so groß ist, und der Körper versucht, mit einer intensiven Nahrungsaufnahme diese Schwächung zu kompensieren. Einer der häufigsten Mechanismen ist jedoch ein übermäßig aktiv sich gebärdender Funktionsbereich der »Leber«. Angestaute Aggressionen, Wut und Frustration erzeugen eine derartige innere Spannung, die nur dadurch gedämpft und ertragen werden kann, daß man den Suchtmechanismen nachgibt. Zuerst werden durch Süßes, später auch durch beliebiges Essen die aufgewühlten Emotionen gepuffert.

Dadurch, daß diese Dämpfungsmasse jedoch nicht verarbeitet werden kann, kommt es zu Schädigungen, zu Ablagerungen, zu »Schleimprozessen«, die hauptsächlich die »Mitte« belasten. Eine weitere Einengung dieses Bereiches ist die Folge, der Teufelskreis beginnt. Vordergründig am auffälligsten ist jedoch, daß das Individuum das Nahrungsangebot offensichtlich nicht bewältigen kann, es nicht assimiliert und adäquat integriert, daß das Leistungsvermögen des »mittleren« Funktionsbereiches eingeschränkt ist und es somit zu Ablagerungen, Desintegrationen, zu »Feuchtigkeitsansammlungen« und zu »Schleimstauungen« kommt.

Der Hauptansatz in der Therapie der *Adipositas* hat aus der Perspektive der chinesischen Medizin also darin zu liegen, den »mittleren« Funktionsbereich zu kräftigen, die belastenden Valenzen, insbesondere die »Feuchtigkeit« und vor allen Dingen die »Schleimprozesse« aufzulösen und auszuleiten. Für diese Zielrichtung kommen, je nach individueller Gegebenheit, mehrere Gruppen von Arzneimitteln in Frage. Es sind Ergänzungsmittel des *qi* (*medicamenta supplentia qi*), Arzneimittel, die die aktive Energie in den »mittleren« Bereichen stützen und wieder aufbauen, dann die große Gruppe der »feuchtigkeitsumwandelnden« Arzneimittel (*mm. transformatoria humoris*) oder auch der Diuretika, der Mittel, die »Feuchtigkeitsprozesse« ausleiten, ferner die Gruppe der »schleimumwandelnden« Medikamente, aber auch Arzneimittel, die den Verdauungsvorgang unterstützen und anregen und die Assimilation kräftigen. Eine ganz wichtige Arzneimittelgruppe sind die *Regulatoria* des *qi*, Heilmittel, die das *qi* in der »Mitte« bewegen und damit vorzüglich zu einer dynamischen Stützung beitragen. Die gleiche Therapierichtung gilt für die Auswahl der Akupunkturpunkte. Hier kommen eine Reihe von *Foramina* in Betracht, die besonders auf den Leitbahnen liegen, die mit dem »Mittenbereich« in enger Verbindung stehen, oder auch Einflußpunkte auf dem Rücken, die in dieser Region Wirkung erzeugen.

Eine 38jährige Patientin klagte seit Jahren über *Adipositas*, Schwellungen des gesamten Körpers, ein bleischweres, gestautes Gefühl in den Beinen. Die schlüpfrigen Pulse und der blasse, weißlich belegte, gedunsene Zungenkörper deuten auf eine Schwäche im Bereich der »Mitte« bei einer deutlichen »Feuchtigkeitsbelastung«. Das therapeutische Ziel bestand, wie gesagt, darin, die »Mitte« zu stärken, »Schleimbefunde« und »Feuchtigkeit« umzuwandeln und auszuleiten, den Energiefluß in Gang zu bringen. Durch den eine Handbreit unter dem Knie liegenden Einflußpunkt »Dritter Weiler am Fuß« ist es möglich, stützend auf den »mittleren« Funktionsbereich einzuwirken. Andere Punkte auf der Leitbahn erlauben die Umwandlung von »Schleimprozessen« und beschleunigen eine Ausleitung. Von den Arzneimitteln boten sich in erster Linie die Mm. *regulatoria* des *qi* an, also Heilmittel, die das *qi* bewegen (wie die Orangenschale), sowie gleichzeitig »feuchtigkeitsumwandelnde« Arzneimittel.

Die Behandlung führte zu einer deutlichen Veränderung bei der Patientin. Nicht nur, daß das Körpergewicht deutlich abnahm, die Schwellungen vergingen, die Wasserausscheidung anstieg, körperliche Symptome wie Herzklopfen nicht mehr auftraten, auch die psychische Situation, das Lebensgefühl der Patientin wandelte sich erheblich zum Positiven. Sie hatte den Eindruck, von außen nicht mehr so viel zu sich nehmen zu müssen: »Warum Kraft von außen, wenn ich innen ja selber genug habe«, schilderte sie selbst ihren Zustand. Es war das Anzeichen dafür, daß die geschwächte »Mitte«, die sie veranlaßt hatte, diese durch Nahrungszufuhr aufzubauen, sozusagen künstlich zu stärken, jetzt wieder zu ihrer früheren Leistungsfähigkeit und innerer Kraft zurückgefunden hatte. Das ganze Individuum erfuhr auf diese Weise eine Veränderung.

Störungen des Bewegungsapparates

Neben den frappierenden Ergebnissen der Akupunkturanästhesie waren unzweifelhaft die eindrucksvollen Erfolge, die mit wenigen Akupunkturnadeln bei Schmerzzuständen und Bewegungsunfähigkeiten erzielt werden konnten, der Hauptgrund dafür, daß westliche Ärzte sich ernsthaft mit dieser Therapieform zu beschäftigen begannen. Jahrelange chronische Schmerzzustände lösten sich plötzlich auf, hartnäckige unbewegliche Rückenbeschwerden verschwanden, steife Schultern wurden wieder beweglich, zähe Ischiasschmerzen vergingen. Manches Mal werden solche Krankheitsverläufe als unverständliches Phänomen bewundert, aber inzwischen führt die Aufklärung des Hintergrundes dazu, daß sich bei solchen Vorgängen viel von dem Mysteriösen auflöst, das ihnen vordem anhaftete.

Der Fluß des *qi*, der energetische Fluß in den Leitbahnen, ist es, der gesund erhalten werden muß, denn wenn es bei ihm zu Stockungen, Stauungen, Blockaden und Verhärtungen kommt, entstehen schmerzhafte Prozesse, dann kommt es zu Neuralgien und Rückenbeschwerden, zu Ischialgien und unbeweglichen Schultern. Wenn sich in diesen Leitbahnen eine schadhafte Energie festgesetzt hat, wenn »Feuchtigkeits«- oder »Windprozesse« die Leitbahn *qi* belasten, dann sind derartige Beschwerdebilder die Folge. Bei solchen Erkrankungen ist es notwendig, sich am energetischen Gefüge, an der Landkarte der Flußverläufe zu orientieren, die Wege der Leitbahnen genau zu studieren und die Schmerzlokalisationen entsprechend einzuordnen. Der Schmerzcharakter gibt dann weitere Hinweise auf die Art der Behandlung, ob eine schadhafte Energie herausgeleitet oder ob das *qi* angetrieben werden muß, ob »Hitzeprozesse« zu eliminieren sind oder ob im Gegenteil die Erwärmung der jeweiligen Region notwendig ist.

Die 30jährige Patientin klagte über eine schmerzhafte, inzwischen völlig unbewegliche Schulter. Sie war lebhaft und arbeitsam, war es gewohnt, mehrere Tätigkeiten auszuüben und hatte dazu noch ihre zwei Kinder zu versorgen. Es war ihr völlig unklar, woher ihre Schultersteife rühren könnte. Jedenfalls waren die Schmerzen inzwischen so schlimm geworden, daß sie nicht einmal mehr liegen konnte. Eine sehr ausführliche Befragung brachte es dann an den Tag, daß sie sich bei einer Bahnfahrt sehr stark unterkühlt hatte, Zugluft und Wind hatte die Schulterregion verhärtet und schließlich zu dieser schmerzhaften Bewegungsunfähigkeit geführt. Inzwischen hatte sie mehrere Ärzte konsultiert, Fachärzte, aber auch krankengymnastische Institute. Ihr Zustand hatte sich jedoch eher verschlechtert.

Schwer zu lokalisieren war, wo der Hauptschmerzpunkt lag, ob oben auf der Schulter oder mehr im vorderen Bereich, dort, wo die Achsel in den Brustbereich übergeht. Jedenfalls schien es nach der ersten Untersuchung, daß die als »Großes Yin« bezeichnete Leitbahn des Funktionsbereiches der »Lunge« in erster Linie betroffen sei. Eine vorsichtige Akupunkturbehandlung wurde auf der Gegenseite durchgeführt, wobei über den in der Ellbeuge gelegenen »Vereinigungspunkt« dieser Leitbahn (P5) versucht wurde, den krankmachenden »Windprozeß« auszuleiten. Bis zur nächsten Konsultation in zwei Tagen hatte sich nichts geändert. Die Patientin wurde erneut untersucht, dabei zeigte sich, daß ihre vorherigen Angaben sehr unklar gewesen waren. Jetzt war eindeutig zu erkennen, daß die Hauptschmerzen oben auf der Schulter lokalisierbar waren, von wo sie sich über den Oberarm zogen. Sie betrafen in erster Linie den energetischen Ausbreitungsbereich, der als »Überstrahlendes Yang« des Armes, als Leitbahn des Funktionsbereiches »Dickdarm« bezeichnet wird. In zweitägigem Abstand wurde jetzt auf der Gegenseite über den dafür geeigneten »Vereinigungspunkt« (IC11) im Ellbogenbereich therapiert. Der krankhafte energetische Prozeß, der sich im Leitbahnbereich festgesetzt hatte, mußte herausgeleitet und gleichzeitig das gesunde qi angetrieben werden. Als die Patientin zur dritten Behandlung kam, war sie schon auf den ersten Eindruck wie ausgewechselt. Sie wirkte lebhaft und wortreich, sagte jedoch, daß es ihr noch nicht besonders gut gehe. Dabei gab sie mir spontan die Hand des bis jetzt völlig unbeweglichen Armes. Darauf angesprochen, meinte sie wie selbstverständlich: »Ach ja, das habe ich noch gar nicht gemerkt, der Arm geht natürlich wieder viel besser, ich mache auch meine Hausarbeit schon wieder.« Nach drei weiteren Behandlungen war die Patientin völlig beschwerdefrei, und sie konnte endlich eine ihr angebotene Arbeitsstelle annehmen, die sie schon seit einem Monat antreten sollte. Auch eine weitere Beobachtungszeit von über einem Jahr zeigte keinerlei Rezidiv.

Bemerkenswert an diesem Fall war, daß man erstens sehr genau darauf achten muß, welcher Bereich befallen ist, wo sich der Schmerz ausgebreitet hat. Zum zweiten wird deutlich, daß eine sehr sparsame Behandlung, die nicht nur über einen Punkt, sondern auch noch über einen sehr entfernt liegenden, auf der Gegenseite lokalisierten Einflußort vorgenommen wird, häufig die besten Erfolge erzielt. Denn wichtig ist nur, den versorgenden qi-Fluß zu erreichen. Wenn man die erkrankte

Region unmittelbar angeht, besteht die Gefahr, durch weitere Reizungen die Schmerzen noch zu verstärken.

Seit der kräftige, sportliche 34jährige Mann im 18. Lebensjahr bei der Bundeswehr gewesen war, klagte er über Kreuzschmerzen, die sich bei Kälte und Feuchtigkeit so steigerten, daß er kaum noch zu einer Bewegung fähig war. Für das Auto hatte er inzwischen einen Spezialsitz anfertigen lassen, er hatte Serien von krankengymnastischen Behandlungen, Massagetherapien und andere Reiztherapien über sich ergehen lassen, doch das Rückenleiden hatte längst chronische Formen angenommen. Er kam deshalb vor ungefähr sechs Jahren auch sehr mißtrauisch in die Behandlung, und es erschien ihm absolut unvorstellbar, ja fast schon lächerlich, daß man sein altes, so zähes Leiden mit einem derart unscheinbaren Werkzeug angehen wollte. Nur vom Fuß aus, insbesondere von der Leitbahn des Funktionsbereiches der »Blase« (der als »Großes Yang« bezeichneten Leitbahn) wurde die Akupunkturtherapie vorgenommen, und nach fünf Behandlungen war eine völlige Beschwerdefreiheit erreicht. Dem Patienten erschien dies zunächst völlig unglaublich. Inzwischen liegt das Ereignis Jahre zurück, und immer wieder, wenn er aus anderen Gründen zur Konsultation kommt, gerät er ins Schwärmen über das damalige Ergebnis. Längst kann er auch bei ungünstiger Witterung wieder alle Sportarten ausüben, Kälte und Feuchtigkeit, die ihm früher den Sport verleideten, sind inzwischen kein Hinderungsgrund mehr.

Welche außergewöhnliche, aber dennoch gezielte Wirkung man durch eine einzige Nadel oft erreichen kann, zeigt die Geschichte einer 63jährigen Patientin. Als junges Mädchen, im Alter von 20 Jahren, war sie eine Treppe hinabgestürzt und hatte sich das Steißbein sehr schwer verletzt. Aus chirurgischer Sicht war es nach einiger Zeit vollständig verheilt, aber der Patientin blieben über die nachfolgenden 40 Jahre permanente ziehende Schmerzen, die es ihr beispielsweise nicht erlaubten, im Bett auf dem Rücken zu liegen.

Im Akupunktur-Kapitel hatten wir einen Einflußort kennengelernt, der im Grundgelenksbereich des kleinen Fingers liegt.

Dieser »Hintere Wasserlauf« (IT3), auf der als »Großes Yang« qualifizierten Leitbahn der Hand, weist einen besonderen Bezug zum Funktionsbereich des »Dünndarms« auf. Von diesem Punkt wissen wir, daß er einen besonderen Einfluß auf den Flußlauf des qi in der »Leitbahn der Steuerung« hat, die über die gesamte Wirbelsäule und über den Kopf bis vorn zum Mund verläuft. Offensichtlich überstrahlt dieser Energiefluß auch den Bereich am Ende der Wirbelsäule, den Steißbeinbereich.

Die einseitige Stimulierung dieses Punktes erzeugte bei der Patientin nach einigen Minuten der intensiven Behandlung ein sehr starkes Wärmegefühl am Ende des Rückens, wobei sich der Schmerz, der in der Steißbeinregion jedes Mal in der Rückenlage auftrat, aufzulösen begann und sich schließlich vollständig verflüchtigte. Ein halbes Dutzendmal mußte diese einfache Behandlung wiederholt werden, dann war der über 40 Jahre währende permanente Schmerz beseitigt.

Rheumatische Erkrankungen

Die rheumatischen Erkrankungen sind geradezu der Prototyp der chronischen Krankheiten und ein Indiz für die unzureichende Therapierbarkeit solcher Krankheiten mit der westlichen Medizin. Diese chronischen Krankheiten sollten uns deshalb motivieren, nach neuen Wegen zu suchen, komplementäre Methoden zu finden, um die vorhandenen Behandlungsmöglichkeiten zu ergänzen.

Mit einem anderen diagnostischen Vorgehen, einer neuen Betrachtungsweise des Patienten und seines Leidens und mit daraus resultierenden anderen Ansätzen läßt sich für den westlichen Arzt möglicherweise ein Weg aus der bisherigen Sackgasse finden. Es werden zwar keine Wunder bewirkt, aber ein enormes Maß an Möglichkeiten ist gegeben, dieser hartnäckigen Geißel zu begegnen. Aus China liegen auch zu diesem Thema inzwischen einige statistischen Arbeiten vor, aus denen zumindest ersichtlich ist, daß es erfolgversprechende therapeutische Ansätze gibt. Dabei spielen sowohl die Akupunktur als auch die Arzneimitteltherapie und nicht zuletzt auch Übungen zur Verbesserung und Kräftigung des Energieflusses, wie das *Qigong* und das *Taiji,* eine Rolle. Da sich die Erkrankung in der unterschiedlichsten Weise manifestiert, ist aus chinesischer Sicht in jedem Fall auch eine individuelle Therapie nötig. An zwei Beispielen sollen die Möglichkeiten und der Ablauf einer Therapie geschildert werden, wobei im ersten Fall die Patientin selbst zu Wort kommt:

»Im April 1983 machten sich bei mir die ersten Symptome zunächst an beiden Handgelenken, einige Wochen später an beiden Schultern und am linken Kniegelenk bemerkbar. Meine Versuche, die Beschwerden mit Warmbädern, Spezialheizkissen und verschiedenen Salben etc. wieder loszuwerden, schlugen fehl. Im Herbst wandte ich mich an die Rheuma-Ambulanz der Universitäts-Poliklinik, wo durch Laboruntersuchungen die Diagnose einer chronischen Polyarthritis bestätigt wurde. Die Behandlung wurde zunächst mit Voltaren-Tabletten, dann wegen besserer Wirkung mit Amuno eingeleitet. Gleichzeitig nahm ich auf Empfehlung einer Rheumaklinik täglich Mulsal ein. Diese Behandlung über zweieinhalb Monate brachte eine gewisse Schmerzlinderung der befallenen Gelenke, konnte aber ein Fortschreiten der Erkrankung mit nunmehr zunehmenden Schwellungen und schmerzhaften Bewegungseinschränkungen auch an den Fingergelenken der rechten Hand nicht verhindern.

In dieser Zeit konnte ich mich kaum allein an- und ausziehen und mich nur unter erheblichen Schmerzen waschen. Nachts wachte ich bei jeder Drehung auf, und es dauerte eine geraume Zeit, bis ich eine günstige Lage für meine Glieder fand, um ohne Schmerzen wieder einschlafen zu können. Das Treppabgehen nahm ich rückwärts oder wie ein kleines Kind vor. Der Mittelfinger der rechten Hand bog sich nach innen, so daß ich ihn nicht mehr strecken konnte. Eine Übungsschiene mit Gummizügen für die Finger wurde mir angepaßt. In der Rheumaklinik wurde mir erklärt, eine Heilung sei nicht mehr möglich, man kann nur durch Medikamente die Schmerzen und Beschwerden erträglicher machen. Meine Hoffnungen, mich jemals wieder ohne Medikamente einigermaßen beschwerdefrei bewegen zu können, waren zerschlagen.

Dann erfuhr ich durch Zufall, daß Rheumaleiden durch chinesische Medizin und Akupunktur günstig beeinflußt werden können und unterzog mich mit gewisser Skepsis versuchsweise einer solchen Behandlung.

Schon nach zweimaliger Behandlung konnte ich mühelos die Treppen auf- und ablaufen, nach kurzer Zeit wieder meine Finger, hauptsächlich den rechten Mittelfinger, normal strecken und beugen. Die Medikamenteneinnahme reduzierte ich in den folgenden vier Wochen nach und nach, bis ich völlig frei davon war. Endlich konnte ich auch nachts wieder durchschlafen. Mir fiel auf, daß ich nach jeder Akupunkturbehandlung, nach der ich noch eine kurze Zeit zur Ruhe und Entspannung liegen blieb, ein sehr angenehmes, gelöstes Gefühl empfand, das noch über längere Zeit anhielt. Durch die ständige Stimulation der Nadeln empfand ich bald ein Kribbeln in der Brust, das in ein angenehmes Wärmegefühl im Oberkörper, Arm- und Handbereich überging. Sonst empfand ich das Setzen der Nadeln unterschiedlich intensiv, jedoch nie als schmerzhaft oder belästigend.

In den ersten Monaten wurde ich oft viermal wöchentlich behandelt, nach drei Monaten legten wir eine zweimonatige Pause ein. Leichte Rückfälle traten nur sehr selten auf, wobei einige Tage hauptsächlich mein rechtes Handgelenk durch Schmerzen in der Beweglichkeit beeinträchtigt war, sich dann aber wieder entspannt und fast beschwerdefrei bewegen ließ. Inzwischen kann ich wieder meine Hausarbeit ohne fremde Hilfe verrichten, ebenso Klavier spielen und Handarbeiten machen. Seit Februar 1984, also einen Monat nach der Behandlung, brauche ich keine Medikamente mehr einzunehmen.«

Der Bericht der Patientin ist dahingehend zu kommentieren, daß es sich bei ihr in erster Linie um eine energetische Verminderung, eine Defizienz im »mittleren« Funktionsbereich handelte mit einer deutlichen »Feuchtigkeitsüberlagerung« bei zusätzlicher »Schleimbildung«. Diese »Feuchtigkeitsüberlastung«

hatte zur Blockade mehrerer Leitbahnen geführt und dadurch dieses Beschwerdebild induziert. Gleichzeitig bestand bei der Patientin eine energetische Minderung des »Nieren«-Funktionsbereiches, also der tiefsten Basis. Davon ausgehend hatte sich die Therapie überwiegend auf eine Stützung des »mittleren« Bereiches konzentriert, eine Umwandlung des »Feuchtigkeitsprozesses« und eine Ausleitung des »Schleimes« angestrebt. Genau diese therapeutischen Ziele wurden mit wenigen Akupunkturnadeln bei entsprechender Stimulation, begleitet von einer Arzneimitteltherapie erreicht.

Aus chinesischer Sicht gelten als Hauptfaktoren für rheumatoide Erkrankungen einmal »Feuchtigkeitsbelastungen«, wobei geschwollene Gelenke, Wasseransammlungen sowie ein gedunsenes Gewebe auftreten. Ein anderer bedingender Faktor ist häufig die »Windschädigung«, wobei die Beschwerden wandernder Natur sind und neuralgisch ausstrahlend, unvermutet den Ort wechselnd mal dieses, mal jenes Gelenk befallen. Zusätzliche Faktoren können als »Kältezeichen« oder auch als »Hitzezeichen« in Erscheinung treten. Die unterschiedliche Symptomatik dokumentiert die jeweiligen Krankheitsbedingungen und diese sind therapeutisch zu berücksichtigen.

Eine zweite Patientin klagte über seit zwei Jahre vorhandene rheumatische Beschwerden. Ein Jahr nach ihrer Pensionierung waren die Krankheitszeichen aufgetreten und hatten seit dieser Zeit ständig zugenommen. Fingerschwellungen, Steifigkeit in den Schultergelenken, Bewegungseinschränkungen in sämtlichen großen Gelenken, wie Handgelenk, Ellbogen und Knie, hatten sich entwickelt, wobei als besonders belastend eine depressive Verstimmung, eine Lebensunlust hinzugekommen war. Die Patientin litt außerdem an einer generellen Müdigkeit. Obwohl der Körper sehr aufgedunsen und sehr voluminös war, beklagte die Patientin Appetitlosigkeit und Widerwillen gegen Speisen. Mehrere Versuche mit Diättherapien hatten bei ihr keine Besserung gebracht. Eine hausärztlich begonnene Cortison-Therapie führte nur zu einer begrenzten Linderung der Beschwerden. Das Stimmungstief und die Lebensunlust hatten innerhalb der letzten zwei Jahre sehr stark zugenommen.

Der chinesische Befund lautete zwar ähnlich wie bei der erstbeschriebenen Patientin, zeigte aber dennoch deutliche Abweichungen davon. Zwar stand auch hier eine energetische Schwäche, ein defizientes *qi* im Bereich der »Mitte« im Vordergrund, zu dem eine belastende »Feuchtigkeitssymptomatik« hinzu kam. Gleichzeitig dehnte sich diese Schwäche jedoch auf den »Lungen«-Funktionsbereich aus, wodurch indirekt »Hitzesymptome« im Körper entstanden waren. Die Therapie war also im wesentlichen auf eine Umwandlung und Eliminierung der »Feuchtigkeit« auszurichten, gleichzeitig aber auf eine Stützung des »mittleren« und auch des »Lungen«-Bereiches, um eine Kühlung der gesamten Symptomatik zu erreichen. Zu diesem Zweck wurde die Patientin bei jeder Behandlung mit zwei bis drei Akupunkturnadeln behandelt, die stimulierend manipuliert wurden. Gleichzeitig wurde eine unterstützende medikamentöse Behandlung durchgeführt.

Auffallend war, daß sich schon nach sehr kurzer Zeit die Beweglichkeit der Beine, vor allem die Belastbarkeit der Knie wesentlich verbesserte. Die Patientin fühlte sich geradezu leichtfüßig und konnte wieder Spaziergänge unternehmen, mit dem Rad fahren – alles Dinge, die sie schon seit zwei Jahren aufgegeben hatte. Nach ungefähr zehn Behandlungen verbesserte sich auch ihre Stimmung, die Lebenslust und die Aktivität, die die Patientin in früheren Jahren entwickelt hatte, kehrten wieder zurück, so daß nicht nur die körperliche Mobilität zunahm, sondern sie auch wieder Freude am Leben empfand. Zunehmend fühlte sich die Patientin in der Folgezeit besser, die nächsten Monate brachten ihr weitere Erleichterungen, Medikamente wurden während der gesamten Zeit nicht mehr eingenommen. Auch der Ehemann beobachtete erfreut die günstige Entwicklung und die gute Rückwirkung auf das gesamte Familienleben. Nachdem die Patientin früher am Telefon bei Erkundigungen über ihre Gesundheit schnell in Tränen ausgebrochen war, sagte sie jetzt erfreut und lachend, es gehe ihr gut und sie fühle wieder die alte Frische.

Ähnliche Fälle ließen sich in kasuistischer Form weiter anführen, wobei jedoch jeder Fall einen eigenen Verlauf aufweist und eine eigene individuelle Therapie erfordert. Es gibt natürlich auch sehr hartnäckige Prozesse. Das ist besonders dann der Fall, wenn schon sehr lange starke westliche Medikamente angewandt wurden, wie zum Beispiel hohe Dosen von Schmerzmitteln, Antirheumatika oder vor allem Cortison. In diesen Fällen ist die Möglichkeit, hier hilfreich mit einer regulativen Therapie einzugreifen, enorm erschwert, und es bedarf viel Geduld und Mithilfe durch den Patienten, langsam zu einem Abbau der Medikamente zu gelangen und den Körper vorsichtig umzustimmen.

Neurologische Erkrankungen

Als der Patient S. in die Behandlung kam, lag der Unfall bereits fünf Jahre zurück. Damals hatte niemand daran gedacht, daß der häusliche Unfall so langwierige Folgen haben würde. Bei einer Heimwerkerarbeit am Wochenende war dem Patienten Strom in den linken Arm eingetreten, und weil er gerade auf einer Eisenplatte kniete, konnte dieser ungehindert durch den Körper hindurch am linken Bein wieder heraustreten. Die Folge waren ziehende, spannende, heiße Schmerzen im Inneren des linken Armes, die bis in die Achselhöhle strahlten, sich über die Brust bis in den Bauchraum und in das linke Bein zogen. Unzählige Untersuchungen fanden in der Folgezeit statt, allgemeinärztliche wechselten mit neurologischen ab, klinische Einweisungen und Kuraufenthalte folgten. Röntgenspezialuntersuchungen, elektrophysiologische Meßmethoden, unterschiedlichste Techniken sollten Auskunft über den Stand der Läsion geben. Für den Patienten jedoch endete alles in bleibenden Schmerzen, Schwäche, Nervosität, Psychopharmaka, Sedativa, Hypnotika. Die Existenzgrundlage der Familie war inzwischen vernichtet. Die Gaststätte, die der junge Mann aufgebaut hatte, mußte abgegeben werden, da er der körperlichen Belastung nicht mehr gewachsen war. Familiäre Zerrüttung und soziale Isolation folgten. Im Laufe der Jahre kamen Schlaflosigkeit, nächtliche Schweißausbrüche, Zittern der

Hände, Konzentrationsschwäche und ein allgemeines Erschöpfungsgefühl hinzu. Am peinigendsten war jedoch für den Patienten das permanente Krampfgefühl, die bohrenden Schmerzen in den Gliedmaßen bei gleichzeitigem Taubheitsgefühl.

Aus Sicht der chinesischen Medizin schien dieser an sich erschreckende Befund gar nicht so dramatisch. Offensichtlich hatte die elektrische Schockeinwirkung zu einer Blockade des Fließsystems, zu einer Stauung des *qi*-Flusses geführt. Konsequenterweise sollte die Therapie darin bestehen, den Energiefluß wieder freizumachen und zu lösen, dann müßten die Schmerzen zurückgehen und die übrigen Körperfunktionen sich langsam wieder normalisieren.

In der Folgezeit wurde im wesentlichen mit zwei Einflußpunkten gearbeitet. Auf dem Innenarm wurde das »Innere Paßtor« (PC6) auf der Leitbahn des »Herzbeutels« benutzt, im Beinbereich zur Stimulation lediglich der häufig erwähnte »Dritte Weiler am Fuß« hinzugezogen. Die erste Behandlung war für den Patienten und nicht weniger für den Behandelnden ein eindrucksvolles Erlebnis. Ein sich ausbreitendes Wärmegefühl durchstrahlte nach kurzer Stimulation den gesamten Körper, die bohrenden, ziehenden Schmerzen lösten sich auf, eine Entspannung machte sich breit. Nach zehn Tagen erschien der Patient ein zweites Mal. Inzwischen waren die Schmerzen deutlich zurückgegangen, auch das Taubheitsgefühl hatte sich gebessert, der Patient empfand weiterhin ein wohltuendes, ausgleichendes Wärmegefühl im Inneren. Besonders bedeutsam für ihn war allerdings, daß die Medikation mit den Psychopharmaka deutlich vermindert werden konnte. Schon nach der nächsten Behandlung wurden die Tabletten vollständig abgesetzt, die innere Gelöstheit und Entspanntheit beherrschte ihn jetzt ganz, der Schlaf wurde wieder erfrischend, das Zittern, die Müdigkeit, das Erschöpfungsgefühl, all dieses besserte sich innerhalb kurzer Zeit. Wenige Behandlungen waren nur noch notwendig. Dann fühlte der Patient sich wieder vollständig gesund, zeigte keinerlei Symptome mehr und empfand ein neues Lebensgefühl.

So beeindruckend und schön dieser Krankheitsverlauf für mich persönlich war, ermöglicht wurde er erst dadurch, daß ich damals bereits die Arbeiten meines chinesischen Lehrers Han Shaokang kannte, die mich zutiefst beeinflußten und formten. Aus seinem faszinierenden Wissen um die Lehren der traditionellen chinesischen Medizin war es ihm gegeben, mit einer traumwandlerisch sicheren Hand bei sparsamstem Einsatz das Richtige zu tun. So arbeitete dieser große Mann über 50 Jahre lang nur unter Verwendung einer einzigen Akupunkturnadel bei jeder Behandlung und bewies allein schon damit seine unglaubliche Meisterschaft.

Eine der unwahrscheinlichen Heilungen erzielte er bei einer neurologischen Erkrankung. Die 30jährige Patientin, die an den Folgen einer Hirn- und Hirnhautentzündung litt (*Meningoenzephalitis*), zeigte Symptome wie einen groben Tremor beider Hände, spastische Verspannung der Arme und des Rückens, einen unsicheren, ataktischen Gang, unkontrolliertes Wechseln von törichtem Lachen und Weinanfällen sowie eine fortgesetzte Schlafsucht, fehlenden Appetit und eine allgemeine Abmagerung. Einerseits deuteten das klinische Bild und natürlich die dazugehörigen Puls- und Zungenbefunde darauf, daß die Schädigung verschiedene Bereiche des Körpers ergriffen hatte wie unter anderem die »Mitte« und die konstitutionellen Reserven. So begann Dr. Han damit, diesen Bereich sehr vorsichtig, aber konsequent täglich mit einer Nadel zu behandeln. Nachdem auf diese Weise die Müdigkeit gebessert und der Appetit zurückgekehrt war, wandte er sich der Hauptsymptomatik zu. Dabei ging er davon aus, daß Symptome, wie unkontrollierte Lachanfälle, die von unmotivierten Weinkrämpfen abgelöst werden, darauf verweisen, daß die Integrität der gesamten Persönlichkeit gestört ist. Dies wiederum ist ein eindeutiges Anzeichen für eine Schädigung im Funktionsbereich des »Herzens«, die Kohäsion, der Zusammenhalt der nach außen gerichteten Aktivitäten, war nicht mehr gegeben, die Steuerung und die Kontrolle der inneren Geschlossenheit mußte wiederhergestellt werden. Und so eindeutig die Diagnose formuliert wurde, so zielsicher war auch seine Behandlung. Nach reiflicher Überlegung wählte

Dr. Han einen einzigen Punkt, den er in der Folgezeit jeden zweiten Tag stimulierte. Lange Erfahrungen mit der chinesischen Medizin verliehen ihm eine begnadete Sicherheit. Während anderen Ärzten nach einigen Behandlungstagen, spätestens nach einigen Wochen, Zweifel an der Richtigkeit der therapeutischen Entscheidung gekommen wären, weil sich der klinische Befund nicht rasch genug wandelte, blieb der alte Meister konsequent bei seiner Behandlungsstrategie. Nur langsam waren Fortschritte zu sehen, aber nach Monaten kam es schließlich zu einer vollkommenen Heilung der Patientin. Als sie vier Jahre später wieder gesehen wurde, hatte sie inzwischen geheiratet und ein Mädchen geboren, war von gesundem kräftigen Aussehen und hatte nie irgendwelche Rezidive erlebt.

Derartige Einzelfälle werden im Westen vielleicht die Betroffenen, vielleicht sogar einige ärztliche Kollegen überzeugen. Die Lehrmeinung, die »Schule«, die gesamte westliche Medizin, wird dadurch jedoch in keiner Weise tangiert, und nach dem Bericht eines solchen Falles wird bestenfalls der Ruf nach aussagekräftigen Statistiken laut, denn nur solche sind angeblich in der Lage, die Validität einer Methode zu bezeugen. Man akzeptiert nur das, was durch die Evidenz der großen Zahl beweiskräftig scheint. Natürlich ist eine Reproduzierbarkeit zu fordern, und diese Forderung wird ja auch durch das Lehrgebäude der chinesischen Medizin gestützt. Bei gleichen Befunden, bei einer adäquaten Indikation, können gleiche und werden auch gleiche Behandlungsmaßnahmen zum Erfolg führen. Aber eine gleiche Befundsituation liegt nur sehr selten vor. Und bezogen auf die chinesische Medizin bedeutet diese Gleichheit natürlich auch, daß im Sinne der chinesischen Diagnose eine gleiche Aussage zu erzielen ist. Die Nosologie, die Lehre von den Krankheitsbildern, ist eine vollständig andere, und ganz andere Phänomene, ganz andere Zeichen und Symptome des Individuums werden bewertet und differenziert und zur Kenntnis genommen. Die Sucht zur kollektiven Aussage, die Verpflichtung zur großen Zahl, erzwingt eine Homogenität, die in der Realität nicht gegeben ist. Die Phänomenologie und Individualität, die persönlichen konstitutionellen Bedingungen und die spezifischen Modalitäten gehen in einem solchen Zwangsverfahren verloren, lebendige Beobachtungen werden mißachtet und ignoriert.

Dieses hatte auch der französische Professor Dr. Jean Bossi erkannt, als er 1984 eine Arbeit über die Trigeminus-Neuralgie und ihre Behandlung mit Akupunktur vorlegte. Die wesentlichste Folgerung daraus war, daß die eine Trigeminus-Neuralgie mit einer anderen nicht vergleichbar ist. Sie muß an jedem Patienten individuell diagnostiziert, in differenzierter Weise beschrieben und qualifiziert werden. So hat man darauf zu achten, an welchen Austrittspunkten die Trigeminus-Neuralgie in Erscheinung tritt, welchen Schmerzverlauf man registriert, unter welchen zusätzlichen Bedingungen die Schmerzsymptomatik zunimmt oder im Gegenteil sich bessert, beispielsweise durch Wärme oder durch Feuchtigkeit, durch Wind oder durch Kälte. Bei einer sehr großen Differenziertheit und unter der Voraussetzung, daß das Krankheitsbild noch nicht jahrelang bestand, beschreibt Bossi Therapieerfolge bei der Trigeminus-Neuralgie von ungefähr 73 Prozent.

In diesen Zusammenhang gehört auch das schwierige Thema der Migränebehandlung. Denn gerade die Migräneerscheinungen können in vielfältigster Form auftreten, Schmerzcharakter und Schmerzausbreitung differieren oft sehr stark, die Konstitution und die Umstände, unter denen die Schmerzen auftreten, können erheblich voneinander abweichen. Eines aber ist gewiß: Eine Migräneerkrankung als generelle Krankheitsform gibt es nicht.

Aus Sicht der chinesischen Medizin ist es deshalb völlig absurd, von einer fixierten Migränetherapie oder gar einem festen Akupunkturrezept oder Arzneimittelrezept zu reden, wenn eine Migräneerkrankung zu therapieren ist. Deshalb ist eine 1978 in Deutschland durchgeführte klinische Arbeit auch wertlos, weil dabei in undifferenzierter Weise auf jeden Patienten dasselbe Behandlungsschema angewandt wurde. Behandelt wurden 50 Probanden mit Migränebeschwerden, wobei die eine Hälfte der Patienten mit einer Placebo-Therapie, die andere mit einer Akupunktur-Therapie behandelt wurden. Jeder, der auch nur einigermaßen Kenntnis von der traditionellen chinesischen Medizin besitzt, hätte diese Studie abbrechen und ablehnen müssen. Aber die Kollegen wähnten sich auf dem ehrbaren Weg der statistischen Massenanhäufung und waren höchst erstaunt, daß die Ergebnisse mit der »Zufallsnadelung« in keiner Weise besser waren als die Ergebnisse der Placebo-Behandlung. Bemerkenswert ist lediglich, daß eben solche Zahlen bei öffentlichen und gesundheitspolitischen Diskussionen um dieses Thema vorgebracht werden und als sogenannter Beweis für Wert oder Unwert einer Methode herhalten müssen.

Fest steht jedenfalls, daß Kopfschmerzen und Migräne für den Arzt eine große Herausforderung darstellen und von ihm in einer sehr individuellen Weise beachtet werden müssen, und daß auch die Therapie sehr unterschiedlich ausfallen kann.

Ein Beispiel aus der Praxis meines Lehrers Dr. Han zeigt einerseits die Schwierigkeiten einer sauberen Diagnose, liefert aber andererseits den Beweis, daß durch eine subtile Kenntnis ein zielsicheres Vorgehen möglich ist. Es handelte sich um einen Patienten mittleren Alters, der seit zehn Jahren an Kopfschmerzen litt, die mal im Schädeldach, mal im Bereich der Schläfen auftraten. Der Patient klagte noch über diverse andere Beschwerden, und mit diesem Gesamtbild war er von mehreren Ärzten der traditionellen chinesischen Medizin in China behandelt worden, mal mit Arzneimitteln, mal mit Akupunktur, aber auch im Ursprungsland dieser Heilkunde war der Erfolg zehn Jahre lang ausgeblieben. Aufgrund einer sehr subtilen Diagnosestellung gewann Dr. Han eine klare Vorstellung von der eingetretenen Funktionsstörung, so daß er schließlich davon überzeugt war, daß es sich um eine Erschöpfung der Yin-Energie im Funktionsbereich der »Niere« handelte. Der Weg zu dieser Erkenntnis ist außerordentlich kompliziert und wurde von ihm nicht nur aufgrund des diagnostischen Bildes, sondern auch mit Hilfe klassischer Zitate formuliert. Wichtig war natürlich, daß die daraus abgeleitete Therapie, das unmittelbare Vorgehen, zum Erfolg führen würde. Und dies trat dann erfreulicherweise entsprechend der Vorhersage ein. Nachdem er den entscheidenden Einflußpunkt am Fuß ausreichend mit der Nadel manipuliert hatte, trat eine spürbare Beschwerdemilderung bei dem Patienten ein, und innerhalb von zwei Wochen, in denen zur Nadeltherapie noch einige Arzneimittel eingesetzt wurden, war das Beschwerdebild nach zehn Jahren Krankheitsdauer beseitigt.

Eine meiner Patientinnen mittleren Alters litt seit ihrer frühen Jugend unter starken Kopfschmerzen. Wettereinflüsse, Föhn, waren ganz wesentlich beteiligt. Das Gefühl, als wenn der Kopf zerspringt, stellte sich schon morgens beim Erwachen ein. Rote Augen, tränend, bohrender Schmerz in den Schläfen. Teilweise steigerte sich die Symptomatik bis zu Lähmungserscheinungen im Bereich der linken Körperhälfte. Der gespannte Puls, die rote Zunge, die Neigung zu Erkältungen, der empfindliche Hals, auch die Allergieneigung zeigten, daß es sich um eine »innere Windschädigung« aufgrund einer Schwächung der Säfte im Funktionsbereich »Leber« handelte, die konstitutionell bedingt war. In den kritischen Zeiten wurden von der Patientin große Mengen von Schmerzmitteln konsumiert. Auch in diesem Falle war es wieder verblüffend, daß durch den geringen Reiz einer gezielten Nadelstimulation nach jahrelangen Beschwerden ein völliger Umschwung erreicht werden konnte. Die Stimulation wurde im Beinbereich auf der Leitbahn vorgenommen, die zum Funktionsbereich der »Gallenblase« einen besonderen Bezug hat und an den »Leber«-Funktionsbereich gekoppelt ist. Schlagartig setzte die Wirkung ein, in den darauffolgenden Wochen war keine Medikation mehr nötig, nur in Abständen von einigen Wochen erfolgten weitere Behandlungen. Eine zusätzliche Stützung des Säftebereiches der »Leber« wurde mit chinesischen Heilmitteln vorgenommen.

Diese Beispiele zeigen einmal mehr, daß die chinesische Medizin flexibel zu handhaben ist und teilweise in der Subtilität vollständig ausgeschöpft werden muß. Das wird am deutlichsten bei dem geschilderten Fall der 30jährigen Patientin, die an den Folgen einer Hirnhautentzündung litt, während der zuletzt erwähnte Fall eher alltäglich ist, weil derartige Krankheitsbilder mit einer »Windsymptomatik«, mit »Hitzezeichen«, mit Symptomen, die auf den Funktionsbereich »Leber« und »Gallenblase« deuten, sehr häufig vorkommen. An diesem Beispiel ist zu erkennen, daß es gewisse Richtlinien gibt, an denen sich der Arzt orientieren kann, daß nach dieser Orientierung aber regelmäßig die individuelle Anwendung erfolgen muß. Ist die chinesische Medizin manchmal sogar schon in einem groben Raster wirksam, so läßt sie sich in der Hand des Könners zu einem hochwirksamen und sehr spezifischen Instrument entwickeln und gewinnt dabei zunehmend an Effektivität. Die persönlichen Fähigkeiten des behandelnden Arztes, seine Kenntnisse in der Theorie, seine Zeit, Geduld und Können in der Diagnostik sowie sein Einfühlungsvermögen in das pathologische Geschehen, bestimmen ganz wesentlich die Möglichkeiten. Das Feld für die therapeutische Umsetzbarkeit ist immens groß, und die Technik in der Akupunktur-Therapie verleiht jeder Behandlung die ganz persönliche Prägung durch den Behandelnden.

Trotz einer erwünschten und erforderlichen differenzierten individuellen Therapie werden die traditionellen chinesischen Ärzte oft durch die Verhältnisse gezwungen, eher pragmatisch im Sinne einer »Frontmedizin« vorzugehen. Während 1984 in einer Arbeit des Krankenhauses für traditionelle chinesische Medizin in Peking bei 165 Patienten mit Trigeminus-Neuralgien durch eine saubere Differenzierung sieben Untergruppen herausgearbeitet wurden, behandelte man im Krankenhaus der Volksbefreiungsarmee in Shenyang in den Jahren 1974 bis 1982 1000 Patienten ohne wesentliche Differenzierungen mit einer idiopathischen Trigeminus-Neuralgie. Zwar konnte nur bei 54 Prozent eine vollständige Beschwerdefreiheit erzielt werden, bei weiteren 45 Prozent immerhin jedoch eine erhebliche Besserung.

Denn in diesem Dilemma befindet sich nun einmal die chinesische Medizin, und auch das haben wir zu registrieren: Wenn 2000 Patienten täglich in die Poliklinik kommen, so müssen diese Patienten zunächst einmal behandelt werden. Differenzierung und Individualisierung müssen sich bei derartigen Massenabfertigungen also sehr in Grenzen halten. Die klinischen Arbeiten, die uns jetzt in erster Linie aus China erreichen, stammen aus Kliniken mit eben solchen Rahmenbedingungen. Statistiken werden also in einem groben Raster angesiedelt bleiben, individualisierte klinische Aussagen fallen durch die Maschen. Aber uns interessiert natürlich, was die chinesische Medizin methodisch bei den schwierigen Fällen, bei den Patienten, die sich der ersten Versorgungsstufe entziehen, zu leisten imstande ist. Deshalb wird unser Augenmerk immer wieder auf die filigrane Arbeit der chinesischen Altärzte fallen, die ihre therapeutischen Leistungen nur an einzelnen Fällen darstellen können. Denn so wenig, wie die Fünf-Minuten-Kassen-Medizin das Leistungsvermögen der westlichen Medizin widerspiegelt, so wenig kann man die poliklinische Sofortbehandlung unreflektiert als Bürgen für die Potenz der traditionellen chinesischen Medizin heranziehen.

Fazialis-Paresen, Gesichtslähmungen aufgrund eines Ausfalles des siebten Hirnnervs, scheinen in China sehr häufig vorzukommen. Klinisch fällt dieses Leiden am ehesten dadurch auf, daß der Mundwinkel einseitig herabhängt und die Falte zwischen Nase und Oberlippe (Nasolabialfalte) verstrichen ist. Die Patienten sind beim Sprechen sehr behindert, können weder pfeifen noch die Lippen entsprechend formen und haben vor allem Schwierigkeiten beim Essen. Kollegen berichteten, daß sie in der Stadt Harbin, im Nordwesten Chinas, so viele Fazialis-Paresen zu Gesicht bekommen hätten, wie in ihrer ganzen klinischen Zeit vorher nicht. Aus diesem Grunde liegen zu diesem Krankheitsbild auch einige klinische Arbeiten vor, die der Forderung nach statistischem Zahlenmaterial gerecht werden. So gibt es beispielsweise von der Akademie für traditionelle chinesische Medizin in Peking, der obersten medizinischen Instanz des Landes, eine Arbeit, in der über 600 Fälle mit Fazialis-Paresen berichtet wird. Mit einer differenzierten Therapie erreichten die traditionellen Ärzte mit 98,5 Prozent eine sehr hohe Heilungs- und Besserungsrate. Über 50 Prozent der Patienten wurden vollständig geheilt, bei den übrigen trat eine erhebliche Besserung ein. Da bei uns auch für die periphere

Fazialis-Parese, also für die durch äußere Schäden bedingte, nur eine sehr unspezifische Therapie besteht, sind diese Ergebnisse von sehr großem Interesse.

Eine 50jährige Patientin hatte vor zweieinhalb Jahren plötzlich eine derartige Symptomatik bemerkt. Das rechte Auge war nicht mehr richtig zu schließen, es blieb ungefähr einen Zentimeter geöffnet (sogenanntes Bell'sches Phänomen). Die Frau klagte über Geschmacksverlust, spürte ein pelziges Gefühl im Mund, hatte einen rechtsseitig hängenden Mundwinkel, aus dem beim Essen die Suppe und ansonsten der Speichel lief. Beim Lachen verzog sich das Gesicht extrem zu einer Seite, da die rechte Gesichtshälfte nicht mehr innerviert wurde, keine Muskelkontraktionen mehr stattfinden konnten und das Mienenspiel auf dieser Seite fast vollständig unterblieb.

Als die Behandlung mit der Akupunktur-Stimulation an sehr wenigen Einflußpunkten von der Peripherie her begann, reagierte die Patientin sofort. Der Mundbereich fühlte sich voller an, und sie hatte das Gefühl einer Bewegung in diesem Bereich. Das Auge und die umgehende Region erschienen ihr größer, die Stirn gelöster und freier. Das ganze Gesicht wirkte auch für die Familienmitglieder deutlich entspannter. Eine Störung, die vorher der westlichen Medikation widerstanden hatte, konnte so mit wenigen Nadelstimulationen zu einem ganz erheblichen Maße aufgelöst und beseitigt werden, so daß die Patientin in der Folge keine Beschwerden mehr empfand.

In diesen Zusammenhang gehört auch das Gesamtbild des apoplektischen Insultes, des Schlaganfalles. Dieses Krankheitsbild ist uns aus der Klinik sehr geläufig, da der schwere Insult zu den häufigsten Erkrankungen bei älteren Menschen gehört, die im Gefolge von Gefäßerkrankungen, hohem Blutdruck, Stoffwechselstörungen, Übergewicht und anderen belastenden Faktoren auftreten kann. Nicht nur der akute Schlaganfall, bei dem es zu einer häufig halbseitigen Lähmung im Gesichts-, Arm- und Beinbereich, bis hin zur völligen Bewußtlosigkeit und einem tiefen komatösen Zustand kommt, sondern auch die

Spätstadien, wo Restlähmungen oder spastische Kontrakturen, Sprachstörungen oder Bewegungsunfähigkeiten einzelner Gliedmaßen bestehen bleiben, sind klinisch von großer Bedeutung und für uns somit von großem Interesse. Aber so wie es viele Stadien und viele verschiedene Erscheinungsbilder im Zusammenhang mit dem apoplektischen Insult gibt, so ist auch in der Therapie eine große Differenzierung notwendig, die jeweils individuell abgestimmt werden muß.

In der chinesischen Literatur gibt es etliche Arbeiten über die Behandlung der zerebralen Insulte, also der Hirninfarkte, auch in akuten Stadien. Zitiert wurde bereits die Arbeit eines chinesischen Arztes, der bei bewußtlosen Patienten – darunter auch solche, die einen Schlaganfall erlitten hatten – erstaunliche Erfolge mit der Akupunktur erzielte. Andere klinische Arbeiten aus den unterschiedlichsten Regionen Chinas umfassen jeweils mehrere 100 Fälle und berichten gerade während der akuten klinischen Phasen von erheblichen Besserungen der Zustandsbilder und geben sogar Erfolgsquoten von über 90 Prozent an. Bei Spätstadien, bei Restparesen nach einem Schlaganfall, nachdem bestimmte Muskelgruppen gelähmt bleiben und Kontrakturen und Verziehungen der Bewegungselemente auftreten, Bewegungseinschränkungen oder auch Sprachstörungen persistieren, muß sich die Behandlung sehr genau nach dem jeweiligen Befund richten. Hierbei spielt die Lokalisation sowie die Art der gefundenen Störung, also ob es sich um eine schlaffe oder eine spastische Lähmung .handelt, eine Rolle. Zumindest scheint auch in diesen Fällen die Akupunktur, allerdings in Form einer langanhaltenden Behandlung, einer sich über Monate erstreckenden Therapie, möglichst unterstützt durch eine Arzneimitteltherapie, erfolgversprechend zu sein. In China sah ich mehrere Patienten, die schon einige Monate nach einem Schlaganfall eine erstaunliche Mobilität zeigten, wobei mir die Vergleiche zu den mir bekannten Patienten im Westen immer gegenwärtig waren. Aus einer statistischen Arbeit des Instituts für traditionelle chinesische Medizin in Henan wird von 133 Patienten berichtet, die nach einem Schlaganfall mit Akupunktur behandelt wurden. Nach einigen Monaten konnte die Hälfte der Patienten wieder ihrer Arbeit nachgehen und die übrigen größtenteils immerhin für sich selber sorgen. Nur sieben Prozent bedurften einer weiteren medizinischen Betreuung und Behandlung.

In München litt eine 43jährige Patientin nach einer Hirnblutung unter einer armbetonten Halbseitenlähmung. Während der vergangenen drei Jahre waren intensive internistische, neurologische und krankengymnastische Bemühungen durchgeführt worden, um die junge, sonst so vitale Patientin wieder vollständig zu kurieren. Aber der rechte Arm blieb kalt, schlaff, war zeitweise spastisch und erschien der Patientin wie ein Fremdkörper. Sie sprach von einer absoluten Bewegungslosigkeit des Armes, der nur passiv an ihr baumelte.

Wir entschlossen uns, eine konsequente Akupunktur-Behandlung durchzuführen mit dem Ziel, das qi in der Weise in den Leitbahnen zu bewegen, daß langsam die entfremdete Extremität zurückgewonnen würde. Es wurde jeweils nur ein Punkt verwendet – natürlich auf der gesunden Extremität –, um von ihm aus das qi anzutreiben. Schon die ersten Behandlungen führten zu einer deutlichen Wärmeausbreitung über die Schulter bis in den rechten Oberarm, die sich schließlich zum Ellbogen und dann zentimeterweise in Richtung Handgelenk vortastete. Das Wärmegefühl entwickelte sich unmittelbar nach jeder Behandlung in der bisher tauben Extremität, und je länger die Behandlung dauerte, desto anhaltender blieb die Durchwärmung erhalten. Nach einigen Wochen stellten sich erste Streckbewegungen in der Hand ein. Ein Kribbeln, leichte Schmerzempfindungen in den Fingerspitzen entstanden, die Hautfarbe änderte sich, die Krankengymnastin wunderte sich über erste Funktionen. Einige Wochen später konnte die Patientin mit der Krankengymnastin erste Schreibübungen durchführen, beidhändige Tätigkeiten im häuslichen Bereich waren wieder möglich, auch Autofahren.

Aber noch ein anderer interessanter Aspekt ergab sich bei dieser Therapie. Dadurch, daß in erster Linie das qi bewegt wurde, die aktive Energie in einem bestimmten Bereich mobilisiert wurde, waren noch andere Phänomene aufgetreten. So berichtete die Patientin, daß sie ihr früher so gutes Gedächtnis wiedergewonnen habe, das durch die Gehirnblutung stark lädiert worden war, ihre Merkfähigkeit war gestiegen, die ganze geistige Leistungsfähigkeit und Flexibilität hatten wieder spürbar zugenommen. Da die Patientin einen eigenen Betrieb leitete, merkte sie, daß sie im Kopf wieder spielend Rechenvorgänge durchführen und mit den gesamten organisatorischen Daten wie in alten Zeiten jonglieren konnte.

Schlafstörungen

In chinesischen Lehrbüchern wird als wesentliche Ursache der Schlaflosigkeit ein gestörter Antagonismus zwischen dem Yin und dem Yang genannt, oder wenn wir es in den jeweils aktuellen Aspekten dieser Polarität ausdrücken wollen, zwischen dem Funktionsbereich der »Niere« und dem Funktionsbereich des »Herzens«. Diese Achse ist derart aus den Fugen geraten, daß das Gleichgewicht, das zwischen der Wandlungsphase »Wasser« und der Wandlungsphase »Feuer« bestehen soll, seine natürliche Stabilität verloren hat. Die Wandlungsphase »Wasser«, die dem funktionellen Bereich der »Niere« entspricht, ist nicht mehr in der Lage, die Aktivitäten des »Herzbereiches« zu dämpfen, sie zu beruhigen und abzusenken. Ein Hinaufschlagen, ein Emporlodern dieser unkontrollierten Aktivitäten hat zur Folge, daß auch in Zeiten der körperlichen Ruhe während des Schlafes die nach außen strebenden Kräfte nicht genügend gebremst werden können und so das Bild der Schlaflosigkeit entsteht. Eine übermäßige »Hitzesymptomatik« oder als Äquivalent eine Verminderung des Gegengewichtes können zu diesem klinischen Bild führen.

Aus dieser Sicht wird auch verständlich, daß die Schlaflosigkeit gerade bei alten Menschen so stark zunimmt, weil eines der typischen Merkmale des Alterns das kontinuierliche Schwinden der konstitutionellen Reserven im Funktionsbereich der »Niere« ist. Dieses Widerlager, das der Schwere, der Absenkung, der Kühlung dient und mit dem Emblem »Wasser« versehen ist, schwindet im Laufe des Lebens dahin und verliert dadurch als Gegengewicht an Bedeutung. Die unkontrollierte Aktivität im kardialen Bereich, im Funktionsbereich des »Herzens« äußert sich dann nicht mehr nur in Schlaflosigkeit, sondern auch in Rastlosigkeit, in Verwirrtheit, im unkontrollierten Tun von Dingen, die aus den geschilderten Gründen bei älteren Personen bekanntlich viel häufiger auftreten.

Aber dies ist nur die offensichtlichste Form der Schlaflosigkeit, die wir häufig und nicht nur bei alten Menschen vorfinden. Ein anderes Beispiel liefert der 48jährige Patient, der seit Jahren über massive Einschlafstörungen klagt. Er raucht zwar tagsüber viel und weiß auch, daß dies dem Einschlafen nicht unbedingt dienlich ist, entscheidender ist jedoch die Gesamtstruktur seiner Persönlichkeit. Als freischaffender Autor und Literat hat er sich einen besonders rigiden Tagesablauf aufgezwungen, da er selbst seine eigene Kontrollinstanz ist. Auch wenn er im Gespräch nicht so wirkt, nennt er sich selbst verspannt und schildert auch vehement, wie er sich in seine phantasieentworfenen Gestalten und Figuren hineindenkt, deren Leben zu Papier bringt, die Handlung in seinem Kopf sich weiterentwickeln läßt und von diesem phantasievollen Spiel kaum noch lassen kann. Voller Eifer hält er an seinen Phantasiebildern fest und läßt sich selbst kaum zur Ruhe kommen. Er will nicht loslassen und kann seine Gedanken nicht entlassen. Beim ehrgeizig Haltenden, Zupackenden, Verkrampfenden, verbissen Weiterarbeitenden dominiert der Funktionsbereich »Leber«, der es lernen muß, sich in Zeiten der Ruhe zu entspannen, Gelassenheit zu üben, sich zu öffnen. Und genau daran orientierte sich die Therapie, die auf ein Geschmeidigmachen, eine größere Elastizität des Funktionskreises der »Leber« abzielte, der es lernen sollte, nach dem Zufassen und konzentrierten Festhalten auch wieder loszulassen, die Saiten frei und locker schwingen zu lassen. Bei dem Patienten kehrten sich die Symptome im Laufe der Therapie kurzzeitig geradezu ins Gegenteil um, denn plötzlich wurde er dösig, träumerisch, er beschrieb eine ausgeprägte innere Gelassenheit. Da er jetzt zwar endlich schlafen, aber nicht arbeiten konnte, mußte in der folgenden Zeit eine Dosierung für den Patienten gefunden werden, die ihm erholsamen Schlaf und kreative Arbeit ermöglichte.

Noch häufiger finden wir eine andere, die konstitutionelle Komponente. So klagte ein 53jähriger Patient darüber, daß er seit seiner Kindheit an Schlafstörungen litte. An nächtliche Angstgefühle erinnerte er sich, als er noch im Kinderbett schlief. Nach schnellem Einschlafen erwachte er dann sehr bald wieder und lag Stunde um Stunde grübelnd im Bett. Konzentrationsschwächen, Störungen der Merkfähigkeit und Vergeßlichkeit begleiteten das gesamte Bild. Das gehäufte nächtliche Wasserlassen war nicht nur eine Beschäftigung zwischen dem ruhelosen Umherwälzen, sondern verwies auf eine Mitbeteiligung des Funktionsbereiches »Niere«. Das gesamte Widerlager, der Yin-Bereich im Funktionskreis der »Niere«, aber auch der Säftebereich im Funktionskreis des »Herzens« waren deutlich geschmälert, waren konstitutionell vermindert.

So mußte die Therapie darauf ausgerichtet sein, die permanent nach oben schlagende Energie, das emporlodernde *qi*, abzusenken und in der Tiefe zu sammeln, es nach unten zu leiten. Neben der Arzneimitteltherapie ist dies in sehr wirkungsvoller Weise mit der Akupunktur zu erzielen, deren positiven Einfluß der Patient nach jeder Behandlung registrierte. Über Reizpunkte auf der Leitbahn, die zum Funktionsbereich der »Niere« gehört, ließ sich die aktive Energie nach unten absenken und ein Schweregefühl erzeugen. Schon nach den ersten Behandlungen wurde die Schlaftiefe besser, auch das begleitende Ohrgeräusch, daß typischerweise mitaufgetreten war, ging deutlich zurück. Der Patient erzählte, der Körper habe plötzlich wieder Gewicht, er fühle sich schwer, der leichte flüchtige Schlaf sei jetzt einem tieferen, festeren gewichen. Nachdem er früher nachts nur anderthalb bis zwei Stunden zur Ruhe gekommen war, dehnte sich die Zeit jetzt auf vier bis fünf Stunden aus. Auch das nächtliche Wasserlassen wurde immer seltener, und nach drei Monaten erklärte der Patient schließlich, er habe jetzt einen Zustand erreicht, den er in seinem ganzen Leben noch nie erlebt habe. Immerhin währte das schlafgestörte Leben des Patienten jetzt schon an die 50 Jahre, und es war für ihn ein großes Glücksgefühl, seit einigen Monaten einen tiefen, erfrischenden Schlaf erleben zu dürfen, wo er nachts das Gefühl der Sammlung und der Schwere hatte und sich morgens erholt und erfrischt fühlte und wo er tagsüber eine zunehmende Kraft und Ausgeglichenheit gewann. Ohne irgendwelche Medikamente eine solche Zeit zu durchleben, das hatte es bei dem Patienten bisher noch nicht gegeben.

Krebs

Eine Krebs-Diagnose gibt es in der chinesischen Medizin nicht. Aber Tumoren, Verhärtungen, Verdichtungen, tastbare gewebliche Veränderungen sind natürlich auch dieser Medizin bekannt. Über die Bösartigkeit einer Geschwulst wird dabei keine Aussage gemacht, und so fallen in die Gruppe der *concretiones*, der konkreten Verhärtungen, sowohl »harmlose« zystische Veränderungen wie auch maligne Tumoren.

Aber auch bei uns ist die Bewertung entsprechender Prozesse fließend. Denken wir an die tastbaren Befunde in der Mamma; häufig bringt erst der Gewebsschnitt Klarheit über seine Dignität. Zyste, Fibrom, knotige Entartung – fließende Übergänge sind möglich.

Nachdem die Patientin vor sieben Jahren die »Antibabypille« (Kontraceptivum) abgesetzt hatte, war es zu sehr belastenden hormonellen Dysregulationen gekommen, Unregelmäßigkeiten in der Periode, Ödemneigung, Stauungen, einer deutlichen Blutdruckerhöhung, geschwollenem Gesicht und deutlich gedunsenen Händen, vor allem aber zu zystischen Verhärtungen in der Brust. Diese knotigen Verdickungen waren sehr gut tastbar und dem Gynäkologen schon seit Jahren aufgefallen.

»Feuchtigkeit«, Umsatzstörungen der Flüssigkeit, Verteilungsstörungen der Säfte hatten zu »Schleimprozessen« geführt, die ihrerseits die harmonische Ausbreitung des *qi* aus dem Funktionsbereich der »Leber« stauten und blockierten. Therapeutisches Anliegen mußte es daher sein, für eine Umwandlung des »Schleimprozesses«, für eine Transformation der »Feuchtigkeit« und eine nötige Ausleitung zu sorgen. Gleichzeitig mußte der Funktionsbereich der »Leber« wieder beweglich gemacht werden, sein Energiefluß befreit werden. Entsprechend wurde die Rezeptur und die angewandte Akupunkturtherapie aufgebaut. Nachdem sich nahezu alle genannten Beschwerden auffallend gebessert hatten, die Patientin wieder schlank und ohne Schwellungen war, teilte sie nach zwei Monaten mit, daß der Gynäkologe keine Verhärtungen in der Brust, keinen zystischen Prozeß mehr feststellen konnte.

Sogar solide Tumoren scheinen der chinesischen Medizin zugänglich zu sein. So war bei einem histologisch gesicherten Mammakarzinom mit einer deutlich angeschwollenen Achselhöhle, einem angeschwollenen, dicken, gespannten Arm, eine prompte und eindrucksvolle Erleichterung zu erzielen. Unter Beachtung der therapeutischen Leitvorstellungen, die Leitbahnen durchgängig zu machen und für eine Bewegung des *qi* zu sorgen, dadurch eine Beseitigung der Stauung zu erreichen sowie eine Lösung des »Leber«-Funktionsbereiches zu bewirken, gelang es ab der ersten Behandlung, eine eindrucksvolle Abschwellung der befallenen Region zu registrieren.

Dieser jüngere Fall wird nach den ersten Behandlungsmonaten weiter genauestens beobachtet werden. Dennoch ist es nach der einige Monate währenden Behandlungsdauer erfreulich, einen solch eklatanten Verbesserungszustand zu registrieren, wobei das tumoröse Geschehen kaum noch tastbar ist, die Bewegungsfähigkeit im Achselbereich wieder vollkommen normalisiert und das Allgemeinbefinden der Patientin wie in früheren aktiven Tagen ist.

Eine wirkliche Beurteilung der Therapien des Krebsgeschehens wird erst in vielen Jahren, wahrscheinlich Jahrzehnten möglich sein. Dafür sind unsere Erfahrungen hier im Westen mit der chinesischen Medizin noch zu jung, und die Chinesen liefern uns bisher keine verläßlichen Berichte.

Doch auch in China, dieses wissen wir von unseren Besuchen, ist dieses Thema inzwischen sehr aktuell. Ganze Sanatorien sind eingerichtet worden, wo mit den unterschiedlichsten therapeutischen Ansätzen aus dem Arsenal der chinesischen Medizin Versuche unternommen wurden. Angeblich seien die Ergebnisse sehr ermutigend mit der chinesischen Diätetik, den Arzneimitteln, der Akupunktur, aber vor allem den Bewegungsübungen, dem »Arbeiten am *qi*«, dem *Qigong*.

Verhärtungen, gewebliche Verfestigungen, *concretiones* sind aus chinesischer Sicht in erster Linie auf Stauungen der aktiven und schließlich auch der stofflichen Energieverteilung zurückzuführen, sehr häufig bedingt im übrigen durch emotionelle Stauungen. Daher ist das erste Gebot, das *qi*, die aktive Energie wieder in Bewegung zu bringen, dadurch den Leitbahnfluß zu gewährleisten, die Netzbahnen zu öffnen und Verhärtungsprozesse, »Schleimbefunde«, herauszulösen. Auch in den neuesten Lehrbüchern der traditionellen chinesischen Medizin wird nicht primär nach benignen und malignen Tumoren unterschieden. In erster Linie gilt die Unterscheidung den harten und weichen *concretiones*, also den stofflich faßbaren Verdichtungen und den schmerzhaften Sammlungsorten von aktivem energetischen Potential, wo der Schmerz, die Verspannung, aber nicht das Gewebliche überwiegt.

Krebsmittel gibt es in der chinesischen Medizin nicht. Aber es gibt Hilfe für die Krebspatienten. Wie diese Hilfe aussehen kann, soll ein Patient aus seiner Sicht schildern:

»Es war an einem Apriltag auf dem S-Bahnhof Neuperlach-Süd. Ich stand unten vor der Treppe. Wie wär's, wenn du da hinaufstürmtest, fragte ich mich und war schon oben; einige tiefe Atemzüge, kein Herzklopfen; auf den Stufen – ein einziges Mal ein leichtes Schwanken.

Warum schildere ich dies; andere 54jährige können das auch. Also etwas Normales; nicht für mich, der seit zwei Jahren Krebs hat. Vor sieben Monaten wurden beide Schädelhälften bestrahlt, bald darauf eine Geschwulst aus dem rechten Unterschenkel geschält. Ab Dezember – Medikamente, die das Wachstum bösartiger Zellen hemmen.

Die Ärzte unternahmen viel gegen das Tumorleiden, wenig gegen die Krankheitszeichen, die während der Krankheit und ihrer Bekämpfung auftraten. Zur Hautschadenverhütung gab mir der Radiologe Azulonpuder und ein Merkblatt für Strahlenpatienten. Ein Internist schickte mich zum EKG, ich hatte über Herzstolpern geklagt. Gegen mein Ohrensausen sollte ich ein Medikament erhalten. Ich lehnte ab: Es war nicht sicher, ob die Nebenwirkungen des neuen Mittels nicht die Einnahme weiterer Arzneien erfordern. Vincristin 500 setzte er ab, meine Fußspitzen waren taub geworden (sie sind es noch immer). Wenn bei mir hohe Dosen krebshemmender Mittel in eine Armvene eingeleitet wurden, sollte ich danach vier Liter Flüssigkeit zu mir nehmen. Vor lauter Erbrechen konnte ich nicht einen Liter trinken. Der Chirurg empfahl einen Stützstrumpf: Er hatte die obere Schicht des Wadenmuskels entfernen müssen. Meine Beschwerden waren: Hautschäden, Haarausfall, Gedächtnisschwäche, Antriebsverlust, Appetitlosigkeit, Übelkeit, Erbrechen, Sodbrennen, Stuhlverstopfung, allgemeine Schwäche, Knieschwäche, Frösteln, Fieber, Herzstolpern (nach mehrjähriger Pause), Schmerzen in der Herzgegend (manchmal), Pulsjagen (anfallsweise), heiße Füße (nachts), Ohrensausen, viermal Wasserlassen nachts, deswegen Schlafbeeinträchtigung, Benommenheit (zeitweise), Taubheit beider Fußspitzen, Glaskörpertrübung des linken Auges, Zittern der linken Hand (zeitweise), Röschenflechte, Anfälligkeit für Erkältungen, Soor, Bindehautentzündung, HWS-Syndrom (meist bei Wetterumschwung).

Mir als Nichtmediziner ist es unmöglich, für jedes Krankheitszeichen die jeweilige Ursache anzugeben. Der Arzt, der mich akupunktiert, sagte mir, der Krebs selbst, die Nebenwirkungen der Medikamente oder andere Faktoren könnten die Beschwerden hervorgerufen haben. Die Blutbildveränderungen sind nicht erwähnt, sie spiegeln sich in den Krankheitszeichen wider, ebenso Kopfschmerzen, sie sind etwas Alltägliches und traten selten und nur kurze Zeit auf.

Mein Zustand verschlechterte sich Ende November/Anfang Dezember: Zu den Krankheitszeichen des Krebses und den

Nachwirkungen der Kobalt-Gammastrahlen gesellten sich Nebenwirkungen der Geschwulstwachstumshemmer. Der Dezember wurde für mich zum dunkelsten Monat des Jahres, auch wegen meines Befindens. Doch dann sollte sich ein Hoffnungsschimmer zeigen, den ich zu dem Zeitpunkt noch nicht bemerkte.

Aus Rücksicht auf meine Frau, die Krankenschwester ist, war ich aus dem gemeinsamen Schlafzimmer gezogen. Dennoch bekam sie mit, wie ich, zum Beispiel nachts versuchte, mit Kamillentee, rohen Möhren, Sellerie usw. dem Sodbrennen beizukommen. Ich hatte schon so viel ›Gastropulgit‹ genommen, daß ich glaubte, meine Därme wären verschlossen.

Mein Zustand beunruhigte meine Frau. Sie bat mich, mit einem Arzt zu reden, den sie von ihrer Arbeitsstelle her kannte. Neben seiner Tätigkeit im Krankenhaus befasse er sich mit Naturheilkunde. Für manche Kranke, deren Leiden sich dafür eignen, stelle er Heilteemischungen zusammen, statt nebenwirkungsreiche Pillen zu verordnen. Diese Art zu heilen, beeindruckte mich. Sie ließ erkennen, dieser Arzt bemühe sich, seine Patienten vor den Nebenwirkungen mancher Arzneien zu bewahren. Einige von ihnen setzten mir gerade zu. So konnte ich um so besser begreifen, was dieses Vorhaben für viele Kranke bedeuten kann. Aber Tees schienen mir zu schwach für mein Leiden, daher lehnte ich es ab, diesen Arzt aufzusuchen. Immer wieder von meiner Frau angesprochen, gab ich dann doch nach. Vielleicht komme ich zu einem Tee, der mich vom Sodbrennen befreit? dachte ich.

Es war nicht ein übliches Arztzimmer – eher ein Ruheraum, in dem ich eines Tages saß. Außer den normalen Möbeln und dem Waschbecken mit Spiegel gab es nur eine Liege, mein Blick fiel auf einen abgegriffenen Blechkasten; Instrumentenschrank, Vitrinen mit Medikamentenmustern und Untersuchungsgeräten fehlten. Das Fenster stand einen kleinen Spalt offen. Spreche ich bei einem Arzt vor, so bin ich in fünf Minuten wieder draußen. Hier durfte ich meine Krankengeschichte vortragen. Der Arzt stellte Fragen zusätzlich und schrieb das Wesentliche auf.

Dann fühlte er den Puls auf eine neuartige Weise: am linken und rechten Handgelenk, längere Zeit, ohne Uhr mit Sekundenanzeiger. Ich glaube, mich zu erinnern, es wurden jeweils zwei oder drei Finger aufgelegt. Um den Doktor nicht abzulenken, schwieg ich. Die Ergebnisse kamen in ein Diagramm. Es geschah beim ersten Pulsfühlen: Eine Stelle, auf der ein Finger des Mediziners lag, erwärmte sich mehr. Ich dachte, vielleicht hat dieser Arzt einen Finger, der wärmer als die anderen ist und schalt mich dann selbst.

Danach war die Zunge an der Reihe. Ich vermute, es ging hierbei um Stärke, Farbe und Ausbreitung des Belags. Pulsfühlen, Nachschauen der Zunge und Befragung über meinen Zustand erfolgten in regelmäßigen Abständen jeweils nach fünf oder sechs Akupunkturbehandlungen. Einmal erschwerte ich die Besichtigung der Zunge unabsichtlich durch Essen kurz zuvor.

Es kamen nun auf mich zu: Akupunktur, Wärmebehandlung und Heiltees verschiedener Zusammensetzung. Ich überließ mich der Behandlung mit dem Vorsatz, über ihre Wirksamkeit und Unwirksamkeit nicht nachzudenken. Wie sollte ich etwas beurteilen, was ich nicht kannte? Die Behandlung wollte ich erleben unvoreingenommen, so schaute ich weder in Nachschlagewerke noch bat ich den Arzt, mir etwas Unklares zu erläutern. Von sich aus teilte er mir mit, die »Mitte« wäre schwach.

Erste Akupunktur. Ich hatte mich auf die Liege begeben, Rückenlage einzunehmen und die Beine bis über die Knie freizumachen. Gedanken über mögliche schmerzhafte Nadelstiche (bei der Akupunktur verwendet man haarfeine Nadeln) beunruhigen mich nicht. Hat mich doch die Krebsbehandlung in dieser Hinsicht abgestumpft. Ich glaubte, derartige Schmerzen abschwächen zu können, wenn ich die Muskeln entspannte und die Atmung nicht stocken ließ. Dennoch habe ich mich gemeldet: bei dumpfen elektrischen Schlägen, die das betroffene Bein zum Zucken brachten, seltener, wenn die eingesetzte Nadel gedreht wurde. Schmerzen, wie sie eine Akupunktur verursacht, könnten mich von weiteren Behandlungen nicht weiter abhalten.

Der Doktor setzte die Nadeln an meinen Beinen an: unterhalb des linken Knies an der Außenseite, unterhalb der Knöchel, an den Zehen, seltener an den Händen oder in der Ellbogengegend. Auf der Suche nach dem Einstichpunkt tastete der Arzt mit den Fingerspitzen den in Frage kommenden Bereich ab. Der Punkt war dort, wo ein kaum spürbarer Schmerz auftrat. Ich verstand nichts von Akupunktur, glaubte aber, der Doktor mache einen bestimmten Nerv ausfindig.

Die Nadel an der Außenseite des linken Unterschenkels wurde längere Zeit in regelmäßig aufeinanderfolgenden Schüben gedreht, die an den Knöcheln steckten nur in der Haut. Gespannt wartete ich beim ersten Mal. Werde ich eine Wirkung spüren? Es tat sich nichts Auffallendes. Einmal meinte ich, die Schulterblätter hätten sich erwärmt.

Am Abend jenes Tages war ich zerstreut. Moppy, unsere kleine Hündin, muß vor mir gehockt und mich lange angeschaut haben. Mit einem kurzen Bellaut erinnerte sie mich, daß sie auch da ist. Ich dachte noch über das Erlebnis des Tages nach. Die Akupunktur erzeugt schwache Wärmegefühle an bestimmten Körperstellen. Reicht dies zur Besserung des Befindens oder gar zur Beseitigung einer Krankheit? Wie könnte die Erwärmung eingetreten sein? Ich stellte mir vor, ein auf einen bestimmten Punkt ausgeübter Reiz bewirkt, eine andere Stelle – weit von diesem Punkt entfernt – erhält mehr Blut. Der Körper hat bestimmt ein eigenes Blut- und Wärmeverteilungszentrum. Wie nimmt dieses die Eingriffe in seine Arbeit auf, die von der Akupunktur kommen? Vielleicht wollte es gerade ein anderes Organ reichlicher mit Blut versorgen? Wie wird nun die Leistung des Organs sein, das infolge der Akupunktur weniger Blut bekam? Eingedenk meines Vorsatzes ließ ich alles auf sich beruhen.

Sich hinzulegen und zu erleben, wie die Nadeln wirken, war nicht alles, was ich zu tun hatte. Der Arzt wollte wissen, was ich spüre. Ich hatte aufzupassen und zu berichten, wann und wo sich Erwärmungen einstellten. Es fanden zwei bis vier Behandlungen in einer Woche statt. Die Wärme kam immer früher. Nach und nach erfaßte sie den ganzen Körper. Mein Kopf strengte sich musterhaft an: Er glühte noch abends – die Behandlung war mittags.

Doch nicht nur Wärme stellte sich ein. Oft überkam mich eine angenehme Ruhe, die sich über den ganzen Körper ausbreitete. Einmal war es mir so, als säße ich an einem Werktagvormittag in der Matthäuskirche am Sendlinger Torplatz, mutterseelenallein und gedämpftes Sonnenlicht ströme durch die hohen Fenster. Verließ der Doktor den Raum, so nahm mich manchmal ein leichter erquickender Schlaf in seine Arme.

Die aufbauende Wirkung der Akupunktur spürte ich an den Tagen zwischen den Behandlungen – erst schwach, dann deutlich. Nach jedem Besuch fühlte ich mich kraftvoll, ruhig und zuversichtlich. Allmählich wichen Knieschwäche und die meisten Krankheitszeichen. In diese Zeit fiel eine Fernsehdiskussion. Es ging um die Kosten der Akupunkturbehandlungen. Die Vertreterin des Bundesgesundheitsministeriums erklärte u. a.: Die Wirkung der Akupunktur beruhe auf Suggestion. Mit jedem Tag spürte ich, die Akupunktur hilft mir immer mehr. Die Dame hatte deshalb mit ihrer Behauptung bei mir keinen Erfolg: Ich ließ mich weiter akupunktieren.

Ich täte der Akupunktur zu viel Ehre an, schriebe ich nur ihr die Fortschritte zu. Schulter an Schulter mit ihr kämpften Heiltees. Sie verstärkten die Wirkung der Akupunktur und beseitigten Sodbrennen, Appetitlosigkeit, Verstopfung, Antriebsverlust und allgemeine Schwäche. Die Tees erreichten, daß ich nachts nicht mehr heiße Füße bekam und ließen Ohrensausen, häufiges nächtliches Wasserlassen sowie Übelkeit und Erbrechen zurückgehen.

Eine Erkältung hinterließ eine belegte Stimme. Sie wurde frei, ich hatte einen neuen Tee acht Tage lang getrunken. Ob dieser beachtlichen Erfolge erwachte wieder meine Freude am Gesang...

Wie schmecken denn deine Tees? wird ein Arbeitskollege fragen und sich im voraus darauf freuen, den andern grinsend zu erzählen, was ich darauf geantwortet habe. Ich fand sie herb mundig. Belächelt man meine Schwäche für Heiltees, so stört mich das nicht. Mit Tees dauert es länger, gesund zu werden, und ihre Zubereitung erfordert Zeit. Manche, die es immer eilig haben, werden schnellwirkende Mittel bevorzugen und deren Nebenwirkungen in Kauf nehmen.

Die Wärmebehandlung war ein weiteres Heilverfahren, das die altchinesische Medizin und nun der Arzt anwandte. So füllte Kräuterduft an manchen Tagen den Raum. Ihn verbreitete Beifuß, der auf dünne Ingwerscheiben aufgestreut und angezündet wurde. Die Scheiben bedeckten bestimmte Punkte meiner nackten Haut im Bauch- und Rückenbereich. Die Glut durchdrang den Ingwer. Das angenehme Wärmeempfinden verwandelte sich in ein Schmerzgefühl, wie ich es von Verbrennungen her kenne. Die Scheibe wurde entfernt; Brandwunden gab es keine. Das Frösteln, über das ich geklagt hatte, war verschwunden. Eine weitere Maßnahme des Arztes, die Abwehrkraft des Körpers zu steigern, bestand darin, daß er mich aufforderte, meinen Zahnarzt aufzusuchen. Dieser sollte meine Zähne – vor allem die wurzelbehandelten – auf Eiterherde absuchen. Vier Zähne wurden gezogen. Ein Zahn war sichtbar beherdet. Der Arzt beschränkte sich nicht auf diesen Rat, er ergänzte ihn durch andere Hinweise: Zum Beispiel soll ich gegen Fieber nichts tun, es sei wichtig für die körpereigene Abwehr.

Nachdem die meisten Beschwerden nicht mehr auftreten, fühle ich mich an manchen Tagen so, als fehlte mir nichts. Außer dem Beispiel einer Besserung meiner Gesundheit, das ich an den Anfang dieses Berichtes gestellt habe, könnte ich noch andere bringen. Auch sie würden bestätigen, nach der chinesischen Naturheilkunde können Kranke geheilt oder ihr Zustand gebessert werden – in meinem Fall auch dann, wenn Nebenwirkungen von Medikamenten immer wieder versuchen, die Erfolge der Naturheilkunde zu mindern.«

Der Zustand des Patienten besserte sich in der Tat zusehends. Einmal sagte er, er fühle sich jetzt besser, als zu der Zeit vor der Erkrankung. Er nahm seine Arbeit wieder an, verfaßte Schriften, übersetzte aus anderen Sprachen und *lebte* ganz einfach. Zwei Jahre fast gesunden Lebens waren ihm noch vergönnt, dann überrannte die Krankheit alle Schutzwälle.

Herz-Kreislauf-Erkrankungen

Im Westen stellen die Herz-Kreislauf-Erkrankungen immer noch die häufigste Todesursache dar. Große materielle und personelle Aufwendungen werden getrieben, um diesen Todesursachen Einhalt zu gebieten. Ein Heer von Wissenschaftlern und Ärzten ist damit beschäftigt, Zusammenhänge zu erforschen, Behandlungsstrategien zu entwerfen und präventive Maßnahmen zu verbreiten. Risikofaktoren wie die erhöhten Blutfettwerte, die Hypercholesterinämie, der Zigarettenabusus oder der erhöhte Blutdruck (Hypertonus) sind bekannt. Aber trotz all dieses Wissens konnte die Morbidität und Mortalität nicht entscheidend gesenkt werden. Die Herz-Kreislauf-Störungen können einen breiten Fächer an klinischen Bildern erzeugen, von Herz-Rhythmus-Störungen bis zum Herzengegefühl (Angina pectoris), das schließlich im Herzinfarkt enden kann. Andere Folgen der kardio-vaskulären Erkrankungen sind die Schädigungen der Hirnarterien, wobei aufgrund einer hypertensiven Kreislaufsituation als schwerwiegendste Folge der Schlaganfall (*apoplektischer Insult*) eintreten kann.

All diese Krankheiten sind auch in China bekannt, aber hier gelangt man nach einer individuellen chinesischen Diagnose zu einer anderen Sicht des Krankheitsgeschehens. So kann etwa erhöhter Blutdruck (*Hypertonus*) aus chinesischer Sicht aufgrund sehr unterschiedlicher Mechanismen entstehen. Einmal können konstitutionell verminderte Yin-Anteile im Funktionsbereich der »Leber« ein Ungleichgewicht in diesem Bereich enstehen lassen, so daß die Yang-Anteile nach oben schlagen und ein sogenannter »innerer Wind« (*ventus internus*) entsteht.

Das klinisch gravierendste Bild bei dieser Voraussetzung ist der apoplektische Insult beispielsweise mit Sprachstörungen, Halbseitenlähmung, Paresen. Ein anderer häufiger Krankheitsmechanismus besteht darin, daß im Anschluß an eine Verminderung des Yin, also der Säfte im Funktionsbereich der »Niere«, ein »Hitzebefund« im gegenüberliegenden Funktionsbereich des »Herzens« entsteht und zu klinischen Zeichen wie Herzklopfen, Schlafstörungen, allgemeiner Verwirrtheit, großer Unruhe, Gesichtsröte und großer Vergeßlichkeit führt. Bei einer dritten Konstellation belastet ein »Feuchtigkeits«- und »Schleimbefund« die »mittleren« Funktionsbereiche, blockiert den Energiefluß und führt zu Symptomen wie Enge- und Völlegefühl in der Brust, Herzklopfen, Schwindel, Übelkeit und Erbrechen und einem typischen dicken, weißen Zungenbelag. Darüber hinaus gibt es aus chinesischer Sicht noch weitere Möglichkeiten, die zu derartigen Entgleisungen führen können. Bei allen drei genannten Bildern kommt in der westlichen Medizin als einzige Diagnose eventuell der *Hypertonus* in Frage. Da in der chinesischen Medizin jeder der drei Befunde einer anderen Therapie bedarf, ist an diesem Beispiel unmißverständlich erkennbar, daß sich der westliche Begriff *Hypertonus* nicht mit einem bestimmten chinesischen Krankheitsbegriff deckt. Dennoch kann man aufgrund der häufigsten Erscheinungsbilder bestimmte generelle Empfehlungen geben.

Durchaus sinnvoll ist es beispielsweise in allen Fällen, so wie auch in einer chinesischen Veröffentlichung empfohlen, den auf der Fußsohle liegenden Brunnenpunkt der »Nieren«-Leitbahn kräftig zu massieren, da hierdurch das Hochschlagen von aktiven Energieanteilen aufgefangen wird und diese wieder nach unten abgesenkt werden. Gleichzeitig empfiehlt sich diese Massage von mehreren Punkten hinter der Ohrmuschel sowie im Nackenbereich, da hier jeweils Einflußorte liegen, über die ganz allgemein »Windkrankheiten« und somit auch die »innere Windkrankheit« ausgeleitet und besänftigt werden können. Die Massagen solcher Punkte sollte man dann täglich oder sogar mehrfach täglich vornehmen und dies jeweils über mehrere Minuten. Natürlich sehen die Anweisungen für jeden Patienten ein wenig anders aus, und auch das therapeutische Vorgehen des Arztes wird entsprechend der Vielfalt der Entstehungsmöglichkeiten eines hypertensiven Symptomenbildes einen sehr individuellen Charakter haben.

Eine Arbeitsgruppe des 2. Medizinischen Colleges in Shanghai hat bei 54 Fällen eine derartige individuelle Akupunktur- und Moxibustionstherapie gegen zu hohen Blutdruck vorgenommen. Nach einer 17jährigen Beobachtungszeit wurde registriert, daß von 54 Hypertonikern lediglich fünf in eine hypertensive Krise gerieten bzw. einen Schlaganfall erlitten. In einer Kontrollgruppe von zwölf nicht behandelten Patienten erlitten immerhin vier einen schweren Insult. Von den behandelten Patienten erkrankten also nur etwa zehn Prozent, von den unbehandelten Patienten jedoch über 30 Prozent. Zum eindeutigen Nachweis sollten derartige Studien jedoch in größerer Breite durchgeführt werden, um auch den statistischen Kriterien genüge zu tun. Auf alle Fälle läßt sich sagen, daß mit der Akupunktur, aber auch mit der chinesischen Pharmako-Therapie und unterstützend selbst mit der Punktmassage deutlich positive Ergebnisse erreicht werden können, die langfristig der Gesunderhaltung dienen.

Zu einem der eindrucksvollsten Erlebnisse gehörte für mich in China der Besuch der kardiologischen Intensivstation im Dong-Zhi-Men-Hospital. Diese Klinik ist dem College für traditionelle chinesische Medizin in Peking angeschlossen. Der kardiologische Chefarzt, Professor Liao, führte mich sehr ausführlich in die therapeutischen Möglichkeiten und die klinischen Erfahrungen mit der traditionellen chinesischen Medizin bei kardiologischen Notfallerkrankungen ein. Meine eigenen Erfahrungen auf der intensiv-medizinischen Abteilung in einem Münchner Krankenhaus hatten bei mir den Eindruck hinterlassen, daß gerade diese schweren Erkrankungen eine absolute Domäne der westlichen Medizin seien. Herzinfarkt, kardiogener Schock, akuter Angina-pectoris-Anfall – solche Erkrankungen scheinen nach unseren Vorstellungen mit den therapeutischen Möglichkeiten unserer modernen apparativen und pharmazeutisch-chemischen Medizin optimal behandelbar. Um so überraschter war ich, als Professor Liao von erfolgreichen Arbeiten insbesondere mit traditionellen Heilpflanzen bei diesen schweren Herzerkrankungen sprach.

Der akute Myokard-Infarkt ist aus chinesischer Sicht in erster Linie Ausdruck einer totalen Erschöpfung des *qi* im Bereich des Funktionskreises »Herz« und »Niere«. Diese Unterversorgung des *qi* kann natürlich auch auf eine Blockade zurückzuführen sein. Aus dieser Perspektive ist es das wichtigste Anliegen, den Umlauf des *qi* in jenem zentralen Bereich zu verbessern und diese lebensnotwendige Energie mit entsprechenden Pharmaka bereitzustellen. Das gilt vor allem dann, wenn eine Schocksymptomatik hinzukommt. Auf der Intensivstation des Dong-Zhi-Men-Hospitals hat man mit chinesischen Arzneimitteln, die als Infusion aufbereitet werden und dann parenteral, also über die Vene zugeführt werden, beste Erfolge erzielt. Unsere westlichen Medikamente sind den chinesischen Kardiologen sehr wohl bekannt, und auch Professor Liao berichtete darüber. In seiner Abteilung gewannen die Behandlungen mit traditionellen Mitteln, sowohl bei kardiogenem Schock als auch bei *Angina pectoris*, zunehmend die Oberhand. Da die Wirkung dieser Arzneimittel positiver erschien, drängten sie den Einsatz der westlichen Medikamente, wie zum Beispiel Fingerhut- oder Nitro-Präparate mehr und mehr zurück. Allerdings haben erst die heutigen Herstellungsverfahren, wie das pyrogenfreie (entzündungsfreie) Aufbereiten der Arzneimittel und die parenterale (über die Vene) Behandlung den natürlichen Heilmitteln diese neuen Möglichkeiten eröffnet.

Eine Pekinger Forschungsgruppe berichtete, daß sie bei *Angina pectoris* (Herzenge) aufgrund der positiven Erfahrungen mit der traditionellen chinesischen Medizin die Behandlung mit gefäßerweiternden Mitteln (Nitro-Präparate) entweder ganz stoppen oder deutlich senken konnte. Bei 90 Prozent der Patienten erreichte sie mit einer entsprechenden Akupunkturtherapie positive Erfolge. Von der Akademie für traditionelle chinesische Medizin in Peking liegt aus dem Jahre 1974 eine ähnliche Arbeit vor, wonach 64 Patienten in Zyklen von jeweils zehn Behandlungsabschnitten therapiert worden waren. Die entsprechende Akupunkturbehandlung führte nicht nur zu klinischen Besserungen, also zu einer erheblichen Linderung des Beschwerdebildes, sondern bei über der Hälfte der Fälle waren auch positive EKG-Veränderungen zu registrieren.

Prof. Liao äußerte sich zwar sehr kritisch und vorsichtig zur Behandlung von Herz-Rhythmus-Störungen mit chinesischen Arzneimitteln, aber andere Klinikergruppen konnten auf internationalen Kongressen sehr eindrucksvolle Erfolge vorweisen. Dabei gibt es Arbeiten, die von einer nahezu 90-prozentigen Erfolgsquote sprechen, es muß jedoch eindeutig nach Art der jeweiligen Rhythmusstörung unterschieden werden. Dennoch sprechen diese Arbeiten dafür, daß dem westlichen Vorgehen, das ja auch nur ein Herantasten an eine optimale antiarrhythmische Therapie ist, eine weitere durchaus erfolgversprechende Methode an die Seite gestellt werden kann.

Notfallmedizin, die Behandlung mit Akupunktur bei Koma, Schock und Bewußtlosigkeit

Zunächst klingt es erstaunlich und geradezu unwahrscheinlich, wird man aber mit der hilfreichen Wirkung der Akupunkturtherapie in Notfallsituationen konfrontiert, ist sie sehr eindrucksvoll. Denn wenn dieser Therapie bei uns überhaupt eine Wirkung zugebilligt wird, dann geht man davon aus, daß sie bestenfalls zu kleinen und zurückhaltenden Stimulationen fähig sei, auf ernste, tiefliegende oder gar lebensbedrohende Krankheitsbilder jedoch keinen Einfluß nehmen kann. Ausführliche Gespräche mit chinesischen Kollegen überzeugten mich jedoch davon, daß die Akupunktur sehr wohl in kritischen Stadien angewandt werden kann. Kollapszustände haben in der Folgezeit auch wir mehrfach erfreulich therapieren können, indem wir beispielsweise Reizpunkte auf der Leitbahn des »Herzens« oder auf der »Leitbahn der Steuerung« benutzten.

In diesem Zusammenhang muß die klinische Arbeit eines chinesischen Kollegen erwähnt werden, die uns 1985 erreichte.* In ihr berichtete der Kollege aus einem kleineren Gebietskrankenhaus in der Provinz Sichuan über seine Erfahrungen mit der Akupunkturbehandlung bei Bewußtlosen und komatösen Patienten. Der chinesische Arzt konnte nach einer sich über 15 Jahre erstreckenden klinischen Arbeit auf 42 von ihm selbst

---

* Quelle: Acta Medicinae Sinensis, Heft 4/1985; München. Deng Shifa: *Volkskrankenhaus des Gebietes* Peiling, Sichuan.

behandelte Fälle zurückblicken, bei denen Patienten in einem komatösen Zustand in sein Krankenhaus eingeliefert worden waren. Sehr genau beschreibt er, welche unterschiedliche Ursachen zur Bewußtlosigkeit geführt hatten, dazu gehörten sowohl entzündliche Prozesse wie Lungenentzündung oder Amöbenruhr, allgemeine septische Prozesse, aber auch Schlaganfälle oder Stoffwechselentgleisungen bei Diabetikern. Als der Kollege die 42 Fälle nach den Richtlinien der chinesischen Diagnostik untersuchte, fand er im wesentlichen drei verschiedene Krankheitsmechanismen:

Bei einem Teil der Patienten war ein vollkommener Verlust des Yin, also der »Säfte« eingetreten, was dadurch bedingt sein konnte, daß durch starkes Erbrechen, eine anhaltende Diarrhö oder extreme Schweißausbrüche aufgrund hohen Fiebers ein übermäßiger Flüssigkeitsverlust stattgefunden hatte, eine andere Ursache konnte ein großer Blutverlust durch eine äußere oder innere Blutung sein. Der Kollege fand eine Symptomatik, die deutlich zeigte, daß die aktiven Energieanteile ungesteuert nach außen drangen und das Säfte-Widerlager extrem geschmälert war. Klinisch sah das so aus, daß der ohnmächtige Patient wirr vor sich hinredete, herumfuchtelte, ein deutlich gerötetes Gesicht zeigte, einen heißen Körper und warme Extremitäten aufwies. Die Atmung war laut, er schwitzte stark, der Zungenkörper war deutlich rot und trocken und eventuell gelb belegt. Auch die Pulse zeigten eine entsprechende Veränderung.

Daneben gab es eine zweite Gruppe von Patienten mit einem Verlust der aktiven Energie, also der Yang-Energie, wobei die Symptomatik in einer tiefen Bewußtlosigkeit bestand, mit weißlich-fahler Gesichtsfarbe, einem kühlen, feuchten Körper, verlangsamter Atmung, kalten Extremitäten sowie einem blassen Zungenkörper mit einem feuchten, durchsichtigen bis weißlichen Belag. Auch die Pulse waren entsprechend verändert, der Blutdruck deutlich gesenkt oder nicht einmal mehr meßbar.

Ein weiterer Aspekt war aus chinesischer Sicht bei der dritten Gruppe auffallend: Zum komatösen Zustand war es durch ein plötzliches Einsetzen der Symptome gekommen. Offensichtlich war die Energieverteilung durch ein plötzliches Ereignis, durch eine Blockade, gehemmt, gebremst oder sogar umgekehrt worden, was zu einem bleichen Gesicht, zu kalten Extremitäten, eventuell zu einer deutlichen Schleimbelastung und auch zu entsprechenden Pulsveränderungen geführt hatte.

Aufgrund dieser differentialdiagnostischen Betrachtung entwickelte der chinesische Arzt mit Hilfe der Akupunktur und Moxibustion eine differenzierte Therapie. So zielte die Behandlung bei vollständigem Verlust des Yin in erster Linie darauf ab, die Dynamisierung und Ergänzung der »Säfte« durch eine gezielte Stimulation bestimmter Akupunkturpunkte zu erreichen. Stimuliert wurde beispielsweise der unter der Fußsohle liegende »Brunnenpunkt« der »Nierenleitbahn« (R1). Die Einbeziehung anderer Punkte diente ebenfalls dem Ziel, die schwere »Säfteschädigung« des Körpers zu kompensieren und sie mit Hilfe einer entsprechenden Behandlungsweise zu beheben.

Bei der Behandlung der Patienten, die ihre aktive Energie verloren hatten, wo also das Yang zu ergänzen war, wurde natürlich sehr viel erwärmt, also mit Moxakraut behandelt und über bestimmte Akupunkturpunkte eine Rückkehr der Yang-Energie induziert.

Im dritten Fall ging es bei der Therapie primär um die Lösung von Blockaden und Stauungen, die für das Entstehen des Zustandsbildes verantwortlich waren. Hier wurden dann noch feinere Unterscheidungen getroffen, ob die Stauung durch Affektion des Verdauungsapparates oder durch Schleimprozesse im Bronchialbereich verursacht war. In all diesen Fällen wurde jedoch eine spezifische und detailliert begründete Behandlung durchgeführt. Zur Dynamisierung des gesamten »Säfte«- und Energieumlaufes bewährte sich die gleichzeitige Behandlung aller zwölf »Brunnenpunkte«, also des Endes beziehungsweise des Beginns aller zwölf Leitbahnen an den Finger- und Zehenspitzen. Sie wurden von dem chinesischen Kollegen in den Fällen angewandt, in denen sie ihm nützlich erschienen.

Von den 42 behandelten Fällen konnten 34 sehr positiv beeinflußt werden. Bei 28 Fällen gelang es sogar, innerhalb der ersten Behandlungsphase, den Patienten zur Rückkehr zu einem vollkommen klaren Bewußtsein zu verhelfen. Blutdruck und Puls normalisierten sich wieder, die Patienten konnten im Anschluß an diese Notfallbehandlung einer vollkommenen Heilung zugeführt werden. Auch die anderen sechs Fälle zeigten erhebliche Verbesserungen, so daß mit weiteren Therapieschritten und anderen Methoden die Behandlung fortgesetzt werden konnte.

Die wissenschaftliche Veröffentlichung des chinesischen Kollegen ist aus vielen Gründen für unsere Medizin von höchstem Interesse. Einmal werden in ihr Behandlungen vorgestellt, die auch den letzten Zweifler zum Schweigen bringen sollten, die vor allem aber den Vorwurf ad absurdum führen, daß in der chinesischen Medizin mit suggestiven Methoden auf die Patienten eingewirkt werde. Bei bewußtlosen Patienten ist dies bekanntlich unmöglich. Zweitens wurde hier auf einem Gebiet, für das sich erklärtermaßen die westliche Medizin zuständig fühlt, mit sehr einfachen Mitteln große Erfolge erzielt. Drittens hatte der Kollege, bevor er auf die traditionelle Medizin seines Landes zurückgriff, alle westlichen Therapieverfahren angewandt, die ihm zugänglich waren. Erst nach – ergebnisloser – Ausschöpfung aller ihm zur Verfügung stehenden Möglichkeiten der westlichen Medizin wagte er den Versuch mit der Akupunkturtherapie auch auf diesem schwierigen Gebiet.

An der Arbeit des Kollegen müßte den westlichen Wissenschaftler nicht zuletzt das saubere Zahlenmaterial beeindrucken, das aus Sicht der westlichen Kliniker bisher immer als unzureichend bezeichnet wurde, weshalb entsprechende Berichte der chinesischen Medizin überhaupt nicht zur Kenntnis genommen wurden. Hier handelt es sich auch nicht um einen Einzelerfolg, um kein Zufallsergebnis, sondern um Fälle aus einer langjährigen klinischen Arbeit.

11

Das Komplement

Die westliche Wissenschaft richtet ihr Augenmerk in erster Linie auf Stoffliches, konzentriert sich auf Organisches, auf anatomische Veränderungen, auf materiell Faßbares. Zur vergleichenden Aussage fordern die westlichen Wissenschaftsbereiche eine Homogenität des Substrates. Im atomaren, molekularen Bereich ist diese Homogenität extrem groß. Moleküle und Atome zeigen keine Individualität. Auch Bakterien lassen sich nicht einzeln voneinander unterscheiden. Die im mikrokosmischen Bereich sehr große Homogenität nimmt jedoch bei höher entwickelten Lebewesen erkennbar ab. Die Eigenarten der Einzelindividuen führen zu einem differenzierten Bild. Wenn die Strukturen komplexer werden – bei Populationen von Tieren, Völkern bis hin in die kosmischen Bereiche galaktischer Strukturen –, wird die Einmaligkeit immer evidenter. Aber statistische Aussagen über den Menschen unterstellen, daß die Individualität nur in einem kleinen Bereich schwankt, durch die große Zahl versucht man überdies, persönliche und einmalige Eigenschaften zu egalisieren. Der Mensch lebt zwischen der Einmaligkeit des planetaren Systems und der Gleichförmigkeit subatomarer Strukturen. Im homogenen molekularen und subatomaren Bereich nimmt jedoch die Stabilität des Systems enorm ab. Im subatomaren Bereich sind die Teilchen in ihrer Bewegungsrichtung und ihrem Charakter kaum noch verifizierbar. Die Heisenbergsche Unschärferelation lehrt uns die Beeinflußbarkeit vermeintlich fixer Strukturen allein durch den Meßvorgang. Zu beobachten ist eine große Homogenität des Substrates, dafür jedoch ein geringe Stabilität der dynamischen Funktionen.

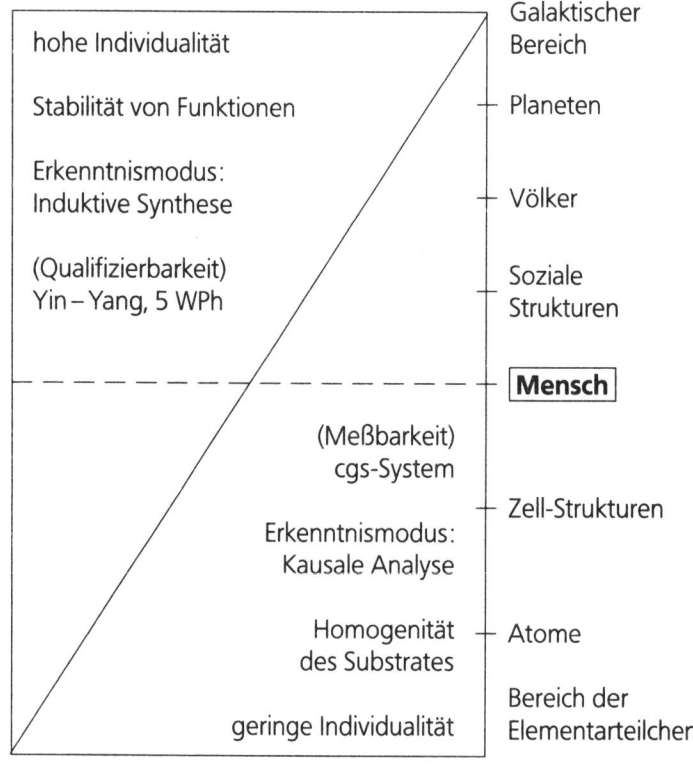

Abb. 73
Im gleichen Maß, in dem die Signifikanz, der positive Charakter Kausalanalytischer Aussagen abnimmt, nimmt die Signifikanz induktiv synthetischer Aussagen zu – und umgekehrt (nach Porkert).

Unsere westliche Medizin geht nicht nur von der Gleichförmigkeit des Organischen aus – eine Leber ist wie die andere, ein Herz gleicht dem anderen –, sondern auch davon, daß diese organischen Strukturen mit Meßvorgängen erfaßbar sind. Die Elle, die wir hier anlegen, ist das Centimeter-Gramm-Sekunden-System (cgs-System) der Physik, mit dem alle Phänomene mit »Konventionalwerten« beschreibbar werden sollen.

Die chinesische Medizin sieht im Menschen ein Abbild der kosmischen Einmaligkeit, was in seinem Körper geschieht, hat seine Entsprechung in kosmischen Geschehnissen. Dieser Blick auf das Funktionale, auf das Dynamische, auf das Bewegte, setzt voraus, daß all die beschreibbaren Funktionen eine gewisse Stabilität aufweisen. Der Sternenhimmel, unser Planetensystem, das Universum repräsentieren ein hohes Maß an funktionaler Stabilität. Auch menschliche Populationen bis hin zum Zellverband im Körper des einzelnen besitzen abschätzbare Stabilität. Eine Nation stirbt nicht über Nacht, und ein lebendiger Körper zerfällt nicht plötzlich und unvermutet.

Die chinesische Medizin betrachtet die funktionalen Bilder, die Entsprechungen, sie betrachtet das Dynamische und Bewegte und fordert allein, daß eine gewisse Stabilität dieser Bewegungen vorhanden ist. Das heißt, die vorgegebene Richtung, in der sich ein Prozeß bewegt, ob nach links oder rechts, ob nach oben oder unten, ob zum Kühlen oder Warmen, muß über einen beobachtbaren Zeitraum erhalten bleiben. Funktionales, Bewegtes läßt sich im Augenblick der Betrachtung nur richtungsmäßig beschreiben, mit anderen Worten, nur die Qualität läßt sich angeben. Und eben dazu dienen die Konventionalwerte von Yin und Yang und den fünf Wandlungsphasen, genügt es, qualitative Bewertungen mit Hilfe des polaren Wertepaares oder der zyklischen Qualifikation durchzuführen.

Dynamik, Aktives, Bewegtes sind Synonyme für Gegenwärtiges. Psychisches, Gedankliches, aber auch körperliche, lebendige Funktionen oder Emotionen wie Angst, Furcht, Freude sind augenblickliche Erscheinungen des Jetzt. Alle diese Phänomene sind als Qualitäten nur beschreib- und bewertbar, indem man ihre Richtung beispielsweise mit den Begriffen von Yin und Yang angibt. Aber die Unendlichkeit von Faktoren, die uns umgibt und die auf alles einwirkt, läßt sich nur als synthetischen Prozeß, als Einflußnahme auf ein synthetisches Geschehen erklären.

Manfred Porkert bezeichnet diesen Sachverhalt in der wissenschaftstheoretischen Terminologie sehr zutreffend als »induktive Synthese«.

Das Organische, das Feste, das Stoffliche spiegelt die Vergangenheit wider. Abgelaufene Funktionen, stattgehabte dynamische Prozesse verdichten sich, materialisieren sich oder hinterlassen Spuren im Materiellen. Im medizinischen Bereich ist dieser Zusammenhang evident. Das nachweisbare Magengeschwür bildet sich nach langanhaltendem Streß und Ärger, materielle Veränderungen sind Folge einer anhaltenden funktionellen Entgleisung. Und indem wir das Materielle betrachten, lenken wir unseren Blick in erster Linie in die Vergangenheit. Denn Organisches ist »in die Vergangenheit zurückgesunkene Funktion«, wie Porkert sehr treffend formuliert, und gleichzeitig läßt nur dieser Blick in die Vergangenheit den Erkenntnismodus der »kausalen Analyse« zu. Dieser bei uns einzig gültige Erkenntnismodus führt jedoch dazu, daß das Gegenwärtige, die Vielfältigkeit von Funktionen, die Unendlichkeit von Einflüssen, verlorengehen und auf einige wenige sogenannte »Ursachen« reduziert werden.

Die chinesische Medizin kann heute ein Komplement zur westlichen Medizin bilden. Ein Komplement ist eine vollständige und notwendige Ergänzung. Die »kausalanalytische Wissenschaft« des Westens mit ihren unbestreitbaren Erfolgen kann dadurch, daß man sie mit der »induktiv-synthetischen Wissenschaft« des chinesischen Denkens kombiniert, in idealer Weise ergänzt werden. Der Blick auf das Gegenwärtige, den die funktionale Betrachtung der Chinesen erlaubt, und der Blick auf das Vergangene sind komplementär.

Selbst nach wissenschaftstheoretischen Kriterien, den sogenannten heuristischen Kriterien (nach Popper, Sarton und Porkert), bleibt diese Aussage in ihrer Unbedingtheit bestehen.

Das *erste Kriterium* der »positiven Empirie«, das heißt der Beobachtung von realen Ereignissen, ist sowohl in der westlichen wie in der chinesischen Wissenschaft Voraussetzung jeder weiterführenden Spekulation.

Das *zweite Kriterium*, die »Anwendbarkeit von Konventionalwerten«, bedeutet in unserer westlichen Medizin die Anwendung des metrischen Systems. In der chinesischen Medizin werden Qualitäten, Bewegungen und Dynamisches durch die Konventionalwerte Yin und Yang und die fünf Wandlungsphasen in eindeutiger Weise beschrieben. Damit können sie einem wissenschaftlichen Bereich zugeführt werden.

Das *dritte Kriterium* für die Wissenschaftlichkeit bildet eine sinnvolle Verknüpfbarkeit der erhobenen Einzeldaten, eine »systematische Vernetzung der Beobachtungen«. Im Westen führt man alle Beobachtungen auf das anatomische Substrat, auf die physiologischen Funktionen, auf die Organstrukturen des menschlichen Körpers zurück. Die chinesische Medizin gliedert die Lebensäußerungen des Menschen schlüssig und sinnvoll in das Entsprechungssystem der Funktionskreise ein und erreicht damit eine systematische Ordnung aller Beobachtungsdaten.

Im Jahr 1979 veröffentlichte die »Washington Post« einen Artikel unter der Überschrift »Der Ideenschrank ist leer«, in dem westliche Wissenschaftler feststellten, daß sie sich nicht mehr in der Lage sehen, dringende Probleme zu lösen. Das Werkzeug, das wir zur Lösung unserer wissenschaftlichen, sozialen und politischen Probleme seit dem 17. Jahrhundert entwickelt haben, ist stumpf geworden.

Jahrhundertelang orientierten sich die Physiker an einer mechanistischen, »kausal-analytischen« Weltanschauung, die auf den Ideen und mathematischen Theorien von Isaac Newton und René Descartes basierte. Die Materie galt als Grundlage allen Seins und die materielle Welt als eine Vielzahl separater Objekte, die zu einer riesigen Maschine zusammengefügt waren. Komplexe Phänomene wurden dadurch verstanden, daß man sie auf ihre einzelnen Bausteine reduzieren konnte, ein Vorgehen, das als Reduktionismus benannt wurde. Dieses Zurückgreifen wurde einer wissenschaftlichen Methode gleichgesetzt. Erst im 20. Jahrhundert stieß das mechanistische Weltbild an deutliche Grenzen, und die Physiker begannen damit, vom Modell der großen Maschinen abzugehen und die Welt als harmonisches Ganzes, als ein Netz harmonischer Beziehungen zu verstehen.

Galilei hatte im 16. Jahrhundert die Meßbarkeit der Realität gefordert, um die Phänomene der Welt zu objektivieren, um sie vom Menschen zu lösen. Nicht mehr der Mensch sollte im Mittelpunkt des Geschehens stehen, nicht mehr die Erde war Mittelpunkt der Welt, sondern Wissenschaft konnte nur entstehen, indem man vom Menschen absah, sich vom Menschen löste, objektive Daten, die vom Menschen nicht beeinflußt waren, gewann. Der befreiende Schritt weg von der unmittelbaren Erfahrung des Menschen, ersetzt durch eine wissenschaftliche Theorie und begründet durch gezielte Experimente, war die Folge. »Nicht wie wir uns dem Himmel zubewegen, sondern wie die Himmel sich bewegen«, lautete ab jetzt die Fragestellung, die zu einer Spaltung des Himmels in einen wissenschaftlichen und einen menschlichen führte. Um ein neues Weltbild zu schaffen, wurde gefordert, dieses Weltbild müsse einfach und transparent sein. Dies ist aber nur dann möglich, wenn wir vom Menschen absehen, seine Probleme eliminieren, die Alltagserfahrungen außer acht lassen. Nicht die Übereinstimmung mit der Erfahrung wird gefordert, sondern die Übereinstimmung mit dem Experiment. Solche Experimente sind einfach zu halten und meist dem Alltagsleben entfremdet. Bei Galilei mündete diese Überlegung in die Parole: »Alles, was meßbar ist, messen – was nicht meßbar ist, meßbar machen.«

Selbst eine Äußerung von *Theophrastus von Hohenheim*, der sich Paracelsus nannte, wurde dahingehend interpretiert, daß das Leben ein chemischer Prozeß und Krankheit das Ergebnis eines Ungleichgewichtes innerhalb der Chemie des Körpers sei. Dabei ging Paracelsus jedoch von einer sehr viel umfassenderen Sicht des Menschen aus und forderte, den Menschen »im Licht der Natur zu erkennen«. Daß man auch ihn auf die mechanistische Naturwissenschaft reduzierte, war ein Mißverständnis jener Zeit. Die Schüler von Paracelsus wurden daraufhin Iatrochemiker (griechisch: *iatros* = Arzt) genannt, weil sie der Meinung waren, die physiologischen Funktionen auf chemische Reaktionen zurückführen zu können. Iatromechaniker und Iatromathematiker, allen voran die *Borellis*, wollten – wie auch Harvey bei der Entdeckung des Blutkreislaufes – mit mechanistischen Prinzipien die Phänomene des Menschen erklären. Zwangsläufig entstand damals die dualistische Betrachtungsweise des Menschen. Hätte man die säuberliche Trennung von Leib und Seele nicht postuliert (Leibniz 1646–1716), hätte dies die Aufhebung des mühsam gefundenen Kausalitätsprinzips vorausgesetzt. Es war die Zeit, in der man damit begann, vom »Befinden« des Patienten abzusehen, um sich ausschließlich auf den meßbaren »Befund« zu stützen. Die Spaltung des Begriffspaares Befinden/Befund war vollzogen. Lediglich die Psychosomatiker unserer Tage quälen sich weiterhin mit dieser Frage, monistische, dualistische Konzepte werden hier gegeneinandergestellt, ein Ausweg aus dem Dilemma ist nicht in Sicht. Die Fähigkeiten eines Menschen sind nicht meßbar, und dennoch unternehmen wir den Versuch, sie meßbar zu machen. Aber was ist mit dem Talent, was ist mit der Musikalität, was ist mit der Intuition und was ist mit der Gestaltungskraft? Wie wollen wir sie messen? Was ist mit den Emotionen wie Reizbarkeit, Grübelei, Mitleid? Was ist mit Schmerzen und Mißempfindungen, was mit Schlafstörungen und was ist mit den Ängsten? Wie wollen wir diese menschlichen Gefühlsregungen, diese Befindensstörungen messen? Welche Geräte sollen dazu dienen? Wo wollen wir die Meßlatte anlegen? Die Spaltung hat stattgefunden. Auf der einen Seite die nicht meßbare Realität, der Mensch in seiner Vielschichtigkeit, mit seinen unterschiedlichen Aspekten, der Mensch mit seinen Widersprüchen. Auf der anderen Seite die Loslösung vom Menschen, die Objektivierbarkeit, die künstliche Welt des Experimentes, die artefizielle Welt des Meßbaren.

Das Modell, das die Wirklichkeit beschreiben sollte, muß widerspruchsfrei sein, es durfte nicht im Widerspruch zum Experiment, im Widerspruch zu den erhobenen Daten stehen. Wenn die Meßergebnisse ein und desselben Experimentes bei gleichen Bedingungen zu unterschiedlichen, eben widersprüchlichen Ergebnissen führten, konnten die Ergebnisse nicht in das Modell aufgenommen werden. Da sich die Meßbarkeit nur auf materielle Körper anwenden läßt, geriet auch in der Medizin die Betrachtung von Somatischem und Organischem in den Vordergrund und alles, was nicht meßtechnisch erfaßt werden konnte, entschwand mehr und mehr dem Blick der wissenschaftlichen Medizin. Die Wissenschaftler waren geradezu besessen von Messungen und Quantifizierungen. Francis Bacon führte Begriffe der Inquisitionsgerichtsbarkeit in das wissenschaftliche Denken ein, wenn er formulierte, »das Ziel des Wissenschaftlers sei es, die Natur auf die Folter zu spannen, bis sie ihre Geheimnisse preisgibt, man solle sich die Natur gefügig machen und zur Sklavin«. Die Faszination der Automaten, die bestechende Vorstellung von perfekten Maschinen, den Wandel des mittelalterlichen Weltbildes von der Natur als einem Organismus zur Vorstellung von einem konstruierten Apparat, die Abkehr von einer organischen Weltanschauung und die Hinwendung zur mechanistischen, die »Austreibung der Geister aus der Natur« hatte weitreichende Folgen. Zwar führten die Entdeckung des Sauerstoffs und des elektrischen Stromes im 18. Jahrhundert zu einer Entfernung von der mechanistischen Vorstellung oder zumindest zu einer Korrektur auf einigen Ebenen. Doch das Kernstück des mechanistischen Denkens, die cartesianische Idee, blieb unangetastet: der Mensch als Maschine. Noch 1928 schrieb der später berühmte Biologe und Sinologe, Josef Needham: »Für die Wissenschaft ist der Mensch eine Maschine, sollte er es nicht sein, ist er überhaupt nichts.«

Und wieder taucht die Frage auf, was geschieht mit jenen Bereichen der Wirklichkeit, die nicht meßbar sind und auch nicht meßbar gemacht werden können. Was geschieht, wenn Widersprüche bestehen bleiben, wenn sie sich nicht eliminieren lassen? Schließlich gehört es zu unseren alltäglichen Erfahrungen, daß die Medizin eine Anhäufung von Widersprüchen ist. Krankheitsbilder sind unvollständig und einzigartig. Therapieerfolge bleiben unverständlicherweise aus oder erfolgen im Gegenteil unerwartet und verblüffend, Prognosen werden von der Realität widerlegt und Durchschnittsangaben sind selten auf den einzelnen Patienten übertragbar.

Galilei wußte, warum er den in seinen Widersprüchen befangenen Menschen vom Meßbaren trennen wollte. Um Widersprüche aus der Naturbeschreibung eliminieren zu können, mußte man den Menschen als Ganzes herausnehmen. Aber Georg Wilhelm Friedrich Hegel formulierte: »Es ist also lebendig nur insofern es den Widerspruch in sich enthält.« Von der Kraft des Lebendigen meint er, sie sei in der Lage, »den Widerspruch in sich zu fassen und aufzuhalten«. Deutlicher kann der Gegensatz zu einem naturwissenschaftlichen Modell, das Widerspruchsfreiheit verlangt, nicht formuliert werden. Schon zu diesem Zeitpunkt hätte man dieses mechanistische Modell, insbesondere für die Medizin, eigentlich als untauglich, als einseitig, als zu klein und nur partiell brauchbar erkennen müssen. Aber die Naturwissenschaft und in ihrem Schlepptau die Medizin verfolgten weiterhin den einmal eingeschlagenen Weg.

Der Umgang mit dem neuen Werkzeug führte dann ja auch zu verblüffenden Erfolgen. Die Naturwissenschaft erlebte eine beispiellose Blütezeit und mit ihr die vom Menschen noch direkter spürbare Technik. Das Modell, das die Naturwissenschaftler konstruiert hatten, wurde vor dem Hintergrund der positiven Bilanz, vor diesen überwältigenden, nicht für möglich gehaltenen Erfolgen, wichtiger als die real erlebte Wirklichkeit. Die anfangs nachträglich eliminierten Widersprüche wurden mit zunehmendem Erfolg dieser Methode überhaupt nicht mehr zugelassen, nicht mehr ernst genommen, nicht mehr akzeptiert, Widersprüche wurden zu Irrtümern erklärt, deren Auftreten einer Panne gleichkam. Der Satz des Galilei: »Alles, was meßbar ist, messen, was nicht meßbar ist, meßbar machen« müßte heute ergänzt werden: »und was nicht meßbar gemacht werden kann, ableugnen.« Und jene Naturforscher, die »die Geister aus der Natur auszutreiben« bemüht waren, gewannen im Laufe der Zeit die Oberhand, wobei sie natürlich auch auf gehörige Erfolge verweisen konnten. Der Streit zwischen den Vitalisten, denjenigen, die im Lebendigen etwas Beseeltes sehen wollten, und den Mechanisten, die auch die Biologie und die Medizin auf physikähnliche Gesetzmäßigkeiten reduzieren wollten, wurde mehr und mehr zugunsten der Mechanisten entschieden.

Maßgeblich bestimmt wurde das mechanistische Weltbild von der aristotelischen Axiomatik mit ihren drei Forderungen: Erstens dem »Satz von der Identität«. (Wenn beispielsweise jemand sagt, »er sei ein Mann«, dann ist er keine Frau und umgekehrt.)

Zweitens dem »Satz vom Widerspruch« (wonach eine Person nicht von sich sagen kann, »sie sei ein Mann«, und ein anderes Mal von sich sagen kann, »sie sei eine Frau«, bei derartig widersprechenden Aussagen muß eine der beiden Aussagen falsch sein).

Drittens dem »Satz vom ausgeschlossenen Dritten« (der besagt, wenn eine Person von sich behauptet: »Ich bin ein Mann« und anschließend sagt: »Ich bin kein Mann«, so ist nur eine dieser Aussagen richtig, eine dritte Möglichkeit gibt es nicht).

Diese drei logischen Axiome klingen uns so selbstverständlich und simpel, daß sie auch als Kriterium für richtiges Denken schlechthin verstanden werden und eigentlich gar nicht der Erwähnung bedürften. Notwendig ist jedoch die Erwähnung einer vierten und letzten Forderung, nämlich dem »Satz vom hinreichenden Grunde«, denn durch ihn erfährt das Vorangehende eine deutliche Erweiterung, weil dadurch erst die Verknüpfung von Erkenntnissen zu einem Gesamtgebäude, zu einem System, zu einer Vernetzung der getroffenen Aussagen möglich wird. Außerdem reflektiert dieser Satz natürlich sehr stark auf alltägliche Erfahrungen, die dem Menschen bestimmte Vorstellungen und Bilder einfach verbieten. Es fallen eben beispielsweise keine Steine vom Himmel, deshalb wurde mit diesem vierten Satz auch jahrhundertelang die Existenz von Meteoriten in den Bereich der Fabeln verwiesen.

Die artefizielle Welt des Labors mit ihren Modellen und Experimenten wurde zur Erklärung und Gestaltung unserer Umwelt herangezogen, die logischen Axiome übernahmen dabei die Rolle der Filter, durch die alles, was die Wirklichkeit ausmachte, hindurchgepreßt wurde. Passieren durfte aber nur der widerspruchsfreie Teil, nur er wurde in ein System integriert. Vor allem wurde bei der zweiten wissenschaftstheoretischen Voraussetzung (nach Popper und Sarton) den »Konventionalwerten« eine bewußte Einengung auf die mit unserem metrischen System beschreibbaren Phänomene vorgenommen, eben wie dies Galilei gefordert hatte. Alles andere gehört nicht zum Weltbild der Naturwissenschaft. Diese Grenze des Trichters, die Beschränkung der Aufnahmefähigkeit bezeichnet Herbert Pietschmann als »ontologische Grenze« des naturwissenschaftlichen Weltbildes. Die ontologische Grenze, die bestimmt, was nach den genannten Prämissen überhaupt möglich ist an Erkenntnis, ist deutlich verschieden von der technologischen Grenze, nämlich dem, was heute aufgrund der Technologie machbar ist. Die technologische Grenze wird sich noch weiter verschieben, während die durch die logischen Axiome festgelegte ontologische Grenze nur einen sehr geringen Bewegungsspielraum aufweist, weil sie real vorhandene, aber noch nicht erklärbare Widersprüche von vornherein ausschließen. Das erklärt auch unsere paradigmatische Enge.

Eine solche Einengung auf nur Meßbares zwängt uns in ein paradigmatisches Getto, das nur außerhalb der Technologie aufgehoben werden kann. Positivistisches Einsetzen naturwissenschaftlicher Ressourcen führt zwar zur Erweiterung der technologischen Grenze, um jedoch die ontologische Grenze zu überschreiten, bedarf es eines Paradigmenwechsels. Dies ist um so notwendiger, als sich Widersprüche auch im Bereich des Meßbaren nicht aufheben lassen. So trat bei der Erforschung der Atome und des Lichtes ein für das Weltbild der gesamten Physik tiefgreifender und bis heute nicht zu eliminierender Widerspruch auf. Einerseits sah man in den Atomen kleinste Teilchen, in den Elektroden Kleinstkügelchen, in den Molekularteilchen, also Partikeln, Stoffliches, Diskretes, Meß- und Wägbares. Andererseits zeigten vor allem im Zusammenhang mit der Erforschung des Lichtes Elektronen die Eigenschaft von Wellen, Lichtwellen, Strukturen, die sich im Kontinuum des Raumes ausbreiteten. Dieser Widerspruch zwischen der Teilchenvorstellung und der Wellenvorstellung des Elektrons führte in der Physik zu einer gravierenden Belastungsprobe. Zu lösen war dieses Problem nur durch eine der Vaterfiguren in der

Physik, wie Nils Bohr, der erkannte, daß dahinter letztlich die Urangst der Naturwissenschaftler vor dem Widerspruch stand und diese Angst überwunden werden mußte. Der Unterschied zwischen »richtig« und »wahr« wurde von ihm folgendermaßen dargestellt: Das Gegenteil einer »richtigen Behauptung« sei eine »falsche Behauptung«, aber das Gegenteil einer »tiefen Wahrheit« könne wiederum eine »tiefe Wahrheit« sein. Damit näherte sich Nils Bohr sehr stark der östlichen Naturphilosophie an. Bohr war es schließlich auch, der an dieser Stelle den Begriff des »Komplementes« in die Naturwissenschaften einführte, der es ermöglichte, mit derartigen Widersprüchen zu leben. 1947 verwandte Bohr seine erkenntnistheoretische Einsicht als Emblem eines wissenschaftlichen Ordens, der symbolisch die Darstellung der Zeichen von Yin und Yang trug mit der Überschrift: *Contraria sunt complementa*. Bohr veranschaulichte das Komplementaritätsprinzip auch gern an folgendem Beispiel: Zu den komplementären Anforderungen, die im Umgang mit unseren Mitmenschen an uns gestellt werden, gehöre einerseits Liebe, andererseits Gerechtigkeit, beides müsse sich aber gegenseitig nicht aufheben.

Daß sich die großen Physiker jener Jahre schwertaten, den Widerspruch zwischen Wellen und Teilchen zu akzeptieren, läßt der berühmt gewordene Ausspruch Albert Einsteins erkennen: »Gott würfelt nicht.« Max Planck meinte schließlich, »... daß eine neue wissenschaftliche Wahrheit sich nicht in der Weise durchzusetzen pflegt, daß ihre Gegner überzeugt werden und sich als belehrt erklären, sondern vielmehr dadurch, daß die Gegner allmählich aussterben und die heranwachsende Generation von vornherein mit der Wahrheit vertraut gemacht ist«.

Trotz aller unzweifelhafter Erfolge mit dem mechanistischen Weltbild und der daraus entwickelten medizinischen Technik führte das Wissen um die organische Veränderung, wo eine Funktionsstörung somatische Schäden hinterließ, die nun mit bildgebenden Verfahren sichtbar gemacht werden konnte, zu keiner Minderung der Krankheitshäufigkeit, zu keiner niedrigeren »Inzidenz«, wie die Epidemiologen sagen, zu keinem besseren Gesundheitszustand der Bevölkerung. Das immer diffizilere Aufdecken von geringsten organischen Störungen dient noch nicht deren Vermeidung. Das Investieren in harte diagnostische Technologie dient nicht der Heilung. Daß sich das System längst in einem Teufelskreis befindet, wird dadurch deutlich, daß viele technische Untersuchungen lediglich »aus forensischen Gründen«, das heißt zur juristischen Rückendeckung, gemacht werden. Solche forensischen Untersuchungen müssen allein deshalb durchgeführt werden, um zu dokumentieren, daß man alle technologischen Maßnahmen ausgeschöpft hat, um einer eventuellen Diagnose näherzukommen. Das ist mit dem fragwürdigen Effekt verbunden, daß eine große Zahl von Untersuchungen am Patienten vorgenommen werden, die diesen bei einer schweren Krankheit oft sehr stark körperlich und auch psychisch belasten, obwohl ihre Notwendigkeit anfechtbar ist. Ganz zu schweigen ist vom wissenschaftlichen Ehrgeiz, der oft mit dem Erheben von Daten verbunden ist, die mehr die Bedürfnisse des Wissenschaftlers befriedigen, der die Behandlung durchführt, als sie der ärztlichen Notwendigkeit dienen.

In den Kliniken in der Bundesrepublik ist die Maximaldiagnostik längst Teil des klinischen Alltages geworden. Worte, wie »Verifizierungswahn«, »Überdiagnostik« machen unter kritischen Klinikern die Runde. Entstanden ist ein geradezu teuflischer Zyklus, bei dem viele Spezialuntersuchungen allein deshalb durchgeführt werden, weil der vorhandene apparative Fundus diese ärztlichen Leistungen geradezu erzwingt. Apparateauslastung, Amortisierung der teuren Geräte, Expansionsbestrebungen technischer Abteilungen, das Aufpolieren einer Jahresstatistik oder auch nur der Wunsch, Untersuchungen zu komplettieren, können zu einem derart ausufernden Medizinbetrieb führen. Röntgenbilder werden teilweise aus bloßer Neugierde oder der Freude an schönen Bildern ohne jede therapeutische Konsequenz angefertigt. Andere technische Zusatzuntersuchungen sollen die eigene Unsicherheit, insbesondere bei jüngeren, unerfahrenen Kollegen kompensieren. Die einfachen klinischen Untersuchungsmethoden, wie die normale ärztliche Untersuchung, in der ein Arzt seinen Sinnen vertraut, geraten dagegen in den Hintergrund oder gar in Vergessenheit, wenn es um die Wahnvorstellung geht, objektive Daten ermitteln zu müssen. Druck wird hier nicht nur innerhalb der medizinischen oder wissenschaftlichen Hierarchie ausgeübt, infolge der jahre- bis jahrzehntelangen Angebotspolitik der Medizin fordern inzwischen auch Patienten oder deren Angehörige die volle Anwendung des medizinisch-technischen Apparateparks.

Die Ursachen für diese Situation der westlichen Medizin liegen offensichtlich zu einem erheblichen Teil schon in unserer Ausbildung an den Hochschulen. Die Universitäten haben sich der biomechanischen Ausrichtung unserer Medizin verschrieben, sie beherbergen den gesamten technologischen Fortschritt in ihren Mauern. Alle anderen übergreifenden medizinischen Richtungen wurden bisher weitgehend ignoriert, bis vor wenigen Jahren wurden sie sogar noch verunglimpft und lächerlich gemacht.

Im Sommer 1984 wurden führende deutsche Hochschullehrer an den medizinischen Fakultäten vom »Deutschen Ärzteblatt« darüber befragt, welches
- die drei wichtigsten medizinischen Fortschritte der letzten 20 Jahre waren,
- die größten und die belastendsten Probleme der letzten 20 Jahre waren, und
- welche medizinischen Erwartungen für die nächsten zehn Jahre bestünden.

Es ist nicht erstaunlich, aber ernüchternd, daß von allen medizinischen Kapazitäten unseres Landes die technologischen Errungenschaften am häufigsten genannt wurden. Die bildgebenden Verfahren, also moderne Röntgenapparate mit Computerauswertung und die Ultraschallgeräte erreichten bei dieser Bewertung ein hervorragendes Ergebnis. Auf dem zweiten Platz rangierte die Transplantationstechnik der letzten 20 Jahre. Lediglich unter Verschiedenes, weit hinter den großen Errungenschaften, fand sich auch die Wiederentdeckung der

»Ganzheitsmedizin« sowie der verschämte Hinweis auf eine »zeitgerechte medizinische Ethik«.

Bei der Frage nach den belastendsten Sachverhalten wurden Kostenexplosion und Übertechnisierung als dringendste Probleme genannt, obwohl man deren Verursacher, die Entwicklung der oben genannten Apparatemedizin, gleichzeitig bewunderte. Das Wort von der zunehmenden »Unbezahlbarkeit der Medizin« geisterte genauso durch die Diskussion wie der Ausspruch, »der Arzt sei schließlich kein Techniker«. Immer unwohler wurde den Ärzten bei den Ergebnissen ihrer eigenen Behandlungsstrategie. So wurden die Folgen der »intensiv medizinischen Behandlung« und der übermäßige Medikamentenverbrauch ebenso beklagt wie der völlige Stillstand in der Krebstherapie, wo trotz eines ungeheuren finanziellen Aufwandes kein Fortschritt in Sicht ist. Auch die übrigen technologischen Errungenschaften wie Genforschung oder extrakorporale Befruchtung, scheinen eher Unbehagen zu verursachen als Genugtuung hervorzurufen. Die großen objektiven Probleme jedoch, nämlich der zunehmende Krankenstand, der weitverbreiteten unspezifischen Beschwerdebilder, das Zustandsbild der chronisch kranken Patienten wie auch der funktionellen Beschwerden wird als Problem kaum erkannt.

In den nächsten zehn Jahren hofften die Ordinarien, mit Hilfe der modernen Technologie das dringendste und sichtbarste Problem, den Krebs, besiegen zu können. Und so sehr den einen die Gentechnologie und die gesamte Technisierung des Medizinsystems Unbehagen bereitet, so sehr setzt der Großteil der Befragten auf ihre segenbringenden Folgen. Ganz bescheiden am untersten Tabellenende findet sich die von einigen Kollegen ausgesprochene Hoffnung auf eine Rückbesinnung des Menschen auf sich selbst als Einheit von Körper und Seele. Von einer Neuordnung der ärztlichen Ausbildung ist verschämt die Rede, von einer neuen medizinischen Ethik und »von der Rückkehr zu mehr Menschlichkeit und damit zur Besinnung auf die eigentlichen Werte des Menschen.«

Die ontologische Grenze scheint für alle erkennbar zu sein, durch erhöhte Technologie soll jedoch der verzweifelte Versuch unternommen werden, diese im Geist vorgegebene Grenze zu überschreiten. Aber der Reparaturbetrieb der Medizin ist inzwischen an seine Grenzen gelangt, mit der Errichtung weiterer Werkstätten ist es nicht mehr getan. Trotz immenser Kosten, trotz eines ungeheuren technologischen Aufwandes verbessert sich der Gesundheitszustand der Bevölkerung nicht. Deshalb folgert Dr. Konopka aus Augsburg zu Recht: »Nicht die Früherkennung der Krankheit, sondern ihre Verhinderung ist die Lösung des Problems.«

Aber wie kann eine Medizin, die nur meßbare somatische Defekte behandelt, deren Entstehen verhindern? Wenn es darum geht, Krankheit im Vorfeld ihrer Entstehung zu beeinflussen, bevor sie sich organisch niedergeschlagen hat, Funktionsentgleisungen in einem Stadium aufzufangen, wo sie noch keine Spuren im Organischen hinterlassen haben, hilft kein Großcomputer und kein Kernspintomograph, weil die bildgebenden Verfahren genau um den entscheidenden Schritt zu spät einsetzen. Hier ist ein neuer Ansatz gefordert, und hier taucht die Frage auf, ob es ein medizinisches System gibt, das bessere Möglichkeiten bietet.

Doch der Medizinbetrieb setzt nach wie vor – wie der Präsident der Deutschen Krankenhausgesellschaft, Konrad Regler, auf der Interhospital '87 versicherte – auf Hochtechnologie.

Das Gesundheitswesen ist längst zu einem politischen und wirtschaftlichen Faktor in unserer Gesellschaft geworden. Man spricht von einem »100-Milliarden-Markt«. Doch selbst diese Zahl ist längst überschritten. Lagen die Ausgaben der gesetzlichen Krankenkassen der Bundesrepublik 1970 noch bei 25 Milliarden Mark, waren sie 1986 bereits auf 120 Milliarden Mark gestiegen, und dabei handelt es sich nur um einen Teil des gesamten Medizinmarktes. Während Politiker an eine Begrenzung der Kosten denken, wollen die beteiligten Gruppen natürlich ihren Besitzstand wahren. Treibsätze der Kostenentwicklung sind nach Auskunft der Kassen besonders jene Krankenhäuser mit einem großen apparativen und personellen Aufwand sowie der Arzneimittelkonsum. Für die Betreuung der chronisch Kranken werden von der Gesellschaft ebenfalls enorme Summen aufgebracht. So benötigt man allein für die Betreuung der Rheumatiker jährlich ca. 30 Milliarden Mark, und nach einer Baseler Studie »kosten« die chronischen Bronchitiker in der BRD allein schon jährlich 20 Milliarden Mark. Hinter solchen Zahlen stehen ganz wesentlich auch die Pharmaindustrie, die Gerätehersteller und die Kurkliniken, die mit solchen Geldern rechnen. Allein die »Grippemittel« erzielen einen jährlichen Umsatz von 100 Millionen Mark – Arzneimittel von einer sehr umstrittenen Wirksamkeit. Wer von den Beteiligten soll dann ein Interesse an billigeren Behandlungsmethoden haben wie zum Beispiel an der immateriellen Akupunkturtherapie?

Wissenschaft ist nicht wertfrei und auch politisch nicht neutral. Die Wertentscheidung, welche Medizin betrieben werden soll, was die Inhalte der wissenschaftlichen Arbeit sind, muß jede Gesellschaft selbst entscheiden. Doch vorerst entscheiden bestimmte politische Kräfte, »vorgängige Bewältigungsinteressen«, wie Klaus Michael Meyer-Abich es nennt, über Wert und Unwert von wissenschaftlicher Arbeit. Diese politischen Kräfte, die mit den wirtschaftlichen nahezu identisch sind, geben im erheblichen Maße vor, wohin der Fortschritt gehen soll. Nicht die Wissenschaftler bestimmen, was sie erforschen wollen, sondern die wirtschaftlichen und politischen Kräfte bestimmen weitgehend, was sie zu erforschen haben. So ist die Beschäftigung im Wissenschaftsbereich im wesentlichen vorgegeben, Werte sind bestimmt worden, und von Wertfreiheit und Neutralität kann keine Rede sein.

Immerhin erheben sich auf ärztlichen Tagungen und bei Festvorträgen neuerdings häufiger kritische Stimmen. So wird darauf verwiesen, daß der Totalanspruch der naturwissenschaftlichen Medizin eine in die Technologie abgedriftete Diagnostik und Therapie nach sich zog, die zwar »harte Daten« als erhofftes Ergebnis lieferte, die »weichen Daten«, die nicht meßbaren qualitativen Aussagen, vom sozialen Umfeld bis zu den Lebensgewohnheiten, von den Befindensstörungen bis zu den klassischen klinischen Untersuchungsbefunden, jedoch den Kliniker ständig fordern und mangels eines Paradigmas die sinngebende Einordnung dieser Befunde unterbleibe.

Nicht nur die chronisch Kranken fühlen sich in unseren klinischen Technologiezentren nicht hinreichend betreut. Nach einer Schweizer Studie leidet sogar jeder sechste Patient an Schäden infolge ärztlicher Behandlung. Das technologische Angebot ist bei vielen Patienten nicht mehr gefragt. Ein verändertes Bewußtsein hat dazu geführt, daß immer mehr abwandern. Die ca. 9000 Heilpraktiker, die bereits heute am Gesundheitswesen beteiligt sind, haben trotz Ärzteschwemme Hochkonjunktur. Und die Infratest-Gesundheitsforschung stellte 1987 in einer Studie fest, daß das Interesse an »Ganzheitsmedizin«, an allen Formen der »sanften Medizin« immer größer wird. Im Gefolge der »68er-Generation« und der »Ökologie-Generation«, so formuliert es Infratest – plädierten die Befragten zu 80 Prozent für Naturheilmittel, nur zwei Prozent entschieden sich für chemische Mittel. Sollten solche Zahlen keinen Einfluß auf die Wissenschaftspolitik haben? Ist es nicht allein schon aus solchen Gründen zwingend, daß die Hochschulausbildung der angehenden Ärzte korrigiert wird und dem Bedürfnis der Bevölkerung Rechnung trägt?

Dabei gab es in den letzten Jahren Impulse genug, die unseren kausal-analytischen Wissenschaftsbereich mit der induktiv-synthetischen Methodik in Kontakt brachten.

So veranstaltete beispielsweise die Weltgesundheitsorganisation (WHO) mit Teilnehmern aus zwölf Ländern ein Treffen zur Klärung der Anwendbarkeit und Empfehlung der Akupunkturtherapie. Dabei verabschiedeten kompetente Ärzte und Wissenschaftler aufgrund ihrer jahrzehntelangen Erfahrungen die Empfehlung, bestimmte Krankheitsbilder bevorzugt auch mit der Akupunkturtherapie zu behandeln. Diese Empfehlung war nicht nur ein Beitrag der dritten Welt, die sich aus Kosten- und Strukturgründen eine moderne westliche Medizin nicht leisten kann und deshalb auf alte »billige« Verfahren zurückgreifen muß, sie entstand vor allem auch aus den positiven Erfahrungen, die in der ärztlichen Praxis bei den genannten Erkrankungen (s. Tabelle) mit der Akupunkturtherapie gemacht worden waren.

Empfohlene Indikationen zur Behandlung mit der Akupunktur
veröffentlicht von der WHO 1979

Oberer Respirationstrakt

Akute Sinusitis
Akute Rhinitis
Erkältung
Akute Tonsillitis

Respirations-System

Akute Bronchitis
Asthma bronchiale

Störungen der Augen

Akute Konjunktivitis
Zentrale Retinitis
Myopie (bei Kindern)
Katarakt

Störungen des Mundes

Zahnschmerz
Gingivitis
Akute und chronische Pharyngitis

Störungen des Gastro-intestinal-Traktes

Oesophagus und Cardia Spasmus
Schluckauf
Akute und chronische Gastritis
Akutes und chronisches Duodenal-Ulcus

Akute und chronische Colitis
Akute Dysenterie
Obstipation
Diarrhoe

Neurologische Störungen und Störungen des Bewegungsapparates

Kopfschmerz
Migräne
Trigeminus-Neuralgie
Fazialis-Parese
Parese nach apoplektischem Insult
periphere Neuropathie
Meniêre Erkrankung
Dysurie (neurogen)
Enuresis nocturna
Interkostal-Neuralgie
Cervico-brachial Syndrom
Tennis-Ellbogen
Lumbalgie

Abb. 74

In den Ärzteverbänden wollte man von dieser Empfehlung nicht sehr viel wissen. Die Bundesärztekammer vertrat die Meinung, daß der Indikationskatalog der WHO doch wohl über ihre fachliche Kompetenz hinausginge und aufgrund seiner offiziösen Tönung eher ein Anlaß zu rechtzeitigem Einschreiten sei. Die Akupunkturtherapie war eben eine naturwissenschaftlich nicht begründbare Behandlungsmethode, und es gab gemäß der aristotelischen Axiomatik überhaupt keinen »hinreichenden Grund«, anzunehmen, daß diese Behandlungsmethode seriös funktioniere.

Die Medien hatten im Westen schon einige Jahre zuvor Erstaunliches über die chinesische Medizin berichtet. Als der bekannte amerikanische Journalist James Reston 1971 die Volksrepublik China bereiste, erlitt er eine akute Blinddarmentzündung und wurde am 17. Juli 1971 im Antiimperialistischen Krankenhaus in Peking operiert. Seine Frau beschrieb später, daß der Patient während der Operation bei vollständigem Bewußtsein war und über einen offiziellen Dolmetscher während der gesamten Operation mit dem behandelnden Chirurgen reden konnte. Zwei Tage später wurde dem Patienten bei aufgetretenen postoperativen Beschwerden eine ihm bis dahin völlig unbekannte Form der Schmerzlinderung zuteil.

James Reston war einer der ersten Menschen aus der westlichen Welt, die mit Hilfe einer Akupunkturanästhesie operiert worden waren und anschließend eine weitgehende Schmerzlinderung mit Akupunkturnadeln erfahren hatte. In der Folgezeit wurde die Akupunktur zur Sensation, Ärzte und Außenseiter begannen, sich dafür zu interessieren, den einen erschien sie als Wundermittel, den anderen als höchst dubiose exotische Behandlungsweise, und zwischen beiden Lagern entwickelte sich ein heftiger Glaubensstreit. Jahre danach demonstrierte die Bundesärztekammer ihre Hilflosigkeit gegenüber diesem andersartigen Therapieverfahren.

Nahezu zur gleichen Zeit beschäftigte sich mein späterer Lehrer, Professor Manfred Porkert von der Universität München, grundlegend mit dem Gesamtgebiet der chinesischen Medizin. Er hatte in den 60er Jahren mit der konsequenten Arbeit an den chinesischen Klassikern begonnen und veröffentlichte Anfang der 70er Jahre »Die theoretischen Grundlagen der chinesischen Medizin«. Es ist im Westen nach wie vor das Standardwerk zu diesem Themenbereich. Aber das Buch stieß in der westlichen medizinischen Welt auf kein Interesse. Zwar war man daran interessiert, von sensationellen Erfolgen zu hören, diese wurden dann nach westlich-wissenschaftlichen Kriterien untersucht und der Unwissenschaftlichkeit überführt, da sie letztlich mit dem Instrumentarium des westlichen Denkens nicht faßbar waren. Der Hinweis auf tieferliegende Grundlagen und eine andersartige Systematik erzeugte eher Befremden und wurde schon im Vorfeld als geschichtlich bedingter Mythos und philosophischer Ballast abgetan. Aber Manfred

Porkert wurde nicht müde, gemäß dem konfuzianischen Denken für die »Richtigstellung der Bezeichnungen« einzutreten und die im Westen entstandene Verwirrung zu kritisieren, um den authentischen Aussagen Gehör zu verschaffen. Als Sinologe und Sprachwissenschaftler war er nicht nur dazu prädestiniert, die Quellen der chinesischen Klassiker zu bearbeiten und zugänglich zu machen, sondern er erkannte außerdem, daß das Grundproblem bei einer Auseinandersetzung zwischen westlicher und chinesischer Medizin im sprachlichen Bereich lag.

In seinem Buch »Die chinesische Medizin« zitiert er dazu den Linguisten Benjamin Lee Whorf, der schreibt: »Wie wir die Natur aufgliedern, sie in Begriffe organisieren und ihnen Bedeutung zuschreiben, das ist weitgehend davon bestimmt, daß wir an einem Abkommen beteiligt sind, sie in dieser Weise zu organisieren, einem Abkommen, das für unsere ganze Sprachgemeinschaft gilt und in den Strukturen unserer Sprache kodifiziert ist. Dieses Übereinkommen ist natürlich nur ein implizites und unausgesprochenes, aber sein Inhalt ist absolut obligatorisch; wir können überhaupt nicht sprechen, ohne uns der Ordnung und Klassifikation des Gegebenen zu unterwerfen, die dieses Übereinkommen vorschreibt.« Whorf kam nach dem Studium von Indianersprachen zu der Erkenntnis, daß die Sprache weitgehend vorbestimmt, ob man einzelne Phänomene und Zusammenhänge bemerkt oder übersieht. Danach bildet die Sprache für eine Gemeinschaft von Wissenschaftlern ein bestimmtes Reservoir für Problemlösungen, ist dieses ausgeschöpft, ist kein wissenschaftlicher Fortschritt mehr möglich.

Das ist einer der Angelpunkte, um den sich unser gesamtes Problem dreht. Es war ein gravierender Irrtum, daß westliche Ärzte, die sich in diesem Jahrhundert um ein Verständnis der chinesischen Medizin bemühten, glaubten, mit diesem Problem aus eigener Kraft fertig werden zu können. Jahrzehntelang wurde bei der Erarbeitung der chinesischen Medizin auf die qualifizierte Zusammenarbeit mit Sinologen verzichtet. Dabei führten die bei uns vorgegebenen Denkstrukturen häufig dazu, daß von westlicher Seite etwas formuliert wurde, was wir gern wollten, daß es die Chinesen gesagt haben sollten. Ein Beispiel dafür ist die Unvereinbarkeit von »Organbegriff« auf westlicher Seite und vom »Funktionskreis« der chinesischen Medizin, obwohl auch die Chinesen »Organbezeichnungen« verwenden.

Es gibt also nicht nur eine Sprachbarriere im unmittelbaren Sinne – also, daß wir als Westeuropäer keine chinesischen Texte lesen können –, sondern eine Barriere im übertragenen Sinne, weil wir auch mit der Übersetzung Schwierigkeiten haben, sie zu verstehen, das dahinterstehende System nicht erfassen können, die Aussagen nicht begreifen. Die Überwindung dieses Problems erfordert ein großes Maß an Arbeit, Lernbereitschaft, Energie und möglicherweise auch ein großes Maß an Intelligenz, mit Sicherheit aber ein großes Maß an Phantasie. Und diese Phantasie ist es, die sich die westlichen Wissenschaftler, insbesondere die westlichen Mediziner, offenbar nicht immer gestatten. Dafür ist es für Mathematiker und Physiker längst eine stehende Redensart, daß der wissenschaftliche Fortschritt stillsteht, wenn die Phantasie erlischt.

Die Konstruktion des naturwissenschaftlichen Gedankengebäudes, die modellhafte Vorstellung von der Welt, das mechanistische Bild vom Menschen haben dazu geführt, daß der persönliche Bereich, die widersprüchlichen menschlichen Erscheinungsweisen und Bedürfnisse immer stärker abgedrängt wurden, während die Wissenschaftler zunehmend die eindrucksvollen Konstruktionen mit der Wirklichkeit verwechseln. Doch was ist mit den Phänomenen, die in dieses System nicht unmittelbar integriert werden können? Was ist mit den Beobachtungen, die nicht eingebaut werden können? Was ist mit der Aussage: »Was nicht meßbar gemacht werden kann, wird abgeleugnet«? Die Wirkungen der Akupunktur und der Arzneitherapie, wie sie in den vorangegangenen Kapiteln beschrieben wurde, sind offensichtlich Phänomene, die mit unseren biomechanischen Vorstellungen nicht erklärbar sind. Aber es gibt diese Wirkungen, sie sind mit Augen und Ohren wahrnehmbar. Und auch die umfangreiche Literatur einer ganzen Kultur, die exakten Beobachtungen von Generationen behandelnder Ärzte können nicht einfach ignoriert werden. Was also hindert unser Medizinsystem daran, sich mit einer derartig breiten Erfahrungswissenschaft zu beschäftigen? Das Vorurteil über die angebliche Wirkungslosigkeit hat in erster Linie ideologische Hintergründe. Denn letztlich wird das schon erwähnte vierte aristotelische Axiom verletzt. Unsere Wissenschaft kennt bisher »keinen hinreichenden Grund«, daß sich durch Reizung und Stimulation bestimmter Hautareale und der darunter liegenden Gewebe eine derartig spezielle und tiefgreifende Wirkung erzeugen läßt. Dergleichen ist mit unserem organbezogenen Vorstellungsbild vom Menschen nicht vereinbar.

Aber was tun wir mit den Bereichen, die wir aufgrund des vierten Axioms nicht akzeptieren können, weil es für sie keinen hinreichenden Grund gibt. Die Wissenschaft und damit die »klar denkenden« Menschen verweisen diese Phänomene in den Tabubereich. Der Physiker Hermann Helmholtz drückte es im 19. Jahrhundert in einem ganz anderen Zusammenhang folgendermaßen aus: »Weder die Zeugenschaft aller Mitglieder der königlichen Familie noch die Erfahrung meiner eigenen Sinne machen mich glauben, daß es unabhängig von den bekannten Wegen der sinnlichen Wahrnehmung Gedankenübertragung von einer Person zur anderen gibt.« Uns geht es hier nicht um die Möglichkeit oder Unmöglichkeit der Gedankenübertragung, sondern um die Abwehrhaltung gegenüber Phänomenen, die im eigenen Weltbild nicht integrierbar sind – eine Abwehrhaltung, die jede vorurteilsfreie kritische Untersuchung von vornherein vereitelt.

Welche Möglichkeit gibt es eigentlich noch, jemanden zu überzeugen, wenn »die Erfahrung« der »eigenen Sinne« und das Zeugnis Dritter ausgeschlossen werden und statt dessen das nicht integrierbare Phänomen mit einem Tabu belegt wird. Tabuisieren von scheinbar Unkonsumierbarem ist in der Naturwissenschaft, besonders aber in der Medizingeschichte, eine gern praktizierte Methode. Außer der katholischen Kirche tendiert kaum eine andere Disziplin so intensiv dazu, den jeweils anerkannten Erkenntnisstand zu dogmatisieren und mit unverhüllten Anzeichen von Aggressivität gegen »Ketzer« zu verteidigen.

Sobald ein mißliebiges Phänomen in den Tabu-Bereich abgeschoben ist, ist eine weitere Begründung für seine Ablehnung nicht mehr erforderlich. Man hat sich des Problems entledigt.

Zwar gelten Widersprüche und ungelöste Probleme in der naturwissenschaftlichen Forschung als Herausforderung und Motor für die weitere Entwicklung, aber gewisse Widersprüche, die das eigene Weltbild in Frage stellen könnten, werden negativ beurteilt. So sehr sich die Naturwissenschaft an dem Widerspruch des Wellen-Teilchen-Problems weiterentwickelte, so sehr mißfällt der westlichen Medizin der Widerspruch, der im Zusammenhang mit der Wirksamkeit der Akupunktur auftritt. Es gibt also gute und schlechte Widersprüche, gute fördern die Wissenschaft, schlechte stören das Funktionieren des eigenen Modells. Die schlechten Widersprüche werden entweder als Irrtümer bezeichnet, oder man spricht von Suggestion und Einbildung. Therapieerfolge interpretiert man einfach zu unerklärlichen Spontanremissionen um. Über einen zum Tabu erklärten Bereich braucht man nicht mehr zu reden. Ein Verbot würde diese Bereiche viel zu sehr aufwerten, es würde eine Begründung erfordern.

In meiner Studienzeit wurden Fragen nach außerschulischen Behandlungswegen deshalb nur mit einem mitleidigen Lächeln quittiert. Niemand machte sich die Mühe, Stellung zu beziehen. Alles, was jenseits der ontologischen Grenze liegt, ist per se ein Störfaktor und birgt Gefahren in sich, hat andererseits aber auch keinen technologischen Fortschritt anzubieten. Man muß es geradezu tabuisieren. Problematisch wird dies für alle diejenigen, die sich dennoch mit einem solchen Tabu-Bereich beschäftigen, weil sie die in jenem Bereich zu beobachtenden Fakten nicht ignorieren wollen. Naturwissenschaftler, die sich auf Tabu-Bereiche einlassen, die jenseits der ontologischen Grenze liegen, geben sich der Lächerlichkeit preis. Unter den Medizinern gehört der Betreffende von da an zu den Außenseitern, dem man bestenfalls mit Milde, nie jedoch mit Ernst begegnet.

Wenn aber die Öffentlichkeit plötzlich ein unvermutet großes Interesse an Dingen bezeugt, die in diesem Tabu-Bereich liegen, ändert sich, wenn auch zögernd, die Haltung der Standesgenossen. In letzter Zeit gilt dies bei uns für die gesamten Naturheilverfahren, die noch während meiner Studienzeit an der Hochschule vollständig ignoriert und tabuisiert wurden. Unter dem Druck des öffentlichen Interesses und infolge der Forderungen von Studenten sucht man inzwischen selbst an den Universitäten nach Ansätzen zu einer Auseinandersetzung. Wenn durch öffentlichen Druck die ernsthafte Prüfung eines Tabu-Bereiches durch Wissenschaftler vorgenommen wird, dann kann aus einem schlechten ein guter Widerspruch werden. An diesem Punkt scheint inzwischen auch die Bundesärztekammer angelangt zu sein, da sie der Akupunktur offenbar das Etikett eines sanktionierten Widerspruchs einräumt.

Nach dem ersten Schritt, bei dem der verfemte Widerspruch zum akzeptierten Widerspruch wird, kommt es in einem zweiten Schritt zur Trennung des neuen Gebietes vom gesamten Weltbild der Naturwissenschaft. Dieser Schritt hat offensichtlich in bezug auf die Akupunktur bei der Bundesärztekammer noch nicht stattgefunden, denn um ein neues Gebiet vom eigenen Weltbild abgrenzen zu können, bedarf es zuerst einer Bestandsaufnahme des zu erforschenden Bereichs. Bisher wurde die Akupunktur jedoch noch gar nicht als Teilgebiet der gesamten chinesischen Medizin begriffen. Wie will man dann dieses Teilgebiet nach den Gesetzen der Logik umfassend behandeln? Im dritten Schritt wird versucht werden, das neue Gebiet in das eigene Gesamtgebäude zu integrieren. In bezug auf die Akupunktur muß dies allerdings scheitern, weil die meßtechnische Forderung der Neurophysiologie (= der ontologische Filter) nicht erfüllt werden kann.

Nach den Maßstäben der Wissenschaftsgeschichte müßte auf einer vierten Stufe versucht werden, durch Abänderung der alten Theorien und Zusatzhypothesen den neuen Wissensbereich in das alte Wissenschaftsmodell zu integrieren. Erst auf einer solchen Stufe wäre der Widerspruch wirklich eliminiert.

Was geschieht aber mit den Phänomenen und den eigenständigen wissenschaftlichen Richtungen, die sich auch durch eine Erweiterung der Theorie nicht in das vorhandene Weltbild integrieren lassen?

Hier hilft nur der Verweis auf den schon erwähnten Widerspruch von Wellen und Teilchen, ein Widerspruch, der für die Physiker nicht lösbar war. Obwohl alle oben beschriebenen Stufen durchlaufen wurden, alle Prüfungen vorgenommen, alle Versuche einer Integration in das bereits bestehende einheitliche System unternommen wurden, scheiterten sämtliche Bemühungen, die Wellen- und Teilchen-Vorstellung gleichwertig zu integrieren. Der Widerspruch blieb bestehen. In dieser Situation gibt es auf einer fünften Stufe nur die Möglichkeit, daß man das Komplementäre, das Unvereinbare, aber sich doch Ergänzende konstatiert, daß man von einer Synthese einander ausschließenden Begriffen spricht. Der Widerspruch kann nur dadurch aufgehoben werden, daß man ein völlig neues Bild von der Wirklichkeit entwirft, indem man unterschiedliche Darstellungsformen gleichberechtigt nebeneinander bestehen läßt. Der Beobachter blickt dann durch unterschiedlich polarisierte Brillen und muß von ein und demselben Objekt unterschiedliche Beschreibungen abgeben. Die Tatsache, daß man Phänomene, Wissen, Beobachtungen und Erfahrungen nicht in einem bereits bestehenden Strukturmodell auflösen kann, provoziert den Naturwissenschaftler natürlich zutiefst und bringt das gesamte System zum Wanken. Nicht zufällig war der von den bedeutendsten Physikern des Jahrhunderts ausgetragene Streit um Wellen und Teilchen die tiefste und wahrscheilich am leidenschaftlichsten ausgefochtene Auseinandersetzung in der Geschichte der modernen Naturwissenschaften. Am Ende wurde das Axiom, daß es keine Widersprüche geben darf, zugunsten eines sanktionierten Widerspruchs aufgehoben.

Das Paradigma, der strukturelle Aufbau der gesamten westlichen Wissenschaft, erweist sich als nicht ausreichend, um bestimmte Bereiche menschlicher Erfahrung zu erfassen. Die Phänomene des Menschen, seine Befindensstörungen, seine Schwächen, seine Emotionen lassen sich nicht nur nicht messen, nicht quantifizieren, sondern auch nur unvollkommen benennen und somit nur unvollständig erkennen. Die chinesische Medizin mit einer andersartigen Ausrichtung der Betrachtung, einer andersartigen Bewertung der Beobachtungsdaten, einer andersartigen Einordnung des Phänomenologischen führt zu einem uns völlig fremden System, das in unser westliches Paradigma nicht integrierbar ist. Die Eindimensionalität unseres kausalanalytischen Denkens und naturwissenschaftlichen Vorgehens, das Beziehen auf Somatisches und Organisches kann jedoch durch die andere Dimension der Betrachtung von Funktionen von Bewegungen, von Zyklischem, ergänzt und im Sinne des Bohrsschen Ausdrucks »komplementär« erweitert werden.

Die gesamte Diskussion, die heute um die Akupunktur geführt wird, sämtliche Versuche, die Ursachen ihrer Wirkung naturwissenschaftlich nachzuweisen, die bisher lediglich zu rudimentären und nichtssagenden Einzelbefunden geführt haben, beweist eher das Gegenteil von dem, was mit diesen Untersuchungen bezweckt wurde. Sie beweist nämlich, daß eine Integration in das westliche Denken, in die medizinische Vorstellung vom Organischen, nicht möglich ist. Deshalb kann eine wirkliche Anerkennung der traditionellen chinesischen Medizin und ihre nutzbringende Anwendung nur dadurch erfolgen, daß man sie in ihrem Gesamtsystem versteht und sie eingebettet in dieses anwendet.

Durch die »Gemächlichkeit der Evolution« und die »Langsamkeit als Gebot der Wissenschaft« hat sich im Verlauf von mehr als 2000 Jahren im chinesischen Kulturkreis ein einzigartiges medizinisches System entwickelt, das stabil, wirksam und menschengerecht ist. Von der auf diesem Erdball am weitesten verbreiteten Form der Medizin können wir lernen, daß ein anderes Menschenverständnis, bei dem der einzelne als Teil des Kosmos und seine Phänomene als Entsprechungen desselben verstanden werden, bei dem das Individuum als lebendiges Wesen empfunden wird, in dem energetische Prozesse ablaufen, auch für uns eine segensreiche Erweiterung medizinischen Handelns darstellen kann.

Bibliographie

Braun, Hans, *Arzneipflanzen-Lexikon*, Gustav Fischer, Stuttgart 1978
Capra, Fritjof, *Wendezeit*, Scherz, München 1983
Capra, Fritjof, *Das Tao der Physik*, Scherz, München 1984
Capra, Fritjof, *Das neue Denken*, Scherz, München 1987
Engelhardt, Ute, *Theorie und Technik des Taiji Quan*, WBV Biologisch-Medizinische Verlags GmbH, Schorndorf 1981
Engelhardt, Ute, *Die klassische Tradition der Qi – Übungen (Qigong)*, Steiner, Stuttgart 1987
Essentials of Chinese Acupuncture, Foreign Languages Press, Beijing 1980
Granet, Marcel, *Das chinesische Denken*, Piper, München 1963
Granet, Marcel, *Die chinesische Zivilisation*, Suhrkamp, Frankfurt 1985
Holton, Gerald, *Thematische Analyse der Wissenschaft*, Suhrkamp, Frankfurt 1981
Kaptchuk, Ted, *The Web that has no Weaver*, Thomas Nelson & Son Ltd., Ontario 1983
Kuhn, Thomas, *Die Struktur wissenschaftlicher Revolutionen*, Suhrkamp, Frankfurt 1967
Kuhn, Thomas, *Die Entstehung des Neuen*, Suhrkamp, Frankfurt 1977
Lu Gwei-Djen, Needham, Joseph, *Celestial Lancets*, Cambridge University Press, Cambridge 1980
Manaka, Yoshio, Urquhart, Ian, *The Layman's guide to Acupuncture*, Weatherhill, New York 1972
O'Connor, John, Bensky, Dan (Übersetzer), *Acupuncture – A comprehensive Text*, Eastland Press, Chicago 1981
Pietschmann, Herbert, *Das Ende des naturwissenschaftlichen Zeitalters*, Paul Zsolnay, Wien 1980
Porkert, Manfred, *Lehrbuch der chinesischen Diagnostik*, Acta Medicinae Sinensis, Zug / Schweiz 1976
Porkert, Manfred, *China – Konstanten im Wandel*, Stuttgart 1978, Acta Medicinae Sinensis, Zug / Schweiz
Porkert, Manfred, *Klinische chinesische Pharmakologie*, Heidelberg 1978, Acta Medicinae Sinensis, Zug / Schweiz
Porkert, Manfred, *Die theoretischen Grundlagen der chinesischen Medizin*, Hirzel, Stuttgart 1982
Porkert, Manfred, *Die chinesische Medizin*, Econ, Düsseldorf 1982
Porkert, Manfred, *Klassische chinesische Rezeptur*, Acta Medicinae Sinensis, Zug / Schweiz 1984

Porkert, Manfred, Hempen, Carl-Hermann, *Systematische Akupunktur*,
  Urban & Schwarzenberg, München 1985
Proksch, Christa, *Taijiquan*, Luchterhand, Darmstadt 1987
Unschuld, Paul Ulrich, *Medizin in China*, Beck, München 1980

Weitere Informationen zur chinesischen Medizin,
sowie das Programm der ärztlichen Ausbildung bei:

Societas Medicinae Sinensis
Internationale Gesellschaft für
chinesische Medizin

Franz-Joseph-Straße 38
D-80801 München
Tel. 089/337353
Fax 089/335674

Bildnachweis

Folgende Abbildungen 3–6, 8, 9, 11, 12, 13, 37, 40–44, 46, 48, 50, 52, 54, 56, 58, 60, 62, 64, 66, 68, 70, 77 wurden mit freundlicher Genehmigung des Verlages Urban und Schwarzenberg dem Buch Porkert/Hempen: »Systematische Akupunktur« entnommen.

Register

Abkochung s. Dekokt
Achse der Aktualität 54
Achse der Potentialität 54 f.
Ackerminze 145, 147
Adipositas s. Fettsucht
Ahnenkult 32
Akupressur 187, 219
Akupunktur 14, 17 f., 27, 91, 103, 105 f., 109 ff., 165 ff., 171 ff., 191, 194, 219 ff., 235, 238 ff., 255 ff., 261, 263, 269, 274 ff., 286 ff., 296, 299, 302 ff., 331 ff.
Akupunkturanästhesie 166, 273, 335
Akupunkturpunkte 165, 167, 169 f., 179 ff., 187 ff., 222 ff., 269, 272, 312
Akupunkturtheorie 158
Alantwurzel 140 ff.
algor s. Kälteschädigung
Allium sativum s. Knoblauch
Amöbenruhr 125
Analyse, kausale 316, 318
Angelpunkt des Himmels 251 f.
Angina pectoris 306, 308 f.
Anis 119, 138
Anknüpfungspunkt 181 f.
Antibiotika 20, 228
Aprikosenbaum 125
ardor s. Hitzeschädigung
Armeniaca, semen s. Mandel
arteria radialis 90, 94
Arzneimittellehre, chinesische 105 f., 147 f., 151, 158, 296
Arzneimitteltherapie, chinesische 14, 26, 107, 113 ff., 153, 231, 253, 257 f., 264, 278, 280, 292, 337

Asparagus s. Spargel
Asthma 21, 240 ff., 333
Axiomatik, aristotelische 324, 334, 338

Bacon, Francis 322
Barnard, Christian 20
Barfußärzte 37, 39 f.
Befindensstörungen 321, 331
Beifußkraut 220, 305
Bencao gangmu 113
Bian Que 31
Bingen, Hildegard von 119
Bittermandel 125 ff., 159 f.
Bittermandelöl 126
Blechschmidt, Erich, Prof. 167
Blutdruck 125, 306 f.
Bohr, Nils 53, 326, 342
Bossi, Jean, Dr. 286
Bronchitis 237, 333
Brunnenpunkt 181, 183 ff., 204, 220, 267, 312

calor s. Wärmeschädigung
Capra, Fritjof 15
Cardamon 119
cardinalis cardialis s. Leitbahn des Funktionskreises »Herz«
– *fellea* s. Leitbahn des Funktionskreises »Gallenblase«
– *hepatica* s. Leitbahn des Funktionskreises »Leber«
– *intestini crassi* s. Leitbahn des Funktionskreises »Dickdarm«
– – *tenuis* s. Leitbahn des Funktionskreises »Dünndarm«
– *lienalis* s. Leitbahn des Funktionskreises »Milz«

- *pericardialis* s. Leitbahn des Funktionskr. »Herzbeutel«
- *pulmonalis* s. Leitbahn des Funktionskreises »Lunge«
- *renalis* s. Leitbahn des Funktionskreises »Niere«
- *stomachi* s. Leitbahn des Funktionskreises »Magen«
- *tricalorii* s. Leitbahn d. Fkt.kr. »Drei Wärmebereiche«
- *vesicalis* s. Leitbahn des Funktionskreises »Blase«

Cassia ramuli s. Äste der Zimtkassie
cgs-System 316f.
Chen Duxin 34
Chili 119
Cholecystopathien 152
Cholesterinspiegel 125
Chongxiu zhenghe bencao 124
Chrysantheme 130ff.
Chrysanthemenblüten 131, 226, 234, 246
Chrysanthementee 119
Cinnamomum s. Zimt
concretiones 297, 299

Dämonenmedizin 32
Daoismus 28ff., 44
Darras, Jean-Claude 169
Dattel 160
Defizienz 98
Dekokt 159ff., 225, 234
Descartes, René 10f., 319
Diabetes mellitus s. Zuckerkrht.
Diagnose, chin. 79ff., 87f., 100, 103ff., 123, 154, 223, 285, 306
Diätetik 107, 110, 299
Durchgangspunkt 181, 183ff.
Dystonie, »vegetative« 263

Einflußpkt. d. Rückens 181, 203
Einstein, Albert 326
Emotionen 53, 86
Endorphine 165
Energie-Blockaden 107, 182
Ephedra, Herba, s. Meerträubel
Erd-Phasen-Schule 65
Ergänzungsarznei 159f.
Erkältungskrankheiten 225
Erkrankungen, gynäkologische 265ff.
- des Herzens und Kreislaufs 306ff.
- der Leber und Galle 254ff.
- des Magen und Darmbereiches 246ff.
- neurologische 282ff., 334
- der Niere 260f.
-, rheumatische 277f.
- des Urogenitalsystems 261ff.
Ethik, medizinische 329
Exantheme 145, 147, 192, 246

Faktoren, krankheitsbedingende 83ff., 100, 105
Farfara, tussilago s. Huflattich
Fazialis – Parese s. Gesichtslähmung
Fettsucht 271ff.
Feuchtigkeitsschädigung 85, 110, 139f., 196f., 224, 228, 244ff., 254f., 258f., 271ff., 279ff., 297
-, äußere 85
-, innere 85
foramina s. Akupunkturpunkte
Fülle, energetische s. *repletio*
Funktionsbereiche s. Funktionskreise
Funktionskreis »Blase« 133, 180, 202

- »Dickdarm« 178, 235, 274
- »Dünndarm« 200
- »Gallenblase« 178f., 182, 210f., 258, 288f.
- »Herz« 66f., 70, 73ff., 95, 115ff., 120, 147, 154f., 177, 205, 207, 294ff., 306, 308
- »Herzbeutel« 150, 177, 206f.
- »Leber« 70ff., 84f., 87, 95, 115ff., 120, 130f., 136f., 143ff., 148ff., 152, 161, 178, 182, 186f., 195, 197, 211, 213f., 217, 224, 247f., 250, 255, 258, 262f., 271, 288f., 295, 298, 306
- »Lunge« 60ff., 67, 74f., 78, 89, 95, 100, 115ff., 120ff., 133, 136ff., 143ff., 153ff., 159, 177f., 186, 190, 217, 230ff., 244ff., 270, 281
- »Magen« s. a. Funktionskreis »Mitte« 137, 140, 150, 193ff., 211, 235, 250
- »Milz« s. a. Funktionskreis »Mitte« 140, 143, 150, 177, 194ff., 259, 262
- »Mitte« 62ff., 67, 74f., 78, 85ff., 95, 115ff., 120ff., 136f., 140f., 143, 150, 154f., 160f., 177, 195, 197, 237f., 244f., 246ff., 255, 258ff., 270f., 281
- »Niere« 29, 68f., 73ff., 78, 87, 89, 95, 115, 117, 120, 127, 129f., 143f., 148, 155, 177, 197, 204f., 237, 241, 260ff., 264f., 270, 280, 287, 294, 296, 306, 308

Funktionskreise 13, 55ff., 122
Furunkulose 153
Fushi 44
Galilei, Galileo 320, 322f., 325
Ganzheitsmedizin 332

Gastritiden 152, 333
Geisblattblüten 162
Geradläufigkeit 82
Geschmacksrichtung 115f., 120, 122, 124ff., 150ff.
Gesichtslähmung 290f., 334
Gesundheitsfürsorge 11f., 39
Gesundheitswesen 9ff., 14, 330
Ginseng 122f., 133ff.
–, amerikanischer 135ff.
Ginseng, Radix s. Ginseng
Glycyrrhiza, Radix s. Süßholzwurzel

Han Shaokang, Dr. 284f., 287
Harvey, William 19, 320
Hauptarznei 159f.
Hauterkrankungen 244ff.
Hegel, Georg Friedrich 323
Heilpflanzentherapie, westliche 141, 144
Heiltees 302, 304
Heine, Hartmut, Prof. 167
Heisenberg, Werner 315
Helenium, Radix s. Alantwurzel
Helmholtz, Hermann 338
Hepatitis 150, 152, 254, 256ff.
Heuschnupfen 22, 230, 232ff., 245
Hilfsarznei 159ff.
Hirnhautentzündung 284, 288
Hirse 65, 76f.
Hitzeschädigung 150f., 154, 223, 229, 235ff., 254f., 280, 289, 294, 306
Huangdi Neijing s. a. »Innerer Klassiker des gelben Fürsten« 26ff., 41, 120
Huflattich 153f., 227
humor s. Feuchtigkeitsstörungen

Husten 236 ff.
Hygiene 20, 33 ff., 42
Hypertonus s. Blutdruck

Iatrochemiker 19, 320
Iatromathematiker 19, 320
Iatromechaniker 19, 320
I-Ging 30, 44
inanitas 98 f.
Indikationskatalog der WHO 334
Ingwer 118, 122, 154 ff., 226, 305
–, frischer 155
–, gerösteter 155
–, getrockneter 155 f.
Ingwerwurzel s. Ingwer 160 f.
»Innerer Klassiker des gelben Fürsten« s. *Huangdi Neijing*
Insulintherapie 269
Insult, apoplektischer s. Schlaganfall

Jahresrhythmus 60
Jing mo s. Leitbahnen
Juglans, semen s. Walnuß
Jujuba s. Dattel

Kälteschädigung 27, 99, 130, 133, 156, 220, 228, 239 f., 253, 280
Kamille 122
Kamillentee 119
Kampo-Medizin 28
Knoblauch 124 f.
Komplement 315 ff.
Konfuzianismus 28, 30
Konopka, Dr. 330
Kopfschmerzen 22 f., 287, 334
Krebs 297 ff., 329
Küche, chinesische 154 f.
Kulturrevolution 39
Kungfu 108

Laotse 108
Leberzirrhose 254
Leibniz, Gottfried Wilh. 47, 321
Leijing Tuyi 175 f., 189
Leinsamen 143 f., 252
Leitbahnen 168 ff.
Leitbahn, Aufnehmende 217 f., 262
– des Funktionskreises »Blase« 202 f., 267, 276
– des Fkt.kr. »Dickdarm« 190 ff., 227, 244 f., 275
– des Fkt.kr. »Dünndarm« 200 f., 277
– des Fkt.kr. »Gallenblase« 210 ff.
– des Fkt.kr. »Herz« 198 f., 310
– des Fkt.kr. »Herzbeutel« 206 ff., 283
– des Fkt.kr. »Leber« 213 ff., 256
– des Fkt.kr. »Lunge« 188 ff., 274
– des Fkt.kr. »Magen« 193 ff., 248
– des Fkt.kr. »Milz« 196 ff., 265
– des Fkt.kr. »Niere« 204 ff., 262
– des Fkt.kr. »Drei Wärmebereiche« 208 ff., 228
– der »großen Heerstraße« 29
– der Steuerung 216 ff., 242, 277, 310
– des großen Yang 174 ff.
– des kleinen Yang 174 ff.
– des überstrahlenden Yang 29, 174 ff.
– des großen Yin 174 ff.
– des kleinen Yin 174 ff.
– des weichenden Yin 174 ff.
Leitbahnsystem 172 ff.
Leitkriterien, acht 97 ff., 100, 105, 109, 111, 114
Liao, Prof. 308 f.
Lindenblütentee 225

Lingshu s. a. »Äußerer Klassiker des gelben Fürsten« 26f.
Linum, semen s. Leinsamen
Li Shi Shen 113, 158
Lonicera, flos s. Geisblattblüten
Löwenzahn 152f.
»Lücken« (P7) 188ff., 190, 192

Magengeschwür 247
Magnolienbaumblüten 231
Malposition des Feten 267
Mandel 125ff.
Mao Zedong 35ff., 40
Mariendistel 254
Marxismus 34
Massage- und Bewegungstherapien 107
Mastitis 153
Medizin, chinesische 12ff., 24ff., 32ff., 43ff., 56ff., 73, 79ff., 103ff., 113, 122ff., 139f., 142f., 145, 147, 150, 152f., 156, 158, 161, 163, 169, 222ff., 254, 258, 263, 268, 279, 283ff., 297, 299, 305, 308f., 317ff., 334f.
–, naturwissenschaftliche s. Medizin, westliche
–, psychosomatische 12
–, sanfte 332
–, westliche 9f., 14f., 24f., 33ff., 55, 79, 129, 142, 144f., 153, 156, 258, 285, 308, 313, 316, 318, 332
Medizintheorie 83
Meerträubel 117, 132f., 159f., 226, 241, 243
Melderarznei 159ff.
Meningoenzephalitis s. Hirnhautentzündung
Mentha arvensis s. Ackerminze
– *herba* s. Minze

– *spicata* s. Minze, grüne
– *piperita* s. Pfefferminze
Menthol 145f.
Meridian s. Leitbahn
Meyer-Abich, Klaus Michael 331
Migräne 286f., 334
Mikrobiologie 20
Minze 122, 145ff., 226
–, grüne 145
Mitte des Staugewässers (V40) 203f.
Molekularbiologie 10
Moxakraut 312
Moxibustion 27, 91, 110, 167, 220, 242, 253, 267, 269, 307
Myokard-Infarkt 308

Needham, Josef 322
Nelken 119
Nephritis 260
Neurodermitis 21, 244
Newton, Isaac 319
Nosologie 285
Notfallmedizin 310ff.

Obstipation 252
Orakelmedizin 32
orbis s. Funktionskreis

Paeonia lactiflora s. Pfingstrose, weißblühende
– *officinalis* s. Pfingstrose
– ,*Radix* s. Pfingstrosenwurzel
– *rubra* s. Pfingstrose, rotblühende
Panax quinquefolium s. Ginseng, amerikanischer
Paprika 119
Paracelsus 19, 320
Paradigma, mechan. 9ff., 19, 341

Paradigmenwechsel 9, 325
Paßtor, Äußeres (T 5) 209 f.
–, Inneres (PC 6) 208, 283
Pasteur, Louis 19 f.
Pathologie 26
Penicillin 20
Pfeffer 119
Pfefferminztee 119, 145
Pfingstrose 147 ff.
–, rotblühende 147 ff.
–, weißblühende 147 ff.
Pfingstrosenwurzel 147 ff., 160 f., 258
Pfirsich, Ausländischer s. Walnuß
Pfirsichsamen 253
Pharmazeutik, chin. 122, 143
Physiologie 26, 41
Pietschmann, Herbert 325
Planck, Max 326
Popper, Karl 318, 325
Porkert, Manfred, Prof. 13, 103, 317 f., 335 f.
processus styloidii radii 94
Proksch, Christel 108
Prunus s. Aprikosenbaum
Prunussamen 253
PSC 169
Pulsbilder 92 f.
Pulsdiagnostik 27, 98, 259
Pulstastung 90 f., 94
Punkt des Ausgießens 181, 183 ff.
– der Einwirkung 181, 183 ff.
– aller Strapazen (RG 14) 216, 242
Punktmassage 307 f.
qi 14, 35, 58 ff., 65 ff., 82 ff., 100, 107 f., 111, 130, 135 f., 168 f., 172, 174, 182, 187, 206 ff., 219 f., 228, 231, 238, 251 ff., 258 f., 264, 266 f., 272 ff., 281, 283, 293, 296, 298 f., 308 f.
–, »himmlisches« 59 f.
–, *nativum* 69
Qi-gong 107 f., 111, 168, 278, 299
Quelle, Emporsprudelnde (R 1) 205 f., 220, 256, 312

Radialisköpfchen 94
Redundanz, energet. s. *repletio*
Regulatoria 272
Regler, Konrad 330
Reinigungsritual 32
Reis 62, 77, 120, 232
Reisdiät 120, 232
Rettich 121
repletio 98 ff., 151
Reston, James 334 f.
Rezeptur, chinesische 157 ff.
Rhabarber 150 ff.
Rhabarberwurzel 150 ff., 252, 255
Rheum, Rhizoma s. Rhabarberwurzel
Rheuma 21, 277 f.
Röntgen, Konrad 20

Sarton 318, 325
Schlafstörungen 22, 199, 294 ff., 307
Schlaganfall 291 f., 306 f., 334
Schmidt, Robert, Prof. 166
Schrägläufigkeit 82 ff., 98, 110
Schulmedizin s. Medizin, westl.
Serotoninspiegel 165
Shanhanlun 27 f.
shu-xue s. Akupunkturpunkte
Silybum marianum s. Mariendistel
sinarteria respondens s. Leitbahn, Aufnehmende
Sinusitis 223, 235 ff., 333

Soja 77, 120
Spaltpunkt 181 f.
Spargel 127 f.
Stoffwechselerkrankungen 268 ff.
Störungen, »funktionelle« 22
Straße der Heiterkeit, Breite (C 7) 199
Sun Simo 28
Süßholzwurzel 138 ff., 159 f.
Süßmandel 126
Suwen s. a. »Innerer Klassiker des gelben Fürsten« 26
Synthese, induktive 316

Tagesrhythmus 60
Taiji 108, 278
Täler, Vereinte (IC 4) 191 f., 227, 231
Taraxacin 152
Taraxum s. Löwenzahn
– *mongolicum* 152
– *officinale* 152
Teich des Windes (F 20) 212
Temperaturverhalten 114, 122, 124 ff., 150 ff.
Tesch, Per A. 134
Tonsillitis 152, 333
Trigeminus-Neuralgie 286, 289, 334
Troßstraße, Breite (H 3) 214, 256, 258
Tugenden 53

Unschärfenrelation 315
Ur-*qi* 182, 184 f., 192, 199, 215
ventus, calor s. Windschädigung, warme
–, *humor* s. Windschädigung, feuchte
–, *internus* s. Windschädigung, innere
– *heteropathie* s. Windschädigung
Vereinigung der drei Yin (L 6) 197, 265
Vereinigungspunkt 181, 183 f., 275
Vesalius 19
Virchow, Rudolf 20
Vorhof der Brust (RS 17) 218

Walnuß 142 f.
Wandlungsphase »Erde« 51 f., 55, 62, 74 ff., 115, 195
– »Feuer« 51 f., 54 f., 57, 66, 74 ff., 115, 186, 294
– »Holz« 51 f., 54 f., 57, 69, 72, 74 ff., 115, 186
– »Metall« 51 f., 54 f., 57, 60 ff., 74 ff., 115, 186
– »Wasser« 51 f., 54 f., 57, 68 f., 73 ff., 115, 294
Wandlungsphasen, fünf 13, 30, 34, 51 ff., 56, 74 f., 183, 317, 319
Wang, Dr. 264
Wang Ang 157
Wärmeschädigung 99, 127, 130, 148 ff., 152, 154, 156, 210
Wasserlauf, Hinterer (IT 3) 201, 277
Weiler am Fuß, Dritter (S 36) 194, 206, 220, 248, 256, 272, 283
Weizen 76, 120
Weltgesundheitsorganisation (WHO) 332 ff.
Whorf, Benjamin Lee 336
Windschädigung 84 f., 88, 106, 110, 130 f., 140, 145 f., 189 f., 192, 212, 224, 226, 228 ff., 235 f., 245, 275, 289

–, äußere 84
–, feuchte 140
–, innere 84, 131, 192, 288, 306f.
–, warme 145

Xiaoke 270
xue 59, 148ff., 179

Yang 13, 34, 43ff., 56f., 59, 67, 98f., 108, 136, 167, 190, 247f., 294, 306, 311f., 317, 319, 326
–, aktuelles 54
–, großes 54, 66
– des Fußes, Großes s. Leitbahn des Funktionskreises »Blase«
– des Fußes, Kleines s. Leitbahn des Funktionskreises »Gallenblase«
– des Fußes, Überstrahlung s. Leitbahn des Funktionskreises »Magen«
– der Hand, Großes s. Leitbahn des Funktionskreises »Dünndarm«
– der Hand, Kleines s. Leitbahn des Funktionskreises »Drei Wärmebereiche«
– der Hand, Überstrahlung s. Leitbahn des Funktionskreises »Dickdarm«
–, hepaticum 148
–, junges 54, 57, 69ff., 214, 250
Yang-Leitbahnen 173ff., 231, 258
Yang-Phänomene 46ff.
Yin 13, 34, 43ff., 56f., 59, 67, 98f., 108, 127, 138, 144, 167, 218, 229, 239, 245, 264, 294, 296, 306, 311f., 317, 319, 326
– des Fußes, Großes s. Leitbahn des Funktionskreises »Milz«
– des Fußes, Kleines s. Leitbahn des Funktionskreises »Niere«
– des Fußes, Weichendes s. Leitbahn des Funktionskreises »Leber«
– der Hand, Großes s. Leitbahn des Funktionskreises »Lunge«
– der Hand, Kleines s. Leitbahn des Funktionskreises »Herz«
– der Hand, Weichendes s. Leitbahn des Funktionskreises »Herzbeutel«
–, großes 54, 67f.
–, kleines 54, 59f., 239
Yin-Leitbahnen 173ff., 218
Yin-Phänomene 46ff.

Zahlen, symbol. Bedeutung 30
Zahlensystem, binäres 41, 49
Zang s. a. Funktionskreise 57
Zhang Jiebin 175, 189
Zhang Hua 40
Zhang Zhongjing 27
Zhenjiudacheng 91
Zimt 119, 128ff., 159f.
Zimtrinde 129f.
Zingiber, Rhizoma s. Ingwerwurzel
Zuckerkrankheit 21, 268ff.
Zungendiagnose 94, 98f., 259
Zusammenkunftspunkt 181f.